DAS

GEFÜHLSLEBEN

IN SEINEN WESENTLICHSTEN ERSCHEINUNGEN UND BEZIEHUNGEN

VON

JOSEF W. NAHLOWSKY
WEIL. PROFESSOR DER PHILOSOPHIE AN DER UNIVERSITÄT GRAZ

DRITTE ÜBERARBEITETE AUFLAGE

HERAUSGEGEBEN VON

CHR. UFER
REKTOR DER SÜDSTÄDTISCHEN MITTELSCHULE FÜR MÄDCHEN IN ELBERFELD

LEIPZIG
VERLAG VON VEIT & COMP.
1907

SPAMERSCHE BUCHDRUCKEREI IN LEIPZIG-R.

Vorwort zur dritten Auflage.

Als mich die Verlagshandlung aufforderte, eine neue Ausgabe der vorliegenden Schrift zu besorgen, erwähnte sie unter anderm, daß sie das Büchlein schon wegen seines herzlichen Tones zu hoch schätze, als daß sie es verschwinden lassen möchte. Nun ist freilich ein herzlicher Ton nicht ein notwendiges Erfordernis bei psychologischen Schriften; aber wenn sich, wie im gegenwärtigen Falle, die Herzlichkeit mit Klarheit verbindet, so darf man sie wohl als einen Vorzug ansehen, der nur sehr wenigen Arbeiten dieser Art zugesprochen werden kann. Es ist immerhin bezeichnend, daß Theobald Ziegler, der die Grundanschauungen Nahlowskys durchaus nicht teilt, dessen Büchlein „liebenswürdig" findet; der Eindruck des Liebenswürdigen wird wohl jedem geblieben sein, der es, vor vielen Jahren vielleicht, gelesen hat, und dieser Eindruck wird hoffentlich auch bei dem erweckt werden, der es in der Zukunft zum ersten Mal in die Hand bekommt. Möglicherweise erregt es auch hin und wieder einige Verwunderung. Manche Leute, namentlich solche aus pädagogischen Kreisen, und hier wieder besonders Vertreter des weiblichen Geschlechts, überkommt wohl ein leichtes Frösteln, wenn sie von jemand hören, daß er Herbartianer sei. Ich denke aber, sie werden wenigstens hier einen finden, dem sie trotz des vielberufenen „kalten Intellektualismus" eine reiche Gefühlswelt nicht absprechen können, der ihnen als eine sympathische Persönlichkeit entgegentritt, von der sie gern noch etwas mehr wissen möchten, als sich aus dem Buche vielleicht erraten läßt.

Viel ist indessen über das Leben Nahlowskys nicht zu berichten, obwohl es der Wanderungen und Wandlungen keineswegs entbehrt. Geboren wurde Nahlowsky am 18. März 1812 in dem für die Geschichte des Herbartianismus so bedeutsamen Prag und trat auf Wunsch seiner Familie 1831 in das dortige Priesterseminar, wandte sich aber zwei Jahre später an der Prager Universität dem Studium der Rechtswissenschaft und, als ihn auch dieses nicht befriedigte, der Philosophie zu, in die er namentlich durch Friedrich Exner eingeführt wurde. Nach Exners

Berufung in das österreichische Ministerium betraute man ihn eine Zeitlang mit den Vorlesungen an Stelle seines Lehrers. Nachdem er sodann als Lyzealprofessor in Przemysl und als Gymnasialdirektor in Czernowitz tätig gewesen war, wurde er 1855 als Professor der Philosophie an die Universität Olmütz und nach deren Aufhebung 1855 in gleicher Eigenschaft nach Pest berufen. Hier verlor er, als infolge des Oktoberdiploms (1860) die ausländischen Beamten Ungarn räumen mußten, seine Stellung und lebte dann in ländlicher Zurückgezogenheit in Böhmen, bis 1862 seine Berufung als Professor der Philosophie an die Universität Graz erfolgte. Im Jahre 1878 trat er in den Ruhestand und starb in Graz am 15. Januar 1885.[1]

Die schriftstellerische Tätigkeit Nahlowskys bewegt sich auf psychologischem, ethischem und ästhetischem Gebiet. Man darf wohl sagen, daß unter seinen Schriften das 1862 zum ersten und 1884 zum zweiten Male erschienene Büchlein über das Gefühlsleben die meiste Beachtung gefunden hat und noch findet. Im allgemeinen ist es ja Tatsache; daß unter den Psychologen der neuesten Zeit keine besondere Neigung besteht, Arbeiten aus der Herbartschen Schule zu berücksichtigen; wird es doch hin und wieder versucht, einen zeitgenössischen Vertreter der Herbartschen Psychologie, der zu bekannt ist, als daß ich ihn hier nennen müßte, einfach totzuschweigen. An Nahlowsky jedoch geht selten jemand achtlos vorbei, der ein Buch über das Gefühlsleben schreibt oder das Ganze der Psychologie behandelt. Eduard v. Hartmann[2] widmet Nahlowskys Lehre vom Gefühl sogar sechs Druckseiten, während sich Theobald Ziegler bei ihm mit einem wesentlich geringern Raume begnügen muß. Höffding[3] nennt Nahlowskys Büchlein, wenn auch mit einiger Einschränkung, „eine vortreffliche Schrift". Es hat sich eine feste Stellung in der Geschichte der Psychologie erobert, einmal aus Gründen, die beim Verfasser selbst liegen, sodann aber, weil es die einzige umfassendere Bearbeitung des Gefühlslebens ist, die wir der Herbartschen Schule verdanken. Nur in einem wesentlichen Punkte weicht Nahlowsky von Herbart ab, nämlich in Bezug auf den reinen Formalismus in der Ästhetik.

[1] Siehe den Artikel „Nahlowsky" in der Allgemeinen deutschen Biographie.
[2] Die moderne Psychologie. Leipzig 1901. S. 183—189.
[3] Psychologie in Umrissen. Zweite deutsche Ausgabe. Leipzig 1893. S. 305.

Unter diesen Umständen durfte die Neuherausgabe in keinem Falle zu einer Neubearbeitung werden; das Büchlein mußte seinem Wesen nach das bleiben, was es bisher war. Wenn sich die vorliegende dritte Auflage gleichwohl als eine überarbeitete, und wie ich hier besonders hervorheben möchte, als eine stark überarbeitete darstellt, so gilt das lediglich von der sprachlichen Form. Manchem, der die Schrift vor vielen Jahren lieb gewonnen und neuerdings nicht wieder zur Hand genommen hat, mag es verwunderlich erscheinen, daß das liebenswürdige und in gewissem Sinne ausgezeichnet geschriebene Büchlein sich eine sprachliche Veränderung hat gefallen lassen müssen. Und doch ging es kaum anders. Dabei denke ich nicht an den Widerspruch, den A. Kraus[1] und andre hinsichtlich des Sprachgebrauchs bei Nahlowsky erhoben haben, sondern zunächst an die gewaltige Menge von Fremdwörtern, die vor unsern gesteigerten Ansprüchen an die Reinheit der Sprache nicht unvermindert bestehen konnte. Auf den 206 Druckseiten sind etwa 2000 fremdsprachliche Ausdrücke durch deutsche ersetzt worden; und dabei sind außer den unentbehrlichen Fremdwörtern Bezeichnungen stehen geblieben, die von Nahlowsky den Weg in die Literatur gefunden haben. Sodann waren nicht selten Änderungen im Satzbau, sowie Verbesserungen von österreichischem Deutsch und andern Unebenheiten erforderlich. Doch habe ich mich stets sorglich gehütet, irgendwie den Sinn anzutasten.

Man könnte indessen die Frage aufwerfen, ob die Schrift Nahlowskys trotz ihrer Stellung in der Geschichte der Psychologie eine Neuherausgabe rechtfertige. Ich glaube, daß diese Frage mit einem entschiedenen Ja zu beantworten ist, und zwar aus mehreren Gründen.

Als im Jahre 1862 die erste Auflage erschien, sagte der Verfasser im Vorwort, die Zeit mit ihrem Weltverkehr, ihrem Handel, ihrer Gewerbtätigkeit und ihren Parteikämpfen lenke den Blick mehr nach außen als nach innen, und das sei einer der Beweggründe, daß er den Leser in die „innerste Heimat der Seele“ führe. Wenn die Gegenwart gegenüber der damaligen Zeit in dieser Beziehung einen Unterschied aufweist, so ist es sicher doch der, daß sich die Veranlassungen zur Ablenkung des Blickes nach außen noch bedeutend gesteigert haben, und daß uns eine

[1] Zeitschrift für exakte Philosophie. Bd. XVI (1888), S. 129.

Einkehr in die innerste Heimat der Seele eher mehr denn weniger not tut. Hieran wird auch nichts geändert durch den Umstand, daß in der Gegenwart vielfach eine ausgesprochene Verstandesmüdigkeit bemerkbar wird, die in weiten Kreisen auf verschiedenen Gebieten, namentlich auf dem pädagogischen, einen gewissen Gefühlskult hervortreibt. Im Gegenteil, soll einer zweifellos verheerend wirkenden Überschätzung des Gefühls begegnet werden, so ist die Erforschung seines Wesens und seiner Beziehungen zu den übrigen Seelentätigkeiten notwendig.

Daß diese Erforschung des Gefühlslebens in einem befriedigenden Maße bereits geleistet sei, läßt sich durchaus nicht behaupten, trotz des regen Eifers, der namentlich in der neueren und neuesten Zeit auf dem psychologischen Arbeitsgebiete herrscht. Wie Nahlowsky 1862 schreiben konnte, das Gefühlsleben sei, von wenigen Ausnahmen abgesehen, das Stiefkind der Psychologen gewesen, so durfte fast 40 Jahre später Ribot im Vorwort zu seiner *Psychologie des sentiments* (1896) mit etwas andern Worten so ziemlich dasselbe sagen, und auch heute noch würde sich die Lage der Dinge nicht wesentlich anders bezeichnen lassen, wenn auch nicht verkannt werden darf, daß namentlich die körperlichen Begleiterscheinungen und die Gefühlsqualitäten mit großem Eifer untersucht worden sind. Da erscheint es doppelt wünschenswert, daß der Bestand an guter Literatur sorglich gehütet wird.

Dazu kommt in Bezug auf das Büchlein von Nahlowsky noch etwas andres. In der neuern Psychologie macht sich, wie schon bemerkt, mit großer Entschiedenheit das Streben geltend, über Herbart zur Tagesordnung überzugehen. Ob und inwiefern das berechtigt ist, mag dahingestellt bleiben; zu bedauern bleibt aber auf jeden Fall, daß man wenigstens in sehr vielen Fällen die Psychologie der Herbartschen Schule nicht genügend kennt, und dem darf nicht noch Vorschub geleistet werden dadurch, daß man wertvolle Bücher, in denen die Auffassung Herbarts vertreten wird, aus der Literatur verschwinden läßt.

Auch in Rücksicht auf die Pädagogik Herbarts, die zum Glück noch immer lebendig ist, darf das nicht geschehen. Wie ich freilich nicht glaube, daß man mit Herbart sagen darf, seine Pädagogik sei nichts ohne seine Metaphysik, so scheint es mir gleichfalls nicht zutreffend zu sein, wenn man meint, sie stehe und falle mit seiner Psychologie, was übrigens auch William

James bestreitet;[1] immerhin muß gegen James bemerkt werden, daß das pädagogische Lehrgebäude Herbarts doch noch etwas anders aussieht, wenn es in der Verbindung mit den psychologischen Grundlagen betrachtet wird, die zum vollen Verständnisse unentbehrlich sind.

Freilich ist die Gefühlslehre, wie sie auch in dem vorliegenden Werkchen vertreten wird, der Ausgangspunkt zu den heftigsten Angriffen auf die Pädagogik Herbarts geworden. Vielfach glaubt man, mit ihr fertig zu sein, indem man die Herbartsche Psychologie für „intellektualistisch" erklärt. Ich gehöre, wie ich schon an einer andern Stelle gesagt habe,[2] nicht zu denen, die diesen Ausdruck ängstlich abwehren möchten, ich lasse ihn in einem gewissen Sinne ganz ruhig gelten; ich bin sogar der Meinung, daß der Bearbeitung des Gedankenkreises (unter anderm dem „erziehenden Unterricht") hinsichtlich der Gefühls- und Willensbildung nicht voll die Tragweite zukommt, die ihm die Herbartsche Schule beigemessen hat. Folgt aber daraus, daß man die „intellektualistische" Beeinflussung des Gefühls und des Willens fallen lassen müsse? So weit eine Beeinflussung hier überhaupt möglich ist, kann sie doch, abgesehen von dem, was ich im weitesten Sinne des Wortes als Körperpflege bezeichnen möchte, nur auf intellektualistischem Wege — auch diese Bezeichnung im allgemeinsten Sinne genommen — vor sich gehen. Wenigstens sehe ich bis jetzt nicht, daß die Gegner der Herbartschen Schule einen andern Weg gefunden hätten.

Doch kehren wir von der Pädagogik zur Psychologie zurück.

Wie wenig auch der gegenwärtige Stand der Lehre von den Gefühlen zu befriedigen vermag, so ist doch die Reihe der Forscher, die hier in Betracht kommen, ziemlich lang. Will man auch nur die wichtigsten nennen, so sind Wundt, Lipps, Ziehen, Külpe, Jodl, Höffding, Lehmann, Münsterberg, Theobald Ziegler, Wahle, Rehmke, Höfler, C. Lange (Kopenhagen), William James und Th. Ribot jedenfalls zu erwähnen. Manchem möchte es vielleicht willkommen sein, hier die Anschauungen dieser Männer kennen zu lernen; allein gerade bei der Lehre vom Gefühl würde eine kurze Kennzeichnung der einzelnen Auffassungen für einen weitern Leserkreis kaum von Nutzen, unter Umständen sogar

[1] Psychologie und Erziehung. Ansprachen an Lehrer. Deutsch von Kiesow. Leipzig 1900. S. 4.

[2] Zeitschrift für Kinderforschung XII (1906), S. 6.

vom Übel sein. Man braucht nur den ungemein fleißig gearbeiteten Artikel „Gefühl“ in Eislers Philosophischem Wörterbuch zu lesen, um zu erkennen, wie wenig kurze Angaben auf diesem Gebiete dem Neuling und sogar dem Fortgeschrittenen zu sagen vermögen. Selbst die ausführlichere Übersicht bei Eduard v. Hartmann in dessen Buche über die Psychologie der Gegenwart kann als ein auch nur dürftiger Ersatz für die Darstellungen der genannten Psychologen nicht angesehen werden und verleitet leicht zu mehr oder minder groben Irrtümern; sind doch solche Irrtümer nicht einmal beim Quellenstudium völlig ausgeschlossen, wie die Herbartsche Schule nur zu oft hat erfahren müssen. Muß sich doch beispielsweise Theobald Ziegler, der sich in seiner Schrift über das Gefühlsleben fast von Anfang bis zu Ende gegen Herbart wendet, von O. Flügel[1] in einer ausführlichen Beurteilung sagen lassen, er kenne Herbart nicht genügend und verstehe ihn nicht richtig; er habe „das Metall der Herbartschen Psychologie in kleine Münze mit oft undeutlichem Gepräge umgeschmolzen“; er wandle „in sehr vielen Stücken psychologischer Betrachtung in Herbarts Bahnen, wenn auch in sehr unvollkommener Weise“.

Gleichwohl kann ich die Kennzeichnung der neuern Gefühlslehren nicht völlig unterlassen. Wenn man die Worte nicht gerade pressen will, so darf man gegenwärtig zwei Hauptrichtungen unterscheiden, die psychologische und die physiologische.

Innerhalb der psychologischen Richtung lassen sich wieder verschiedene Auffassungen feststellen, die aber so ziemlich alle das gemein haben, daß sie von der alten Theorie der Seelenvermögen nichts wissen wollen. Es handelt sich bei ihnen meistens darum, was im Seelenleben als das Ursprüngliche, Primäre, anzusehen ist, ob die Vorstellungen, oder das Gefühl, oder der Wille, oder ob endlich Vorstellen (Empfinden), Fühlen und Wollen, ohne gesonderte Seelenvermögen zu sein, dennoch als in gleichem Maße primäre Zustände zu gelten haben.

Nahlowsky hält im Einklang mit Herbart die Vorstellungen für das Primäre. Das Gefühl ist ihm „das unmittelbare Innewerden der Hemmung oder Förderung unter den eben im Bewußtsein vorhandenen Vorstellungen.“ Die Richtigkeit dieser Auffassung ist bestritten worden mit dem Hinweise auf die Tatsache, daß

---

[1] Zeitschrift für Philosophie und Pädagogik I (1895) S. 170. 185.

beim Kinde das Gefühl dem Vorstellen voraufgehe, also unmöglich erst einer Wechselwirkung der Vorstellungen entstammen könne. Wie aber der unermüdliche Vertreter der Herbartschen Psychologie O. Flügel[1] wiederholt und noch kürzlich hervorgehoben hat, übersieht man dabei, daß, wie Herbart sagt, „eigentlich jede menschliche Vorstellung aus unendlich vielen unendlich kleinen und dabei untereinander ungleichen elementarischen Auffassungen besteht," daß also durchaus nicht immer Vorstellungen im gewöhnlichen Sinne vorhanden sein müssen, um ein Gefühl zu erzeugen. Vielmehr können auch die „elementarischen Auffassungen", lange bevor eigentliche Vorstellungen fertig sind, untereinander in Wechselwirkung treten und so ein Gefühl hervorrufen.

Auf diese Weise ließe sich auch ganz gut das erklären, was man Betonung der Empfindungen nennt, und worauf Ziehen im letzten Grunde die Gefühle zurückführt. Nach Ziehen[2] gehen die Gefühlstöne — die freilich neuerdings von C. Stumpf[3] in Übereinstimmung mit andern Psychologen als besondere Empfindungen angesehen werden — von den betonten Empfindungen auf die von diesen erzeugten Vorstellungen über und von hier wieder durch Überstrahlung auf andre Empfindungen und Vorstellungen, die mit jenen fest assoziiert sind. Bei aller Verschiedenheit, die zwischen Herbart und Ziehen obwaltet, läßt sich eine Verwandtschaft insofern nicht verkennen, als das Vorstellungsleben bei beiden die Grundlage des Gefühlslebens ist. Sie gehören beide, wie eben auch Nahlowsky, zu der Gruppe von Psychologen, die, wie man mit Recht oder Unrecht gesagt hat, auf intellektualistischem Standpunkte stehen.

Dem gegenüber vertritt eine zweite Gruppe die Auffassung, daß das Gefühl primär sei. Will man diese Ansicht zum Unterschiede von der intellektualistischen mit einem kurzen Ausdrucke bezeichnen, so gerät man in Verlegenheit. Man hat sie wohl — recht unglücklich — die psychologische genannt.[4] Hierher gehört Theobald Ziegler,[5] der übrigens ausdrücklich

[1] Über das Verhältnis des Gefühls zum Intellekt. Langensalza 1905. S. 1 f.

[2] Leitfaden der physiologischen Psychologie. 7. Auflage. Jena 1906. S. 119ff u. 159ff [siehe dazu Flügel in der Zeitschrift für exakte Philosophie XIX (1893), S. 371ff].

[3] Über Gefühlsempfindungen. Zeitschrift für Psychologie. Bd. 44 (1906), S. 4ff.

[4] So neuerdings z. B. Wreschner in der Zeitschrift für Psychiatrie LXI (1906), S. 36.

[5] Das Gefühl. Eine psychologische Untersuchung. 3. Auflage. Stuttgart 1899.

sagt, daß er sich, wie auch Kröner,[1] am nächsten Horwicz[2] anschließt, der jedoch zur physiologischen Richtung zu zählen ist. Nach Ziegler ist das Gefühl primär, das Vorstellen sekundär und das aus Gefühlen und Vorstellungen zusammengesetzte Wollen tertiär. „Alles, was an das Bewußtsein herantritt, findet nur als Gefühl Aufnahme von uns und erzwingt sich als solches den Zugang zu unserm Bewußtsein... Gefühl ist die psychische Betätigungsweise gegenüber allen von außen an uns herankommenden Reizen, der psychische Akt der Selbstbehauptung oder das psychische Zeichen für diesen Akt."[3] Die Kritik, die Flügel vom Standpunkte Herbarts und Nahlowskys an Ziegler geübt hat, ist schon erwähnt.

Der Hauptvertreter der dritten Gruppe, die man die voluntaristische nennt, ist Wundt.[4] Allerdings muß der Ausdruck primär hier mehr im metaphysischen, als im eigentlich psychologischen Sinne verstanden werden. Unter dem metaphysischen Gesichtspunkte ist das Wollen für Wundt, wie er in seinem „System der Philosophie" auseinandersetzt, die Urtätigkeit und damit das Urprinzip. Die Vorstellungen, aus dem Widerstreit der verschiedenen individuellen Willenstätigkeiten als ihre Beziehungsform entsprungen, sind ein sekundäres, die Gefühle, als unmittelbare Rückwirkungen des beständigen Willens auf die wechselnden Vorstellungen, ein tertiäres Produkt. Übrigens laufen bei Wundt, wie Eduard von Hartmann sagt, „drei entgegengesetzte und unvereinbare Auffassungen des Wollens friedlich nebeneinander her," und Ziegler findet, daß das Verhältnis, in dem bei Wundt Gefühl und Wille zueinander stehen, völlig im Dunkel bleibe.

Als Vertreter der vierten und letzten Gruppe psychologischer Richtung nenne ich Jodl. In seinem ungemein klar gehaltenen und vorzüglich orientierenden Lehrbuche der Psychologie[5] sagt er: „Empfindung, Gefühl, Streben sind nicht drei verschiedene

[1] Kröner, Das körperliche Gefühl. Breslau 1887.

[2] Psychologische Analysen auf physiologischer Grundlage. 2 Bde. Halle 1872—75.

[3] a. a. O. S. 106.

[4] Grundzüge der physiologischen Psychologie. 2 Bde. 5. Aufl. Leipzig 1902—1903. — Grundriß der Psychologie. 7. Aufl. Leipzig 1905. Essays. 2. Aufl. Leipzig 1906. — Vorlesungen über die Menschen- und Tierseele. 3. Aufl. Hamburg 1897. — Dazu Abhandlungen in Bd. 6 und 15 der Philosophischen Studien.

[5] 2 Bde. 2. Aufl. Leipzig 1901. Bd. I, S. 160.

Vermögen oder Kräfte, sondern nur drei verschiedene Formen und Erscheinungsweisen des allgemeinen Vorganges primärer psychischer Reaktion beim Menschen, an welchem Vorgange, je nach bestimmten Verhältnissen, bald die eine, bald die andre Seite mehr ausgeprägt ist oder von uns, zum Zwecke wissenschaftlicher Betrachtung, in logischer Abstraktion speziell herausgehoben wird."

Die verschiedenen Auffassungen innerhalb der psychologischen Richtung haben trotz aller Verschiedenheit doch u. a. das gemein, daß sie das Vorhandensein von reinen Gefühlszuständen bestreiten, die, wie Ribot sagt, von jedem intellektuellen Element, von jeglichem Vorstellungsinhalt frei sein, weder mit Wahrnehmungen, noch mit Vorstellungen, noch mit Begriffen in Verbindung stehen, sondern rein subjektive, angenehme, unangenehme oder gemischte Zustände darstellen sollen. Ribot glaubt daher die Richtung, die wir als die psychologische bezeichneten, kurzweg die intellektualistische nennen zu dürfen.

Der psychologischen Richtung völlig entgegengesetzt ist die physiologische, die hauptsächlich durch die James-Langesche Theorie vertreten wird. Diese hat ihren Namen daher, daß sie von dem Amerikaner William James und dem Dänen C. Lange so ziemlich zur gleichen Zeit aufgestellt wurde, von James 1884 in einem Aufsatze der englischen Zeitschrift *Mind (What is an emotion?)* und von C. Lange im folgenden Jahre in einem besondern Buche.[1] James, der bei uns in weitern (pädagogischen) Kreisen leider nur durch seine ziemlich unbedeutenden psychologischen Vorlesungen für Lehrer bekannt geworden ist, hat seine Ansicht später in den *Principles of Psychology*[2] etwas umfassender dargelegt. Auf gleichem Standpunkte wie James und Lange steht Théodule Ribot in seinem recht umfangreichen Werke *La psychologie des sentiments*, das von mir ins Deutsche übertragen wurde,[3] einmal eben seines Standpunktes wegen, sodann wegen der ungemein anregenden Art der Ausführung und der recht ausgiebigen Orientierung über den neuern Stand der Lehre von den Gefühlen.

Zunächst ist hervorzuheben, daß diese Theorie die vielfach

---

[1] Über Gemütsbewegungen. Deutsch von Kurella. Leipzig 1887.

[2] 2 Bde. (*Advanced course*). New York 1890. Bd. II, S. 442—485.

[3] Psychologie der Gefühle. (Bd. V der Internat. Bibl. für Päd. und deren Hülfswissensch.) Altenburg 1903.

übliche und auch von Nahlowsky vertretene Scheidung von Gefühl und Affekt[1] nicht gelten läßt; vielmehr werden beide Zustände unter der Bezeichnung Emotion oder Gemütsbewegung zusammengefaßt.[2] James unterscheidet freilich „gröbere" und „feinere" Gemütsbewegungen; zu erstern rechnet er beispielsweise den Kummer, zu letztern das ästhetische Gefühl. Seine Auffassung erläutert er fast nur an den gröbern Gemütsbewegungen, die wir Affekte nennen würden, während Ribot sich über das gesamte Gefühlsleben verbreitet. „Wir weinen nicht, weil wir Kummer haben," sagt James in paradoxer Weise, „sondern wir haben Kummer, weil wir weinen." Das soll bei ihm, der Dualist ist, heißen: Was man gewöhnlich als die körperliche Wirkung der Gemütsbewegung, des Gefühls ansieht, ist nicht Wirkung, sondern Ursache. „Die körperlichen Veränderungen (vasomotorischer Art) folgen unmittelbar auf die Wahrnehmung der Erregungstatsache, und das Gefühl dieser Veränderung *ist* die Gemütsbewegung." Ribot, als Monist, will natürlich die Bezeichnung Ursache und Wirkung nicht anerkennen, betrachtet aber im übrigen die körperlichen Veränderungen ebenfalls als die Hauptsache bei der Gemütsbewegung. Er warnt ausdrücklich davor, das Bewußtwerden der körperlichen Veränderung für das Ganze der Gemütsbewegung oder auch nur für ihren wesentlichsten Teil zu halten; dieser sei vielmehr vasomotorischer Natur; ohne ihn könne es eine Gemütsbewewegung, ein Gefühl nicht geben. Natürlich leugnet er nicht, daß Gemütsbewegungen von Vorstellungen angeregt werden können und in der Regel von ihnen begleitet und bis zu einem gewissen Grade beeinflußt werden, aber ihr innerstes Wesen (Lust und Unlust) hat nach seiner Meinung mit den Vorstellungen nichts zu tun; unter Umständen können sie sogar, wie schon bemerkt, als reine Gefühlszustände auftreten und sich dann erst gewisser Vorstellungen und Vorstellungsgebiete bemächtigen. Ihre eigentliche Wurzel haben sie in den Tendenzen des vegetativen Lebens, in körperlichen Bedürfnissen, Neigungen, Strebungen, die sich in Bewegungen äußern, im letzten Grunde also, wenn man will, im Wollen. So läßt es sich verstehen, daß, wie Lange, so auch Sergi, der auf gleichem Standpunkte steht, nach einem gemein-

[1] Hierzu Flügel in der Zeitschrift für exakte Philosophie. Bd. XIX (1893), S. 349ff.

[2] Hierzu zu auch Kraus in der Zeitschrift für exakte Philosophie. Bd. XVI (1888) S. 159f

samen Zentrum aller Gemütsbewegungen sucht und dies nicht etwa im Gehirn findet, das sie nur bewußt mache, „offenbare", sondern im verlängerten Mark *(Bulbus)*, „in dem alle Zentren des vegetativen Lebens liegen, das unmittelbar von jeder Zustandsveränderung erregt wird, sei es auf peripherischem Wege (durch Sinnesempfindungen, innere und Gemeinempfindungen), sei es vom Gehirn aus (durch Vorstellungen und Gedanken)."[1]

Auch diese Theorie ist nicht ohne entschiedenen Widerspruch geblieben. Zunächst hat man bestritten, daß es reine Gefühlszustände gebe, wie besonders von Ribot und schon vor ihm von Nasse (1844) behauptet wurde; zum mindesten seien solche nicht nachweisbar. Ribot versucht allerdings den Nachweis, aber Ziehen glaubt ihn an seinen eigenen Beispielen widerlegen zu können; er kommt zu dem Ergebnis: „Der Beweis, den Ribot führen will, läßt sich schlechterdings nicht führen. Wir haben [beim Gefühl] stets Empfindungen oder Vorstellungen, wahrscheinlich stets beides. Es läßt sich also zum mindesten die Möglichkeit, daß alle unsre affektiven Zustände an Empfindungen und Vorstellungen gebunden sind, nicht hinweg argumentieren. Nur so viel kann man Ribot zugeben, daß die affektiven Zustände oft in einer sehr losen Kausalbeziehung zu den Empfindungs- und Vorstellungsinhalten stehen, aber diese Tatsache ist auch vom Standpunkte der nicht-physiologischen Theorien sofort verständlich, wenn man die empirisch unzweifelhaft gegebenen Irradiationen der Gefühlstöne berücksichtigt."[2] Selbst Lehmann,[3] der doch der physiologischen Theorie nahe steht, erklärt, ein rein gefühlsmäßiger Bewußtseinszustand komme nicht vor; Lust und Unlust seien immer an intellektuelle Zustände gebunden, ein Ausspruch, gegen den sich Ribot ausdrücklich wendet.

Sodann hat bereits Höffding bemerkt, der vollständige Beweis der James-Langeschen Theorie erfordere die Darlegung, daß kein Gefühl entstehe, bevor sich der physiologische Vorgang aus dem Gehirn nach den andern Organen und aus diesen wieder

[1] Sergi, *Dov'è la sedia delle emozioni.* Im Bericht über die Verhandlungen des III. Internationalen Kongresses für Psychologie. München 1897. S. 74ff.

[2] Zeitschrift für Philosophie und philos. Kritik Bd. 113, S. 285 (Angeführt bei Flügel, Über das Verhältnis des Gefühls zum Intellekt. S. 26ff).

[3] Die Hauptgesetze des menschlichen Gefühlslebens. Deutsch von Bendixen. Leipzig 1892. S. 16. (Eine Beurteilung dieser Schrift vom Standpunkte Herbarts bietet Flügel in der Zeitschrift für Philosophie und Pädagogik III [1896] S. 1ff u. 81ff).

ins Gehirn zurückverbreitet hätte, was aus bestimmten Gründen nicht wahrscheinlich sei,[1] und wie Flügel erwähnt, hätte James selbst seine Ansicht wieder aufgegeben, nachdem man auf dem Wege des Versuchs festgestellt hat, daß der Höhepunkt des Gefühls (der Gemütsbewegung) nicht mit dem Höhepunkte der körperlichen Begleiterscheinungen zeitlich zusammentrifft.

Zu der physiologischen Richtung soll hier ebenso wenig wie zu irgend einer andern Stellung genommen werden; ich kann aber gleichwohl die Bemerkung nicht unterdrücken, daß es mir kaum angebracht erscheint, wenn sie z. B. von Ed. von Hartmann[3] nebenbei und kurzerhand abgetan wird. Dazu bietet sie denn doch hinsichtlich der hohen Bedeutung des Körperlichen für das Gefühlsleben viel zu viel, was man als Tatsächliches bezeichnen darf, und was übrigens auch vom Standpunkte Herbarts und Nahlowskys sehr gut verwertet werden kann. Der Satz: „Gefühle entstehen aus der Wechselwirkung der Vorstellungen" hat vielfach zu der Meinung verleitet, als käme in der Psychologie der Herbartschen Schule das Körperliche grundsätzlich zu kurz. Wer hier auf die Metaphysik Herbarts zurückgeht, deren Richtigkeit übrigens dahingestellt bleiben mag, muß diese Auffassung als unzutreffend erkennen: körperliche und seelische Zustände erscheinen stets als gegenseitig bedingt und voneinander abhängig, entsprechend der Wechselwirkung der Realen. Wer also bei den Gefühlen — entgegen den Vertretern des psycho-physischen Parallelismus — eine wirkliche Wechselwirkung zwischen Seele und Leib annimmt, wird in dieser Beziehung an den Ausführungen Nahlowskys grundsätzlich nichts aussetzen können, selbst wenn ihm tatsächlich der Einfluß des Körpers auf das Gefühlsleben umfassender und stärker erscheint, als es bei Nahlowsky vielleicht zum Ausdruck kommen mag.

Damit möchte ich das Werkchen Nahlowskys zur dritten Wanderung entlassen. Ich tue es in pietätvoller Erinnerung an unsere erste Begegnung vor dreißig Jahren, die auf meine Ansicht zwar nicht für immer bestimmend, aber doch auch nicht ohne dauernden Einfluß gewesen ist.

Elberfeld, den 3. Mai 1907. Chr. Ufer

[1] a. a. O. S. 378.

[2] Jahrbuch des Vereins für wissenschaftliche Pädagogik, Bd. 40 (1906), S. 161.

[3] a. a. O. S. 6.

Inhalt.

Einleitung.

Erstes Buch.

Das Gefühlsleben im allgemeinen.

Zweites Buch.

Das Gefühlsleben im besondern.

Erster Abschnitt.

A. Die formalen Gefühle.

a) Die allgemeinen, einfacheren Formalgefühle.

b) Die besondern und verwickelteren Formalgefühle.

Zweiter Abschnitt.

B. Die qualitativen Gefühle.

a) Die niederen oder sinnlichen Gefühle.

b) Die höheren oder ideellen Gefühle.

Anhang.

Erste Abteilung.

Gemütszustände, die mit dem Streben (Verlangen und Verabscheuen) innigst zusammenhängen.

Zweite Abteilung.

Gemütszustände, die wesentlich auf körperlicher Grundlage beruhen.

Einleitung

Zur Unterscheidung von Empfindung und Gefühl

I

Gefühlsleben! Welch ein Zauber webt über dem Worte, das die ganze Seligkeit, aber auch alle Pein unseres Erdendaseins in sich faßt! Es ist eine eigene, geheimnisvolle Welt, und der Eingang zu ihr ist, wie der zum Hades der Alten, dunkel.

In der Tat gibt es kaum ein Gebiet seelischer Erscheinungen, das der Untersuchung größere Schwierigkeiten bereitet, als gerade die Gefühle. Halten wir Umschau bei den Psychologen älterer und neuerer Zeit, so finden wir nirgends so viel Abweichung, ja sogar Widerstreit der Standpunkte und Erklärungen, wie gerade hier, und nicht selten bildet die Lehre vom Gefühl die Achillesferse der Psychologen. Das hat seinen Grund wohl vor allem in der Schwierigkeit dieses Untersuchungsgebietes, und zwar liegt die Schwierigkeit nicht allein in der Eigenart der zu behandelnden Erscheinungen, sondern auch in dem Umstande, daß die Sprache bei aller Fülle und Ausbildung diesen proteusartigen Seelengebilden gegenüber immer noch zu arm erscheint, um deren feinste, eigenartige Schattierungen scharf genug bezeichnen zu können; ja, was noch weit schlimmer ist, daß sich im Laufe der Zeit eine falsche Benennung festgesetzt hat, die bald für verschiedenartige Seelenerscheinungen denselben Ausdruck gebraucht, bald den rechten Namen des einen Zustandes auf einen ganz andern überträgt. So hat denn, wer sich auf dieses Feld wagt, nicht bloß mit innern Schwierigkeiten bei der Durchforschung, sondern auch mit äußern bei der genauen Darstellung zu ringen.

Was die innern Schwierigkeiten betrifft, so ist nicht zu verkennen, daß man es hier mit Zuständen zu tun hat, deren Ursprung, aus der Tiefe des „Unbewußten" herauf, gar häufig dunkel, deren höchste Entwicklung (mithin gerade der interessanteste Teil des Verlaufs), kurz, deren allmähliches, träumerisches Abklingen mitunter kaum merkbar ist.

Kann man überhaupt die außerordentliche Beweglichkeit und Wandelbarkeit der Seelenvorgänge mit der überaus großen Verschiebbarkeit der bunten Kaleidoskopfiguren vergleichen, so gilt dies ganz besonders von den so reichen Gebilden der Gefühlswelt. Der leiseste Wechsel in den äußeren Beziehungen der Seele, überraschende Wahrnehmungen, nur obenhin streifende Reproduktionen, leise aufzuckende, flüchtige Willensregungen reichen hin, um oft die ganze innere Lage zu verändern.

In scharfen Umrissen werden diese meteorischen Eigenheiten von Theodor Waitz zutreffend gekennzeichnet, wenn er sagt: „Nichts im Innern des Menschen ist einem schnelleren und auffallenderen Wechsel unterworfen, als seine Gemütszustände. Ungestört sich selbst überlassen, erheben sich die Gefühle oft von einem unmerklichen Anstoße aus zu einer Macht, die den ganzen inneren Menschen mit fortreißt. Diese Erhebung geht bald plötzlich, bald langsam, aber dann um so sicherer zunehmend, von statten. Auf der höchsten Höhe angelangt, halten sie sich nicht lange. Dem stürmischen Aufbrausen des Gefühls folgt nicht selten ebenso rasche Beruhigung und Zerstreuung, der allmählichen Erhebung eine lange und intensive Spannung des Gemüts, die nur allmählich wieder nachläßt, oft aber bis zur völligen Abstumpfung fortgeht."[1]

Neben der meteorischen Flüchtigkeit und Wandelbarkeit bieten nicht minder die verwickelte Natur und das individuelle Gepräge dieser Zustände der genaueren Zergliederung namhafte Schwierigkeiten. Sie verbinden sich mit dunklen Gemeinempfindungen, mit unwillkürlichen, uns selber nur halbbewußten Assoziationen, mit den Gebilden der Phantasie, mit Neigungen, Wünschen und Trieben, und die höchsten von ihnen, die ideellen Gefühle, hängen aufs engste mit der eigentümlichen Welt- und Lebensanschauung des Menschen, also mit seiner gesamten Gesinnung und seinem Charakter zusammen. — Daher bildet das Gefühlsleben des Einzelnen so recht seine ganz besondere, persönlich gefärbte Innenwelt. Seine Begriffe, wie seine Grundsätze, Pläne und Entschlüsse teilt jeder, so große Verschiedenheiten auch betreffs der Klarheit und Schärfe der erstern, hinsichtlich der Reinheit, Gediegenheit und Festigkeit der letztern obwalten mögen, doch in weit größerem Maße mit andren, als seine Gefühle. Sie vor allem bezeichnen — um uns eines tiefsinnigen Lieblingsausdruckes von Krause zu bedienen

[1] Lehrbuch der Psychologie S. 278.

— des Einzelnen grundeigenste Art, „sich darzuleben" — und unwillkürlich denkt man da an Schillers sinnigen Spruch:

„Stimme des Ganzen ist deine Vernunft,
Dein Herz bist du selber."

Unter solchen Umständen handelt es sich schon bei der Vorarbeit, beim Sammeln und Sichten der einschlägigen Tatsachen des Bewußtseins, darum, wie diesen leichtbeschwingten Zuständen, diesen schillernden, mitunter kurzlebigen Libellen der Geisteswelt, beizukommen sei, ohne ihren zarten Schmelz zu verwischen, wie dies Goethes anmutiges Gedichtchen „Die Freude" andeutet.

Sie im eigenen Innern beobachtend festzuhalten, ist ungemein schwer wegen der außerordentlichen Zartheit der einen, der großen Lebhaftigkeit, ja mitunter Heftigkeit der andern. Solange man selber von einem gewissen Gefühle ergriffen ist, fehlt die nötige Sammlung für dessen sachgemäße Erfassung; wir lernen es vielmehr lediglich aus der Perspektive der Erinnerung kennen. Allein dann hat es schon seine ursprüngliche Frische eingebüßt; seine frühere Färbung ist bereits abgeblaßt, wenn wir nicht den günstigen Zeitpunkt ausnützen, um die Spur der Fliehenden zu erhaschen.

Aber welche Übung, welch sichrer Kennerblick gehört vollends dazu, diese so persönlich-eigenartig angehauchten Zustände an andern bloß aus ihrem sinnenfälligen Reflex zu erfassen, sie ihnen vom Antlitz abzulesen, den Bebungen ihrer Stimme, dem Gange ihrer Rede abzulauschen! Jeder hat seine Eigenart in der Hingabe an, wie im Widerstande gegen körperliche und seelische Antriebe, sein eignes inneres Auge, womit er Menschen und Dinge auffaßt, sein eignes Richtmaß, wie er sich die Eindrücke eben für sich zurechtlegt; er hat eine eigne Art von Gewebe der Vorstellungsmassen und endlich auch einen, durch das Temperament wesentlich bedingten, besonderen Rhythmus des Verlaufs aller innren Vorgänge. So aber eignen sich Stufenleiter und Zeitmaß des einen nicht, um in völlig verläßlicher Weise auf einen andern übertragen zu werden.

Mit neuen Schwierigkeiten hat man sofort noch zu ringen, wenn man an die Verarbeitung des so mühsam genug herbeigeschafften Rohstoffes geht und die betreffenden Zustände zu erklären unternimmt. Da muß vor allem der verkehrten Benennung begegnet, es muß der falsche Sprachgebrauch, der namentlich mit den beiden Begriffen „Empfindung“ und „Gefühl“ gar seltsam umspringt, so daß dieselben sich fast zu wahren „Vexier-Worten“ gestaltet haben, vorerst nachgewiesen und verbessert werden.

Die wirre Verwechslung dieser beiden Begriffe im gemeinen Leben — wie wenn jemand sagt, „er fühle Hunger oder Frösteln“, ein andermal hingegen, „er empfinde Regungen der Andacht, der Reue, des Mitleids, der Dankbarkeit“ und dergleichen mehr, oder wenn man bald von „zarten Empfindungen“, bald von „dunklen Körpergefühlen“ spricht —, diese Verwechslung wäre allenfalls noch hinzunehmen.

Aber man begegnet einer derartigen Verwechslung sogar in wissenschaftlichen Werken, und zwar nicht bloß in älterer, sondern sogar in neuerer und neuester Zeit, obgleich schon um die Mitte des 19. Jahrhunderts Othmar Domrich[1] auf diesen Mißstand aufmerksam gemacht hat.

Er sagt: „Es ist immer schlimm, wenn mit einem und demselben Worte die verschiedensten Begriffe verbunden werden; man darf im voraus gewiß sein, auf Unklarheiten zu stoßen. Bei Nennung des Wortes Gefühl aber kann den Psychologen ein leiser Schauer überlaufen. Es wird nämlich bald gleichbedeutend gebraucht mit Empfinden überhaupt (Gefühlsvermögen), bald bezeichnet es nur die sogenannte allgemeine Körperempfindung und heißt dann insbesondere Gefühlssinn, den man wieder in einen inneren und äußeren zu spalten beliebt; oder es bedeutet so viel wie tasten, oder es wird für dunkle Vorstellungen gebraucht, von denen halb bewußt die Bewegungen geleitet werden (Gefühl-Takt), oder für klar bewußte und herrschend gewordene Vorstellungsreihen (Ehrgefühl, Pflichtgefühl usw.), und endlich begreift man darunter jenes eigentümliche Verhalten des Bewußtseins, durch Empfindungen und Vorstellungen angenehm oder unangenehm affiziert zu werden. Es möchte wirklich (fügt er hinzu) einmal an der Zeit sein, diesem Wirrwarr ein Ende zu machen; denn er dient gegenwärtig den Psychologen als ähnliches Bollwerk, wie den älteren Physiologen das sympathische Nervensystem, hinter dem jegliche Meinung, sinnige oder unsinnige, Zuflucht fand.“

---

[1] Die psychischen Zustände, ihre organische Vermittelung und ihre Wirkung in Erzeugung körperlicher Krankheiten. Jena 1849 (S. 164).

Auch Theodor Waitz, dieser treffliche Anatom seelischer Zustände, klagt in seinem Lehrbuche der Psychologie in gleicher Hinsicht darüber, „wieviel eine schlechte Terminologie verderben kann“.

Es ist damit gerade so, wie mit einem nach verkehrter Richtung verschobenen Wegweiser auf vielfach sich kreuzenden Waldwegen, der selbst den sonst recht Kundigen auf falsche Fährte zu leiten vermag; mancher Nachkommende tritt in dessen Fußspuren und verliert so den rechten Pfad.

So dürfen wir denn die nicht scharf genug vollzogene Unterscheidung von „Empfindung“ und „Gefühl“ als das Erbübel der Gefühlslehre bezeichnen.

II

Daß von diesem Erbübel der Gefühlslehre selbst hervorragende Psychologen nicht ganz unberührt geblieben sind, läßt sich leicht an ein paar Proben dartun.

Am schlagendsten bekundet dies vor allem das Beispiel Domrichs, der doch selber so entschieden gegen den „Wirrwarr“ eifert, den die falsche Benennung angerichtet hat, aber nichtsdestoweniger keinen Anstand nimmt, das „Fühlen“ als eine „Qualität des Empfindens“ zu bezeichnen und ferner zu behaupten, daß „nur die Sinne empfinden, alle übrigen zentripetalen Nerven fühlen“. Wenn nun weiter Hunger und Durst zu den Gefühlen gezählt werden, ja sogar von einem „Gefühl des Aasgeruchs“ und von „Gefühlen zu befriedigender Sekretionen“ (!) die Rede ist, so deutet dies alles doch nur auf Empfindungen hin. Es fehlt hier eben die genauere Unterscheidung zwischen betonten und unbetonten Empfindungen, und daher stammt die Verwechslung ganzer Gruppen von Empfindungen mit Gefühlen. Hiermit hängt denn auch die entschiedene Behauptung desselben Psychologen zusammen: „Schmerz ist keine Empfindung, sondern ein Gefühl“, was so uneingeschränkt hingestellt unrichtig ist; denn man muß zwischen körperlichem Schmerz und Seelenschmerz unterscheiden. Nur der letztere darf ein Gefühl genannt werden.

Selbst in der schätzenswerten Psychologie des gefeierten Altmeisters der Herbartschen Schule, M. W. Drobisch (aus dem Jahre 1842), beruht die Haupteinteilung der Gefühle in materielle und ideelle auf einer teilweisen Verwechslung von Empfindung und Gefühl; denn zu den materiellen Gefühlen werden unter andern „das Gefühl der Rüstigkeit, Munterkeit, der Krankheit, Beklemmung, Unbehaglichkeit gerechnet“, wobei zugleich bemerkt wird, daß diese Zustände von körperlichen Verhältnissen abhängen. Das sind aber im Grunde keine Gefühle, sondern Empfindungen.

Die gleiche Wahrnehmung machen wir auch bei Robert Zimmermann, der in seiner Philosophischen Propädeutik als die „einfachste Form der Gefühle den Ton der Empfindungen“ bezeichnet und behauptet: „Auch die betonte Empfindung ist eben nur eine von einem Gefühl begleitete, das im Organe seinen Sitz hat,“ ja, wo sogar von Erschöpfungsgefühlen der Nerven die Rede ist.

Die Gefahr, von den Gefühlen auf das Gebiet der Empfindungen hinüberzugleiten, war vollends da kaum zu vermeiden, wo man vom physiologischen Standpunkte das Wesen der Gefühle zu ergründen versuchte. Das gilt vor allem von F. W. Hagen und H. Lotze. Für beide mußten von ihrem Standpunkt aus notwendig die Beobachtungen ein besonderes Gewicht erlangen, die man unter Anwendung von Betäubungsmitteln bei sonst sehr schmerzhaften Operationen machte. Es zeigte sich nämlich hierbei die höchst interessante Erscheinung, daß zu einer gewissen Zeit der Kranke zwar noch sich dessen bewußt blieb, was mit ihm und um ihn vorging, ohne jedoch selbst bei ziemlich derben Eingriffen in seinen Körper Schmerz zu empfinden. Hier schienen sich also zwei verschiedene Vorgänge zu scheiden, ein objektiver und ein subjektiver. Da man nun aber bei fortschreitender Ätherwirkung in erster Linie das zentrale Nervensystem einer allmählichen Lähmung erliegen sah, da man anderseits den Schmerz überhaupt als ein Gefühl zu bezeichnen gewohnt war: — so war es ganz natürlich, daß man durch die Ablösbarkeit der beiden Vorgänge (Fortdauer der Wahrnehmung, Ausbleiben des Schmerzes) sich berechtigt glaubte, jedem von ihnen einen besonderen Nervenvorgang zugrunde zu legen.

So suchte denn Hagen[1] die Empfindung im Reizzustande, das Gefühl hingegen im Stimmungszustande der sensiblen

[1] Psychologische Untersuchungen. Braunschweig 1847. Artikel IV: Zur Lehre vom Schmerz.

Faser. Lotze[1] aber, der den Unterschied zwischen Empfindung und Gefühl darin sucht, daß er der ersteren alles gleichgültige Vorstellen zuweist, während er die Zustände von Lust oder Unlust dem Gefühle vorbehält, glaubt zwischen empfindungs- und gefühlserzeugenden Nervenvorgängen unterscheiden zu sollen. Dabei hat er jedoch übersehen, daß unmittelbar aus Nervenvorgängen lediglich nur die Empfindungen entspringen, während Zustände, die man mit Recht Gefühle nennen kann, bloß mittelbar von Nervenreizen beeinflußt werden.

III

Diese Umschau dürfte zur Genüge dargetan haben, daß unter der Flagge von Gefühlen (oder wenigstens einer Gruppe derselben) sich Zustände bergen, die, genauer besehen, eigentlich in die Klasse der betonten Empfindungen einzureihen sind. Es scheint daher angezeigt, zunächst den Unterschied von betonter und unbetonter Empfindung zu beleuchten und ihn dann als Fingerzeig zu weiteren Erörterungen zu benutzen.

1. Verstehen wir unter Empfindung im weitern Sinne das Innewerden eines Reizes, der eine zum Gehirn leitende Nervenfaser traf, so bildet das spezifisch Eigentümliche des bis zum Gehirn fortgeleiteten Reizes den Empfindungs-Inhalt, d. h. das eigentliche Was der in der Seele von jenem Reize zurückbleibenden einfachen Vorstellung. — Den Störungswert, d. h. das Wie seines Eingriffes, oder mit anderen Worten das Verhältnis, in das sich der betreffende Reiz teils zu der in demselben Augenblick vorhandenen zeitweiligen Verfassung und Stimmung des gereizten Nervs, teils weiter zu den Vorgängen des körperlichen Lebens setzt, bezeichnen wir dagegen als den Ton der Empfindung.

Wenn wir bedenken, daß in unserem Körper alle Gebiete in der engsten Gemeinschaft und Wechselwirkung stehen, daß Nervenfasern ebenso in die Netzgewebe der Haut und in die Sinneswerkzeuge (diese Pforten der Seele) eingelagert sind, wie sie sich allenthalben nach innen verlaufen und verästeln und in alle Eingeweide, in das Herz, die Lungen, die Magenwände, die Blutgefäße, die Drüsen usw. eindringen; wenn wir weiter in Er-

[1] Medizinische Psychologie. Leipzig 1852.

wägung ziehen, daß die Nervenzellen durch Nervenröhren, als ihrer Verkehrsleitung, miteinander in Verbindung stehen, und daß zuletzt wieder alle Nerventätigkeit sich im Gehirn vereinigt, das die aus allen Teilen des Körpers zugeleiteten Reize aufnimmt und verarbeitet, so dürfen wir schon von vornherein annehmen, daß selbst nur der an eine bestimmte Stelle verlegte Nervenreiz, sobald er einen höheren Stärkegrad erlangt, um so mehr aber eine über ganze Provinzen des Nervengebiets sich erstreckende Reizung, wie sie in den sogenannten Gemein-, d. h. Gesamt-Empfindungen statt hat, eine zeitweilige Störung auch in den Verrichtungen der übrigen leiblichen Gebiete hervorrufen muß, die dann in ihrem Ergebnis, vermöge ihrer Rückwirkung auf das Gehirn, schließlich der Seele zum Bewußtsein gelangt.

Das Spezifische dieser, sei es auch nur vorübergehenden, Störung (ihre Art, Stärke, Dauer, ihr Umfang) bestimmt sofort den Ton der Empfindung und gibt diesem sozusagen seine besondre Färbung. Der im Augenblick erzeugte Reiz greift nämlich in die eben vorhandene Stimmung des betreffenden Stranges und der dabei mitbeteiligten Teile des Zentralorgans und, von hier aus sich weiter fortpflanzend, mittelbar auch in die Verrichtungen des körperlichen Lebens entweder fördernd oder hemmend ein. Im ersteren Falle ist dann die Empfindung eine angenehme (Lustempfindung), im zweiten eine unangenehme (Schmerzempfindung).

War hingegen die Reizung des betreffenden Nervs so schwach und flüchtig, daß sie weder die vorhandene Stimmung des Nervs noch jene der Zentralorgane irgendwie merkbar störte, so kann sie immerhin, sobald sie jener Ganglienzelle des Gehirns, in welche die Faser einmündet, zugeführt wird, eine Empfindung hervorrufen; — aber diese ist in dem Falle lediglich eine unbetonte, d. h. gleichgültige, die weder Lust, noch Schmerz mit sich führt. Demnach können nur schwache, vereinzelte und flüchtige Empfindungen, deren Wirkung nicht über den einzelnen Strang hinausreicht, unbetont bleiben. So empfinde ich z. B., daß ich den Fuß oder die Hand hebe und senke; aber diese Empfindung ist an sich völlig gleichgültig; sie hört es allenfalls zu sein erst dann auf, gleichgültig, wenn diese gewohnte und ganz unbewußt vollzogene Tätigkeit ein unerwartetes Hemmnis trifft.

Anders jedoch verhält es sich mit der starken und anhaltenden örtlichen Empfindung und vollends mit der Gemeinempfindung. Betreffs der erstern weisen wir auf folgende Tatsachen hin. Berührt man z. B. etwas unsanft einen hohlen Zahn, so empfindet man zunächst diese Berührung an und für sich, aber alsbald einen Schmerz, der immer weiter greift. Nicht allein die besondere Stelle schmerzt, sondern bei höherem Grade des Leidens ist der Kopf eingenommen, die Eßlust vermindert, und schließlich tritt selbst eine gewisse Unaufgelegtheit zu jeder anstrengenderen Arbeit ein. Alles das ist ein Anzeichen, daß der krankhafte, zunächst örtliche Reiz nicht ohne Überstrahlung auf die übrigen körperlichen Verrichtungen geblieben ist, sondern daß durch ihn, nur bald mehr, bald weniger durchgreifend, auch das übrige leibliche Leben eine Hemmung erlitt, und letztere ist es eben, die eine derartige Empfindung zu einer so unangenehmen, ja höchst widrigen macht. Denken wir uns sodann jenes eigentümliche körperliche Wohlbehagen, in das uns ein kühles Bad in strömendem Wasser oder der Abendgang durch einen üppig grünenden Hain, zumal nach einem Maienregen, da die ganze Atmosphäre mit Ozon gesättigt und erfrischt ist, zu versetzen pflegt. Da ist das ganze leibliche Leben förmlich neu geboren, Blutumlauf und Atmung gehen besser von statten, die Spann- und Schnellkraft der Muskeln ist erhöht. Nichts andres als gerade jene ungewöhnliche Begünstigung des körperlichen Lebens macht hier den Ton der Gemeinempfindung aus und läßt diese so angenehm und wohltuend erscheinen.

In den erwähnten Fällen haben wir es zunächst nur mit bloßen Gesamtempfindungen zu tun. Von Gefühlen kann da einstweilen noch keine Rede sein. Allerdings können nachgerade schon starke örtliche und noch entschiedener Gemeinempfindungen vorübergehend ihren hellen Schimmer oder verdüsternden Schatten auf den Seelengrund werfen und im Gemütsleben zunächst verschwommene Stimmungen hervorrufen, aus denen sich erst allmählich bestimmt ausgesprochene Gefühle ablösen, und es geschieht dies keineswegs selten, weil überhaupt leibliches und geistiges Leben ununterbrochen ihre Fäden ineinander schlingen. So kann denn im ersteren Beispiel die körperliche Verstimmung, die durch die lästigen Empfindungen erzeugt wird, auch eine seelische Verstimmung nach sich ziehen, im letzteren hingegen das gehobene leibliche Wohlsein Heiterkeit, vielleicht, je nach der Persönlichkeit, sogar übersprudelnde Lustigkeit hervorrufen.

Sind wir aber durch derartige Nebenerscheinungen etwa berechtigt, jenes an und für sich rein körperliche Wohl oder Wehe, weil ihm hinterher (jedoch immer erst abgeleiteterweise) überdies eine Erheiterung oder Verdüsterung des Gemüts entspringen kann, ein Gefühl zu nennen, und nur diejenigen Wahrnehmungen von Nervenreizen, die im Seelenleben keinen bemerkbaren Widerhall hervorrufen, als Empfindungen zu bezeichnen? — Keineswegs.

Auf welchem Wege aus jenen Empfindungen mittelbar die sie begleitenden Gefühle hervorgehen, ist nicht schwer darzutun.

Die seelische Verstimmung ist im ersteren Falle darin begründet, daß jene schmerzlichen Empfindungen sich unaufhörlich wie ein Keil in den Gedankenlauf einzwängen, und daß mithin infolge beständiger körperlicher Störungen der Vorstellungsfaden immerfort abreißt, daß das gewöhnliche Zeitmaß unserer seelischen Tätigkeit gestört, der gewohnte Gang unseres Seelenlebens gewaltsam verzögert wird; kurz, daß sich in solcher Weise infolge andauernder körperlicher Hemmung auch in unserm Geistesleben, solange jene Empfindungen anhalten, eine Hemmung bemerkbar macht. — Im andern Falle hingegen ist es die Wirkung des körperlichen Mitschwingens, das zeitweilig die Stärke und Lebhaftigkeit des Vorstellens erhöht, die Schleusen des Vorstellungsablaufes öffnet, die Gedanken reicher zuströmen läßt und in solcher Weise das ganze Zeitmaß des Seelenlebens namhaft beschleunigt — worin, als einer unverkennbaren Förderung, die entsprechenden Lustgefühle begründet sind.

Bei eingehender Prüfung sind also derartige Gefühlsäußerungen nur durch mancherlei Zwischenglieder vermittelte Folgezustände jener Empfindungen; keineswegs aber haften sie denselben als eine in ihnen selbst liegende, ihnen unmittelbar zukommende Eigenschaft an, als welche sie sich darstellen, sobald man das Gefühl (und sei es auch nur „in seiner einfachsten Gestalt") als „Ton der Empfindung" bezeichnet.

Das ist jedoch schon aus dem einfachen Grunde unstatthaft, weil dem Gefühl (ebensogut wie der Empfindung) sein eigner Ton zukommt, und zwar mit solcher innern Notwendigkeit, daß ein unbetontes Gefühl (gleichgültige Freude, gleichgültiges Leid) geradezu als ein Unding erscheinen müßte.

Nur darf dabei zugleich nicht übersehen werden, daß der gleiche Ausdruck „Ton" innerhalb des Gefühlsgebietes eine wesentlich andre Bedeutung hat, als sie ihm bezüglich der Empfindungen zukommt.

Bei der Empfindung bezeichnet er, wie bereits erwähnt, den körperlichen Störungswert; im Gefühlsleben dagegen jenen Störungswert, der sich aus dem Zusammen- oder Widereinanderwirken der einander begegnenden Vorstellungsgruppen oder Vorstellungsreihen für die augenblickliche Gesamtlage des Seelenlebens ergibt.

Kurz gesagt, dort kündet der Ton eine Hemmung oder Förderung körperlicher, hier dagegen der seelischen Lebenstätigkeit an.

2. Ebensowenig wie wir das Gefühl als den „Ton der Empfindung" oder, in etwas abgeänderter Fassung, als „Qualität des Empfindens" gelten lassen, ebensowenig können wir Domrich beipflichten, wenn er die „orts- und gegenstandslosen Empfindungen" als Gefühle bezeichnet. Das hängt mit einer frühern Äußerung zusammen, wo es heißt: „Wo die stattgehabte Reizung eines Empfindungsnervs uns nur die gegenstandslose, subjektive Veränderung des Bewußtseins kundgibt, da nennen wir es fühlen, nicht empfinden."

Dem läßt sich aber die unleugbare Tatsache gegenüberstellen, daß es ja ein örtlich nicht zu bestimmendes Wohl- oder Mißbehagen gibt (man denke nur an die allgemeine Mattigkeit und Abgespanntheit aller Nerven und Muskeln als Vorläufer gewisser Krankheitsformen, und anderseits an die gesteigerte Lebenskraft bei der Genesung u. ä. m.), mithin Zustände, die man doch keineswegs Gefühle, sondern nur Empfindungen, und zwar genauer bestimmt Gemeinempfindungen nennen kann.

Hier begegnen wir also wieder einer Begriffsverwechslung andrer Art, nämlich jener der unbestimmten Gefühle mit Gemeinempfindungen.

3. Auch die Annahme, als sei die Größe der Reizung eines Empfindungsnervs für das Entstehen des Gefühls maßgebend, mithin die Umwandlung des Empfindens in das Fühlen durch die außerordentliche Steigerung der Tätigkeit empfindender Nerven veranlaßt, müssen wir als unhaltbar erklären. Man hat diese Meinung durch die Tatsache zu erhärten versucht, daß wir, wenn wir uns etwa den Finger verbrannt haben, dann nicht mehr die tastbare Beschaffenheit der Körper wahrnehmen, sondern lediglich unsern eignen Schmerz.

Was würde aber aus dieser Annahme folgen? Wäre sie richtig, so würden sofort alle besonders starken Empfindungen sich als Gefühle darstellen. Dagegen will aber erwogen sein, daß recht wohl Fälle denkbar sind, wo trotz der außerordentlichen Reizung der Empfindungsnerven — insofern man bei dem unmittelbaren Ergebnis stehen bleibt — es sich immer zunächst nicht um ein Gefühl, sondern lediglich um eine besonders starke Empfindung handelt. Man denke nur an den Zustand eines Gefolterten, an eine Amputation u. dgl. m. Da sind doch gewiß die Empfindungsnerven bis auf das äußerste Maß angespannt; aber was hierbei in erster Linie in Betracht kommt, ist doch im Grunde nur der körperliche Schmerz.

Allerdings können in derlei Fällen solchen und ähnlichen Empfindungen sich nachher auch Gefühlsäußerungen zugesellen, die wir aber trotz der engen Beziehung, in der sie zu jenen stehen, doch keineswegs als ihnen unmittelbar entstammend und gewissermaßen als eine größere Mächtigkeit derselben ansehen dürfen.

Das mögen überzeugende Belege dartun. Denken wir nur an die ersten Blutzeugen des Christentums, die, in ihrer gläubigen Begeisterung die größten Qualen standhaft erduldend, dem Märtyrertode freudig entgegengehen, weil ihrem Geiste lebhaft das Bild der ewigen Seligkeit vorschwebt, der gegenüber sie auch die stärksten zeitlichen Schmerzen für geringwertig erachten. Oder vergegenwärtigen wir uns den Indianer, der, von den Feinden seines Stammes gefangen, einem sichern und qualvollen Tode entgegengeht, aber gehoben von stolzem Selbstgefühl, seinen Peinigern trotzend, heldenhaft auch den stärksten Schmerz niederkämpft, ja sogar ihnen höhnend vorwirft, sie seien im Ersinnen von Martern noch zu wenig erfinderisch, die Genossen seines Stammes verständen das besser.

In beiden Fällen haben wir die interessante Erscheinung vor uns, daß wir da gegenüber der Empfindung sich ein Gefühl entwickeln sehen, das ihr dem Tone nach geradezu entgegengesetzt ist. — Das deutet doch unverkennbar darauf hin, daß beide verschiedenen Quellen entstammen. Der Ursprung des Gefühls ist hier eben anderswo, als in der außerordentlichen Steigerung der Empfindung zu suchen. Das erhebende Gefühl innrer Befriedigung trotz der körperlichen Pein, die, obschon bitter empfunden, dennoch durch die stärkern Waffen des Geistes überwunden wird, wurzelt im ersten Falle in dem das ganze Seelenleben der Persönlichkeit durchdringenden und völlig beherrschenden religiösen Gedanken, im zweiten Falle in dem durch die Überlieferungen des Stammes getragenen, überspannten Ehrtrieb des stahlharten Natursohnes.

4. Die vorstehenden Untersuchungen dürften denn auch überzeugend dargetan haben, wie unhaltbar die Behauptung erscheint: „Schmerz ist keine Empfindung, sondern ein Gefühl."

Abgesehen davon, daß man schon im gemeinen Leben zwischen dem leiblichen und dem Seelenschmerz unterscheidet, daß also der Schmerz, je nach den näheren Umständen, einmal in die eine, das andre Mal in die andre Klasse einzureihen ist, — beruht der so allgemein hingestellte Satz im Grunde auf einer doppelten unrichtigen Voraussetzung.

Erstens darauf, daß man die Empfindung durchweg als einen objektiven Zustand bezeichnete und ihr sodann das Gefühl als rein subjektiven Zustand gegenüberstellte. Demgemäß wurde alles gegenständliche Wahrnehmen der Empfindung, dagegen jeder Bewußtseinstatsache, worin keinerlei gegenständliche Beschaffenheit, sondern lediglich eine Abänderung des eignen Befindens, gleichviel, ob unter der Form des Wohles oder Wehes, sich abspiegelt, in die Klasse der Gefühle eingereiht. Letzteres mit vollem Recht (denn den Gefühlen als solchen kommt in der Tat der subjektive Charakter zu); ersteres jedoch nur mit teilweiser Geltung, denn nicht ausnahmslos alle Empfindungen tragen das objektive Gepräge an sich. Der einen Gruppe kommt es gar nicht, der andern nur bedingter Weise zu.

Insofern man nur auf das einzelne Empfindungselement, als das Residuum des Erregungszustandes einer einzelnen Nervenfaser, sein Augenmerk richtet (z. B. auf den Lichtreiz, der nur einen bestimmten Punkt der Netzhaut traf), so kann dabei noch von keiner Objektivität die Rede sein. Derlei einfache Empfindungen sind rein subjektiver Natur; es liegt in ihnen vorerst nichts weiter, als ein inneres Gewahrwerden des Aufgestörtseins durch irgend welche Reize. Die allerersten Eindrücke des Kindes sind eben noch aller objektiven Auffassung bar, bloß Schmerzen. Das Objektivieren, das Projizieren (Herausversetzen des Empfindungsinhaltes aus dem eignen Innern) ist ein vielfach vermittelter und verwickelter Vorgang. Das Subjektive, das dem einzelnen Empfindungselement anhaftet, wird erst abgestreift durch Beihilfe der Assoziation und Reproduktion. — Insofern können nur Empfindungsgruppen, d. h. die unter bestimmter Form zu ganzen Gruppen oder Reihen verbundenen Empfindungselemente, die wir Wahrnehmungen oder Anschauungen nennen, als objektive Seelenzustände bezeichnet werden, weil sich in ihnen in der Tat das Bild irgend welchen Gegenstandes abspiegelt.

Lag nun der erste Fehler darin, daß man bei den Sinnesempfindungen nicht zwischen einfachen Empfindungen und ganzen Empfindungsgruppen unterschieden hat, so ist der zweite darin zu suchen, daß man nur diese eine Art in Betracht zog, von den leiblichen Empfindungen aber ganz und gar absah. Dadurch wurde man sofort verleitet, überall da, wo sich kein deutlich geschiedenes Bild irgend eines äußeren Gegenstandes vorfand, kurzweg ein verschwommenes Gefühl anzunehmen. Hätte man nur genauere Musterung angestellt, und die tausend und abertausend Empfindungen, wie sie der Vorgang des leiblichen Lebens mit sich führt, von denen freilich die bei weitem größere Zahl ohne weiteren Nachklang für das Geistesleben verläuft, berücksichtigt, so hätte man unter dieser Überschrift gar mancherlei unterbringen können, was man in das unpassende Fach der Gefühle gewaltsam hineinzwängte.

5. Greifen wir nun zum Schlusse unserer prüfenden Umschau, soweit es Gang und Ziel der Untersuchung erheischen, nochmals auf die Annahme von Hagen und Lotze zurück, so müssen wir vor allem hervorheben, daß bezüglich der bereits in Abschnitt II berührten Aufgabe von seiten beider Forscher der eigentliche Fragepunkt verrückt worden ist.

Für sie gilt es als Grundfrage: Wie konnte infolge der Betäubung während der Operation das Gefühl aufgehoben werden, während noch einige Zeit hindurch die Empfindungen bis zu einem gewissen Grade der Klarheit bestehen blieben?

Nach unserer Ansicht aber lautet die Frage weit einfacher und bequemer so: Wie konnte es geschehen, daß Empfindungen, die bei einem so derben Eingriff in den Körper (wie z. B. bei einer Amputation) dem natürlichen Verlaufe nach notwendig hätten betont sein müssen, nichtsdestoweniger unbetont blieben?

Wird die Frage so gestellt, so braucht man, wie uns deucht, behufs ihrer Beantwortung weder zwei verschiedene Zustände in der sensiblen Faser vorauszusetzen, einen Reiz- und ihm gegenüber einen Stimmungszustand, womit überdies insofern wenig gedient ist, als wir jedes Einblickes in das, was im Innern der Nerven vorgeht, ermangeln; noch auch hat man nötig, zwei verschiedene Nervenvorgänge, einen „empfindungserzeugenden“ und einen (vom ersteren ablösbaren) „gefühlserzeugenden“ anzunehmen, oder (nebenher bemerkt) mit Harleß für Gefühl und Empfindung gesonderte Zentralorgane vorauszusetzen.

Unsre obige Frage könnte, da bei der zu erklärenden Erscheinung lediglich der körperliche Schmerz (der, wie bereits erwähnt, eine Empfindung und kein Gefühl ist) in Betracht kommt, auch so gefaßt werden: Wie können ausnahmsweise selbst heftige Empfindungsreize, denen gewöhnlich ein sehr beträchtlicher Störungswert zukommen würde, dennoch ohne Rückwirkung auf den zeitweiligen Verlauf der Lebenstätigkeit der übrigen leiblichen Gebiete bleiben?

Lotze bemerkt behufs der Lösung dieser interessanten Aufgabe ausdrücklich,[1] daß wir uns die Gesamtwirkung des Äthers „als eine nach und nach fortschreitende Paralyse“ vorstellen müssen, „welcher die einzelnen Teile des Nervensystems der Reihe nach sukzessiv zum Opfer fallen“ — und erklärt demgemäß sofort „die Schmerzlosigkeit“ „als ein Unmöglichwerden des gefühlserzeugenden Prozesses, das zu einer Zeit schon eintritt, in welcher die Entstehung und Fortleitung des empfindungserzeugenden Vorganges noch nicht verhindert ist.“

Wir, von unserm Standpunkt aus, glauben das Maßgebende, statt in der Gegenüberstellung zweier verschiedner (uns überdies verschlossner) Nervenvorgänge, einzig und allein in dem Gegensatz der nach einer Richtung hin freien, nach der andern aber unterbrochenen Leitung der Reizeindrücke suchen zu sollen.

Es ist nämlich recht wohl denkbar, daß gewisse Reize, die eine zentripetal leitende Nervenfaser trafen, mittels dieser unbehindert vom äußern (peripherischen) zum innern (zentralen) Ende fortgeleitet werden, das in eine bestimmte Ganglienzelle einmündet, wo sofort der Reiz sozusagen abgelagert wird und die entsprechende Empfindung hervorruft, daß jedoch der

[1] Medizinische Psychologie S. 252.

sonst vorauszusetzende Reflex auf den Verlauf der übrigen leiblichen Verrichtungen ausbleibt, weil die Übertragung des betreffenden Reizes auf die mit der genannten Ganglienzelle in Verbindung stehenden Fasern- und Zellengebiete der übrigen Gehirnteile nicht stattfinden konnte, indem die letztern vermöge des inzwischen durch Mund und Nase eingedrungenen Äthers in einen zeitweiligen Zustand der Erstarrung versetzt worden sind.

Also, kurz gesagt, lediglich wegen der unterdrückten Weiterleitung und Übertragung der betreffenden Reizeindrücke auf die das körperliche Leben leitenden Ganglienzellen des Gehirns und des Rückenmarks blieben jene Empfindungen unbetont, d. h. ohne Nachklang von Schmerz.

Es verhält sich damit, bildlich gesprochen, ähnlich wie mit einer Aufsehen erregenden Depesche aus dem Nachbarreiche, die, auf einer Grenzstation des Inlandes richtig angelangt, daselbst in Empfang genommen wurde, aber infolge der inzwischen eingetretenen durchgreifenden Störungen in dem ganzen sich hier anschließenden Bahnen- und Telegraphennetz stecken und für die übrigen Bezirke ohne Rückwirkung blieb.

Auf diesem Wege ließe sich vielleicht die Aufgabe lösen, ohne einerseits zu gewagten Hilfsannahmen greifen zu müssen, und ohne anderseits die Grenzmarken zwischen Empfindung und Gefühl willkürlich zu verrücken. — Indes, uns kam es nur auf die Verteidigung jener Grenzen an; wie die Physiologie die ihrer Rüstkammer entnommenen Waffen in dem Kampfe benutzen will, ist schließlich ihre eigene Sache.

IV

Durch die prüfende Umschau haben wir uns den Boden der Untersuchung auf mittelbarem Wege so weit geebnet, daß wir zum Schluß unmittelbar an unsere Aufgabe herantreten können.

Wir stellen hier gleich an der Spitze die allgemeine Regel auf, durch deren durchgreifende Befolgung nach unserer Ansicht jener oft gerügte Wirrwarr in der Benennung gründlich beseitigt und der weiteren Verwechslung von Empfindung und Gefühl ein für allemal begegnet werden könnte. Sie lautet: Man einige sich dahin, alle jene seelischen Zustände, die auf der unmittelbaren Wahrnehmung von Nervenreizen beruhen, *Empfindungen,* — hingegen alle Zustände, die keineswegs das unmittelbare Ergebnis von Nervenreizen, sondern das Ergebnis gleichzeitig zusammentreffender, sich unterstützender oder befehdender Vorstellungen sind, *Gefühle* zu nennen.

Das folgerichtige Festhalten an diesem allgemeinen und leicht anwendbaren Grundsatze vermag schon für sich allein wenigstens die gröberen Verwechslungen zu hindern; zu seinem tieferen Verständnisse muß man sich jedoch genauere Rechenschaft über die durchgreifenden Unterschiede, die zwischen ihnen obwalten, zu geben suchen. Wir weisen auf folgende hin:

1. Das erste und wesentlichste Merkmal, durch das sie sich unterscheiden, und mit dem die weiteren zusammenhängen, besteht darin, daß die Empfindungen sich als ursprüngliche, die Gefühle dagegen als abgeleitete Seelenzustände erweisen.

Die Empfindungen bezeichnen wir in dem Sinne als ursprüngliche Seelengebilde, daß sie sich als die allerersten Bewußtseinstaten darstellen und keinerlei andere Seelenzustände voraussetzen, sondern lediglich Nervenreize, vielmehr von allen weitern seelischen Erscheinungen als bereits vorhanden vorausgesetzt werden. Diese Ursprünglichkeit deutet sinnigerweise schon die Herkunft des Wortes „Empfindung“ an, das diesen Zustand als ein „inneres Finden“ bezeichnet, ihn also als ein Aufgestörtsein der Seele aus der unterschiedslosen Einheit und Ruhe des unbewußten Seins zu der Vielgestaltigkeit und Urtat des Bewußtseins erscheinen läßt. Durch die erste sich in ihr regende Empfindung wird die Seele erst der Tätigkeit nach, was sie vorher nur der Fähigkeit nach war, ein Vorstellendes.

Wir dürfen darum füglich die erste im Innern aufzuckende Empfindung als den ersten Funkenschlag des eben erst aufdämmernden Bewußtseins bezeichnen, als Urerscheinung, als Ansatz zu jeder weiteren seelischen Entwicklung.

Ihrem Wesen nach ist jede einzelne Empfindung eine einfache Bewußtseinstat, die für die weitere Ausgestaltung des Innern das bedeutet, was für die Entstehung des Raumes der Punkt oder für den Aufbau des Körpers das Atom ist. Betreffs ihres Werdens aber müssen wir drei Stufen unterscheiden:

a) zunächst muß ein physikalischer Anstoß, jenes Wort im weitern Sinne genommen (Licht, Schall, Druck usw. oder

2*

gewisse mechanische oder chemische Vorgänge im Körper des Betreffenden) vorhanden sein;

b) ferner muß der rein physikalische Anstoß sich zu einem physiologischen Erregungszustand in der Nervenfaser gestalten, und endlich

c) muß sich der letztere in einen Bewußtseinsvorgang umsetzen.

Diese letzte Umwandlung ist für die psychologische Forschung das größte Rätsel, das wohl für immer auf seinen Ödipus warten wird. Wir können von diesem innern Vorgange nur Kenntnis nehmen und darauf weiter bauen; aber sein Wie bleibt uns verschlossen. Höchstens andeutungsweise und gewissermaßen bildlich können wir diese letzte Umwandlung unserm Verständnisse näher bringen, indem wir uns jenes erste Aufblitzen des Bewußtseins und ebenso jede später sich bildende Empfindung als eine innere Rückwirkung gegen und als eine Antwort auf die betreffenden Reizeindrücke denken oder sie (nach einem Kunstausdrucke Herbarts) auffassen als einfache „Selbsterhaltungsakte“ der Seele gegenüber den Störungen die ihr von seiten der Grundbestandteile des zentralen Nervensystems zugemutet werden. Es ist dies zwar nur eine Annahme, aber eine auf dem grundlegendem metaphysischen Satze beruhende, jede Veränderung sei lediglich unter der Form einer Wechselwirkung zwischen qualitativ verschiedenen Wesen zu denken, die, sich eben „im Zusammen“ befindend, gegenseitig Tun und Leiden austauschen.

Anders dagegen steht es mit den Gefühlen. Diese sind keine ursprünglichen, sondern abgeleitete Seelenzustände, und zwar in der Weise, daß wir sie gegenüber jenen primären als Tertiärgebilde bezeichnen können. Wir dürfen sie mit Recht so nennen, weil sie zu ihrem Entstehen zunächst eine Summe einfacher Vorstellungen (als Empfindungsresten), sodann eine bestimmte Gruppierung der einfachen Vorstellungen und endlich das unter bestimmter Form erfolgte Zusammentreffen der bereits zu festen Gesamtvorstellungen verbundenen Elemente im Bewußtsein voraussetzen.

Aus der eben hervorgehobenen Grundverschiedenheit der beiden Zustände folgt denn auch, daß wir Empfindungen, und zwar zunächst Gemein- und Bewegungsempfindungen, schon bei dem neugeborenen Kinde und ebenso auch beide, als notwendiges Reizmittel zu mancherlei für ihr körperliches Leben erforderlichen Verrichtungen, sogar bei den Tieren niederster Ordnung annehmen dürfen, während die Entfaltung der Gefühle bei dem Kinde erst auf einer Stufe fortgeschrittener innerer Entwicklung, und eine unvollkommene Ähnlichkeit hiermit erst bei Tieren höherer Ordnung sich vorfinden kann.

2. Ein weiterer im Wesen beider begründeter Unterschied besteht darin, daß die Empfindung als ein vom Körper auf die Seele erst übertragener, das Gefühl dagegen als ein in dieser unmittelbar entsprungener, ihr angehöriger Zustand sich darstellt.

In der eigentümlich betonten Empfindung leidet die Seele infolge ihrer auf Gegenseitigkeit gegründeten Gemeinschaft mit dem Leibe jede Hemmung oder Förderung mit, die diesen, sei es von den Vorgängen des körperlichen Lebens, sei es durch Reize von außen, getroffen hat; sie nimmt bloß teil an dem Wohl- oder Übelbefinden, das in erster Reihe ihren Genossen betrifft. Anders verhält es sich mit dem Gefühl, das, wie wir gleich anfangs hervorhoben, nicht unmittelbar aus Nervenreizen, sondern aus der Wechselwirkung unter den im Bewußtsein gerade zusammentreffenden Vorstellungen entspringt. Hier empfängt die Seele Wohl oder Wehe nicht erst aus zweiter Hand, sondern sie ist hier von ihren eigenen Vorstellungsbeziehungen unmittelbar getroffen. Nur ihr eigener Zustand, nicht der ihres bis zu seinem Verfall im Tode von ihr unabtrennbaren Gefährten ist es, dessen sie sich da bewußt wird.

Die Seele selber, und zwar in ihrer innersten Wesenheit, ist gedrückt oder gehoben, wenn es die sich in ihr regenden Vorstellungen sind. Man bedenke nur, daß die Vorstellungen sich als die eigentümlichen Selbstbetätigungen der Seele darstellen. Demzufolge bedeutet natürlich die größere oder geringere Regsamkeit der Vorstellungen auch die größere oder geringere Regsamkeit der Seele selber. Das Wirken der Vorstellungen ist eben ihr Wirken, das Leiden ihr Leiden; mithin stellt die aus dem augenblicklichen Zusammentreffen der Vorstellungen sich ergebende eigentümliche Verfassung der Gefühle ihre *eigene* zeitweilige Verfassung dar.

Bildlich gesprochen, kann man sagen: Betreffs der Empfindung spielt die Seele bloß die Rolle eines Anteil nehmenden Zuschauers, betreffs des Gefühls die Rolle des ganz in der Darstellung aufgehenden Schauspielers.

3. Empfindungen und Gefühle kennzeichnen sich ferner schon durch ihren eigentümlichen Gehalt, und zwar so, daß man das Wohl oder Wehe, das die Empfindung mit sich führt, keineswegs als gleichwertig mit dem Wohl oder Wehe erklären kann, das dem Gefühl eigen ist. Dort handelt es sich nämlich nur um körperliches, hier, in weitaus überwiegenden Fällen, um geistiges Wohl oder Wehe. — Und schon dieser verschiedene Gehalt an und für sich weist beiden auf der Stufenleiter des Seelenlebens einen verschiedenen Rang an. Die Empfindungen gehören ohne Frage zum niederen Seelenleben, während ganze Klassen und Gruppen der Gefühle sich dem höheren Seelenleben einordnen. Die Gefühle reichen zwar mitunter auch tief herab in das bloße Sinnenleben und stehen dann in enger Beziehung zu den Empfindungen; anderseits ragen sie in die höchsten Gebiete des Seelenlebens hinauf und treten in die engste Beziehung zu den höchsten, das Gebiet der Sinne weit überflügelnden Gebilden — den Ideen.

In der Tat, die Gehaltsverschiedenheit beider ist so augenfällig, daß sie sich kaum verkennen läßt. Wer könnte z. B. den flüchtigen, wenn auch noch so lebhaften Gaumenkitzel, wie ihn eine leckere Speise erzeugt, auf eine Linie stellen mit jenem tiefen, nachhaltigen, den ganzen Menschen aufrichtenden und über die gemeine Wirklichkeit emportragenden Gefühle innerster Befriedigung beim völligen Vertiefen in ein klassisches Werk? Oder wer sollte nicht augenblicklich das spezifisch Verschiedene herausfinden, das zwischen dem Schmerz, den uns etwa eine Quetschung oder eine Schnittwunde erzeugt, und dem anders gearteten obwaltet, der an unserem Innern nagt, wenn uns mit einem Male lang genährte Hoffnungen vereitelt werden, oder wenn wir Undank, Unrecht, lieblose Anfeindung und Verlästerung erfahren? Oder wenn man vor seinem geistigen Auge etwa das Bild von Zuständen vorüberziehen läßt, wie einerseits Hunger, Durst, Müdigkeit, Frösteln, Jucken, Kitzeln — anderseits Mitleid, Liebe, Andacht, Dankbarkeit, Bewunderung, Ehrfurcht, Reue usw., muß man sich dann nicht augenblicklich eingestehen, daß diese einander gegenüber gehaltenen Zustände himmelweit voneinander verschieden sind?

4. Endlich leuchtet die Verschiedenheit jener Zustände auch alsbald ein, wenn wir ihren Bildungswert für die Intelligenz und den Charakter, oder, mit anderen Worten, einerseits für

die Erkenntnis, anderseits für die Gesinnung und Gesittung eines Menschen genauer gegeneinander abwägen. Hierbei drängt sich gleich der allgemeinen Erwägung unverkennbar der Unterschied auf, daß die Empfindungen in einer weit engeren Beziehung zur Intelligenz stehen als zum Charakter, während das Gegenteil betreffs der Gefühle stattfindet, die sich zur Intelligenz nur in einem mittelbaren, zum Charakter dagegen in einem unmittelbaren Verhältnisse befinden.

Die nähere Zergliederung der eben angedeuteten Beziehungen beider eignet sich auch dazu, gelegentlich manches nicht uninteressante Streiflicht bald auf diesen, bald auf jenen Teil des Seelenlebens fallen zu lassen; darum mag ihr an diesem Orte, soweit es der Rahmen der vorliegenden Abhandlung gestattet, eingehende Beachtung eingeräumt werden.

Fassen wir vorderhand die Empfindungen nach ihrem Bildungswert in der einen oder andern Hinsicht näher ins Auge, so können wir unter ihnen den leiblichen Empfindungen im großen und ganzen nur eine verhältnismäßig geringe Bedeutung beimessen: die unbetonten verlaufen für das geistige Leben spurlos, und die betonten greifen der Mehrzahl nach mehr störend als fördernd ein.

Anders freilich steht es mit den Sinnesempfindungen. Ihnen fällt die wichtige Aufgabe zu, für alle unsere weitere Erkenntnis den ersten Grund zu legen; denn aus dem Stoff, den sie liefern, aus den einzelnen Vorstellungen baut sich allmählich unsere ganze Bildung auf. Auf ihnen ruhen nicht bloß unsere gesamten Lebenserfahrungen, unsere Begriffe, unsere Welt- und Menschenkenntnis, noch mehr, selbst das Pantheon der vollendeten Menschenbildung, unsere Ideenwelt, ruht zuletzt auf diesem Grunde. — Daher die hohe Bedeutung des methodisch geregelten Anschaungsunterrichtes in jedem gut angelegten Lehrplane.

Doch darf anderseits nicht übersehen werden, daß die Sinne für sich allein unsere Bildung nur bis zu einem gewissen Punkte emporzuleiten vermögen. Sie sind von unschätzbarem Werte für die erst einzuleitende Geistesbildung, aber unfähig, diese allein zu vollenden. Sind sie auch unsere ersten, und für den rohen Naturmenschen, dem alle methodische Anleitung und Unterweisung abgeht, nahezu die einzigen Lehrmeister, so müssen sie sich dagegen bei fortschreitender Geistesentwicklung der Führung und Überwachung des ordnenden und sichtenden Verstandes unterordnen und, sobald eine gewisse Stufe erreicht ist, je weiter immer mehr mit dem bloßen Handlangerdienste, der Beschaffung neuen Rohstoffes, sich begnügen.

Selbst die alltäglichste Lebenserfahrung ist keine bloße Häufung von Wahrnehmungen; es gehört dazu deren Sammlung, Ordnung, Beziehung auf einen leitenden Grundgedanken. So mancher glotzt mit seinen Sinnen viel in die Welt hinein und hat doch nur wenig erschaut, noch weniger aus dem Erschauten gelernt. Das Wahrnehmen bekommt ja immer erst durch die denkende Verarbeitung seine rechte Bedeutung und Verwertbarkeit. Die Fülle und Güte des Rohstoffs tut es beim Baue allein noch nicht; das Entscheidende ist am Ende doch der Bauriß und die tüchtige Führung. — So gewinnt die Perzeption (die sinnliche Wahrnehmung) ihre volle Bedeutung erst durch die höhere, verarbeitende Tätigkeit der Apperzeption.

Diese beteiligt sich schon bei der einfachsten Urteilsbildung, indem sie die verschiedenen, einem bestimmten Gegenstande sich anbietenden Aussagen einander gegenüberstellt, sie einer zerlegenden Prüfung unterzieht und schließlich eine davon, nach deren erkannter Vereinbarkeit mit dem Gegenstande, im Bewußtsein höher emporhebt und aneignet, die andern aber niederdrückt und ausscheidet. Noch durchgreifender ist selbstverständlich der Anteil, den die Apperzeption an der Schlußbildung, betreffs der Auffindung und richtigen Verwendung der maßgebenden Mittelbegriffe, und endlich an der oft auf sehr verwickelte Schlußketten gebauten Ideenbildung hat, wobei immer eine genaue Gegenüberstellung und Abwägung des Für und Wider verschiedener Annahmen sich geltend macht. Aber nicht allein am spekulativen Denken, sondern auch an der schöpferischen Eingebung des Künstlers beteiligt sich durchweg bis zur vollen Ausgestaltung seines Werkes die Apperzeption, indem sie den vorerst nur im flüchtigen Umriß seiner Einbildungskraft vorschwebenden Gedanken verdichten hilft, d. h. dem als die Seele des Ganzen anzusehenden Grundgedanken durch Ausscheidung gewisser und Aneignung andrer Formglieder, seinen geeigneten Leib anbildet. So ist es denn immer die Apperzeption, die das von der Perzeption eingeleitete Werk erst seiner Vollendung entgegenführt. Blicken wir auf das zurück, was wir über die Bedeutung der Sinne für die Intelligenz gesagt haben, so erscheint uns diese von verschiedenen Standpunkten aus bald größer, bald geringer. Stellt man sich auf den Gipfelpunkt der Kultur, so treten sie auf eine untergeordnete Stufe zurück; versetzt man sich dagegen in deren Anfänge, so läßt sich nicht verkennen, daß sie, als die breite Grundlage für alle weitere Ausbildung, von unschätzbarem und unersetzlichem Werte sind.

Hiermit verglichen beschränkt sich aber der Einfluß der Empfindungen auf Gesinnung und Gesittung unverkennbar auf ein weit bescheideneres Maß, und obendrein ist er noch ein sehr mittelbarer.

Die leiblichen Empfindungen äußern ihre Rückwirkung auf Gesinnung und Charakter lediglich dann, wenn ein bestimmter Grundton bei ihnen beharrlich wiederkehrt und sich endlich festsetzt; diese Wirkung geht aber erst durch die entsprechende Gemütsbestimmung hindurch, indem, je nach ihrer Beschaffenheit, die letztere der Ausprägung gewisser Charakterseiten günstig oder hinderlich sein kann. Fortdauernde körperliche Hemmungen und die dadurch bedingten widrigen Empfindungen können allmählich auch das Gemüt verdüstern und verbittern, so daß sich in einem solchen Menschen nachgerade eine trübe Weltanschauung ausbildet und infolge davon, wenn auch noch ungünstige äußere Verhältnisse hinzukommen, allmählich eine Neigung zum Übelwollen sich einstellt. Hingegen wird (alles übrige gleich gesetzt) das beharrliche leibliche Wohlbefinden eine vorwiegend heitere und gehobene Stimmung begünstigen und diese den betreffenden Menschen dem Wohlwollen und der Menschenfreundlichkeit leichter zugänglich machen.

Auch bei den Sinnesempfindungen ist es vor allem die Beständigkeit des in der Umgebung Wahrgenommenen, die auf Gesinnung und Charakter des Menschen einen nachhaltigen Eindruck übt. Wer von Jugend an nur Reines und Edles wahrnahm, den wird die Macht des guten Beispiels wie sein Schutzgeist durch sein weiteres Leben geleiten und im rechten Geleise erhalten. Wer dagegen vorwiegend nur Zeuge roher Leidenschaft, unlauteren Strebens und niedriger Gelüste war, wird unvermerkt mit hineingezogen in die Wirbel wilder Leidenschaft und die Lockungen der Sünde, und der Läuterungsprozeß, das Abstoßen aller Schlacken, die ihm aus seiner Umgebung anhaften, wird ihm nachgerade schwer werden.

Soll aber das gute Beispiel anspornend, das böse abschreckend wirken, so muß das Gemüt sich für die Schönheit des ersteren zu erwärmen imstande sein, anderseits sich von der Häßlichkeit des Bösen angewidert fühlen; dazu ist aber wieder nötig, daß der betreffenden Person, wenn auch nicht im scharfen Umriß des ausgebildeten sittlichen Urteils, doch im Gefühle liegend der Unterschied von Gut und Böse bereits aufgegangen ist. Auch hier äußert sich also die Wirkung der Empfindungen auf Gesinnung und Charakter erst durch das Gefühl hindurch, das dem Wahrgenommenen erst den rechten Hintergrund gibt, es würdig oder unwürdig erscheinen läßt.

Was nun dem gegenüber den Einfluß der Gefühle anbelangt, so liegt der weniger auf der theoretischen Seite; — der Schwerpunkt ihrer Bedeutung ist vielmehr vor allem innerhalb des praktischen (sittlichen) Lebensgebiets zu suchen, wie dies zum Teil bereits die nächst vorhergehenden Sätze angedeutet haben.

Auf die Erkenntnis äußert sich der Einfluß der Gefühle nur im beschränkten Maße; ja, sie können sogar durch ihr Übermaß den Denkvorgang beeinträchtigen, insofern sie durch ihre Hast die Besonnenheit und Unparteilichkeit des Urteils beirren.

Im übrigen kann ihr fördernder Einfluß sich in doppelter Hinsicht äußern. Zunächst sei darauf hingewiesen, daß uns im Gefühl bisweilen die Hauptpunkte einer gewissen Erkenntnis nur in Bausch und Bogen und in ihrem unentwickelten Zustande vorschweben, den sodann der zergliedernde Verstand klar darzulegen hat. Da ist es das Gefühl, das gleichsam wie die Wünschelrute nach der Stelle hindeutet, wo der Gedankenschatz zu heben ist. Das Gefühl weckt nämlich den Drang, das bisher Unklare durch eingehende Zergliederung zur vollen Klarheit zu fördern.[1]

Ferner treten die Gefühle zur Erkenntnis auch dadurch in eine mittelbare Beziehung, daß sie einen wesentlichen Faktor des Interesses bilden. — Gustav Schilling erläutert das Interesse dahin: „Interessant ist uns dasjenige, wofür wir Aufmerksamkeit haben und was wir uns mit Leichtigkeit und Lust aneignen."[2] Im Interesse vereinigen sich demnach einmal das apperzipierende Merken auf einen bestimmten Gegenstand und ferner die rege Anteilnahme des Gemüts an diesem Gegenstande. Der Anteil, den das Gemüt an ihm nimmt, erleichtert nicht unerheblich seine Aneignung, wird aber auch zugleich zum Antriebe,

---

[1] Vgl. Buch II § 16 (Die intellektuellen Gefühle).

[2] Gustav Schilling, Lehrbuch der Psychologie. Leipzig 1851 (S. 161).

uns mit ihm länger und eingehender zu beschäftigen. Das kann der Erkenntnis nur förderlich sein; denn es führt zum tieferen Eindringen in den unserem Gemüte näher gerückten Gegenstand des Denkens.

Lenkt man nun das Augenmerk überdies noch auf den inneren Wert jenes Gegenstandes, dem sich das Interesse vorwiegend und folgerichtig zuwendet, so gewinnt dies nebenbei auch noch eine praktische (sittliche) Bedeutung. Wo sich im Innern einmal die höheren ideellen Interessen (das spekulative, das ästhetische, das ethisch-soziale, das religiöse) dauernd eingebürgert haben, da wird hierdurch die ganze Gesinnung geadelt, da gibt es keinen Boden, wo Gemeinheit und Schlechtigkeit sich ansiedeln und festsetzen könnten. So wirft denn auch der Einblick in den herrschenden Interessenkreis eines Menschen ein belehrendes Streiflicht auf seine Gesinnung und seinen Charakter.

Wo vollends das Interesse an dem betreffenden Gegenstande auf der klaren und tiefen Einsicht in seinem Vollwert ruht, wo schon bei erneuerter Wiederkehr seines bloßen Bildes sich die lebhaften Gefühle des unbedingten Wohlgefallens immer wieder erneuern und, bei jedesmaliger Wiederkehr neue Hilfsvorstellungen an sich ziehend, allmählich über das ganze Gemüt eine unwiderstehliche Gewalt erlangen: — da umgibt jenen Gegenstand der Strahlenkranz des Ideals, das zur vollen Geltung zu bringen der Persönlichkeit als hohes Ziel und sofort als ihre wichtigste Lebensaufgabe erscheint. Einigen sich in solcher Weise Einsicht, Gefühl und Wille, und vereinigt sich allmählich das ganze Seelenleben in dem einen Gedanken des erhabenen Ziels, so erhebt sich, zumal wenn der Widerstand niederer Mächte das eigene Kraftgefühl anspannt und stählt, aus dem anfänglich ruhigen Wohlgefallen der mächtige Affekt der Begeisterung, und diese wirkt dann mit einer sozusagen elementaren Gewalt und hilft dem von ihr Gehobenen Hindernisse überwinden, denen gegenüber der trockene Rechner Verstand dem unaufhaltsam vorwärtsdrängenden Willen längst Halt und Rückzug geboten hätte.

Die Begeisterung ist eben die Seele jeder opferfreudigen Großtat. Sie ist es, die den Glaubenshelden wie den Helden des Schlachtfeldes dem Tode trotzen lehrt, so wie sie auch den Helden der Wissenschaft, den kühnen Forscher, durch die Schrecknisse des Polarmeeres, durch unwirtliche Gebirge und weglose Wüsten geleitet und ihm hilft, um seines hohen Zieles willen Leben und Lebensglück mutig in die Schanze zu schlagen. Auch dem Dichter gibt sie seine zündendsten Gedanken ein, wie er selber seinem Helden, sich ganz in dessen Lage hineinlebend, namentlich in den Selbstgesprächen, die wichtigen Gemütskrisen und verhängnisvollen Wendepunkten vorangehen, die ergreifendsten Worte in den Mund legt. (Man denke z. B. an das herrliche Selbstgespräch Egmonts im Kerker.) — Daß übrigens die Macht der Begeisterung sich selbst am Denker bewährt, davon geben die unzähligen gehobenen und weihevollen Stellen in Platos Dialogen, die ihm den Ehrentitel des „göttlichen" einbrachten, ein glänzendes Zeugnis.

Wenngleich die eben hervorgehobene auffällige Macht der Begeisterung (deren Name schon auf eine Steigerung des Geistes, gewissermaßen auf ein Emporschnellen über seine gewöhnliche Verfassung hindeutet) für sich allein hinreicht, die hohe Bedeutung der Gefühle für das Kulturleben der Menschheit klar erkennen zu lassen, so darf doch daneben ihr minder auffälliger, aber stetig wirkender Einfluß auf den Charakter überhaupt, insbesondere aber auf den sittlichen Charakter, ja nicht für minder wichtig erachtet werden.

Um den tiefgreifenden Einfluß der Gefühle auf den sittlichen Charakter gehörig zu würdigen, muß man sich zuvörderst die maßgebenden Umstände vergegenwärtigen, auf denen dieser beruht. Es handelt sich hier um Willen und Einsicht, und über beide erstreckt sich psychologisch nachweisbar ihr Einfluß.

Die weitreichende Macht der Gefühle, namentlich der höheren, ideellen, über den Willen beruht zunächst auf ihrer Nachhaltigkeit und diese selbst wieder auf der Leichtigkeit ihrer Wiederkehr.

Stellen wir hier abermals die Empfindungen und die Gefühle in Anbetracht der Nachhaltigkeit einander gegenüber, so drängt sich uns die Tatsache auf, daß zwar stark betonte Empfindungen, solange sie währen, das gesamte Seelenleben des Menschen derart zu stören vermögen, daß sie zeitweilig selbst die höheren Gefühle in den Hintergrund drängen, — daß hingegen die Gefühle sich der Erinnerung unverhältnismäßig tiefer einprägen. Der körperliche Schmerz, den uns eine Brand- oder Schnittwunde verursacht, kann uns im hohen Grade peinigen, vielleicht einen Augenblick ganz aus der Fassung bringen. Ist er aber einmal überstanden, so denken wir kaum wieder an ihn, und das Seelenleben kehrt in sein früheres Geleise zurück. — Anders steht es mit dem Seelenschmerz, z. B. bei einer böswilligen Ehrenkränkung oder einem schreienden Unrecht, das uns angetan wurde. Da sitzt der Dorn fest, wenn auch die veranlassende Ursache längst geschwunden ist. Die leibliche Wunde verharscht allmählich; die Seelenwunde aber bricht immer wieder auf, sobald die Erinnerung an ihre Veranlassung auftaucht. Der körperliche Schmerz sitzt sozusagen auf der Oberfläche; der Seelenschmerz aber trifft unser innerstes Wesen, er zuckt durch das ganze Vorstellungsgewebe hindurch bis zum Mittelpunkte des innern Lebens, der Ich-Vorstellung. — Ähnliches gilt auch betreffs der Sinnenlust einerseits, der reinen Seelenfreude anderseits. Der sinnliche Genuß kann während seiner Dauer den Menschen bestricken und fesseln; in der Erinnerung jedoch verliert er seinen Reiz und blaßt ab, oder er schlägt sogar in sein Gegenteil, den Ekel, um. Überdies aber wohnt ihm zumeist der Stachel des Unbefriedigtseins bei, wie das in treffendster Weise die Worte Fausts andeuten:

„So tauml' ich von Begierde zu Genuß,
Und im Genuß verschmacht' ich nach Begierde."

Anders steht es um die reine Seelenfreude, wie sie uns etwa die eingehende Beschäftigung mit einem klassischen Kunstwerke, das Bewußtsein einer edeln Tat oder die Entdeckung einer Wahrheit bereitet; — die behält ihren wohltuenden Zauber auch in der Erinnerung und hält die Farbe. Die wahren Ideale, die einstens die Seele des aufstrebenden Jünglings ganz erfüllten und höher hoben, können auch noch den Greis, dem sich seither der Glanz und Flitter so mancher Scheingüter in seiner ganzen Nichtigkeit zeigte, noch erquicken und erwärmen.

Daß die Gefühle, namentlich die höhern (ideellen), in der Seele lange nachzuklingen und mächtig in den Willen einzugreifen vermögen, ist außer ihrem tieferen Gehalt, der selbst dem zerlegenden Verstande gegenüber sich behauptet, ganz vorzüglich auch in der Leichtigkeit begründet, mit der die Gefühle überhaupt sich die Rückkehr ins Bewußtsein zu bahnen imstande sind. Zwar behauptet sich das Gefühl selten lange auf seiner Höhe, dafür aber kann es auf die leiseste Veranlassung hin sich so oft im Bewußtsein immer wieder geltend machen, als ein Reproduktionsreiz auch nur ein einzelnes Glied des Vorstellungsnetzes durchzuckt, in dem das betreffende Gefühl seinen Sitz hat. Das ist nun wieder ein Vorzug der Gefühle vor den Empfindungen. Sie bedürfen keiner äußeren Veranlassung, ihre Rückkehr bewirkt schon an sich die große Reizbarkeit und Beweglichkeit des psychologischen Mechanismus, während zur Rückkehr einer bestimmten Empfindung der Eintritt desselben äußeren oder körperlichen Reizeindrucks nötig ist, dem sie gleich das erste Mal ihren Ursprung verdankte.

Der eigentliche Hebel für das Hinübergreifen der Gefühle in das Willensgebiet und damit ferner ihr Anteil an der Ausprägung gewisser Charakterzüge besteht einfach darin, daß in den Gefühlen vielfach die Beweggründe zum Wollen und Handeln zu suchen sind.

Haben sich nun gewisse Gefühle infolge ihrer öftern Wiederkehr im Gemüte festgesetzt, so machen sich sofort auch die in ihnen begründeten Beweggründe stets in gleicher Weise geltend, und mit ihnen stellen sich dann auch regelmäßig die ihnen entsprechenden Willensvorgänge ein.

Eben diese regelmäßige Wiederkehr bestimmter Willensakte bildet aber ein wesentliches Merkmal des Charakters. — An dem, was jemand beharrlich beschließt, sowie daran, was er beharrlich von seinem Wollen ausschließt, läßt sich am besten der Charakter eines Menschen erraten.

Erfaßt man demgemäß den Charakter vorerst nur von dieser rein formalen Seite, so kann man ihn als jene Folgerichtigkeit im Wollen und Handeln bezeichnen, die daraus entspringt, daß die einzelnen Willenshandlungen gleichmäßig denselben allgemeinen Grundsätzen untergeordnet werden.

Das jedoch ergibt im Grunde lediglich den bloß in den äußersten Hauptlinien ausgezeichneten Bauriß, das allgemeine Schema, für jeglichen Charakter. Zum vollkommen in sich gefestigten Charakter — das kann nur der sittliche sein — gehören außerdem folgende zwei Vorbedingungen: fürs erste kommt noch die Rücksicht auf den innern Gehalt der leitenden Grundsätze, d. h. die Frage nach ihrer Vollgültigkeit, in Betracht; zweitens kommt es darauf an, daß die einzelnen Grundsätze, die den Hauptgruppen des Wollens vorstehen, auch noch untereinander in Einklang und Gleichgewicht gesetzt werden, was schließlich durch die Unterordnung unter einen obersten Grundsatz (Prinzip) zu erzielen ist, in dem sich alles vereinigt.

Diesen beiden Bedingungen kann aber nur der sittliche Charakter völlig genügen, dessen praktische Grundsätze sich auf absolut gültige Musterbilder stützen, und den in seinen Entschließungen stets der oberste Grundsatz leitet, jene Musterbilder auch in allen Verhältnissen unentwegt zur angemessenen Geltung und Darstellung zu bringen.

Der Unsittliche kann demnach nur ein Scheincharakter sein; er kann vermöge der Folgerichtigkeit seines Wollens und Handelns nach einer einseitigen Richtung hin die Maske des wahren Charakters tragen; er wird jedoch selbst der bloßen Form nicht völlig, wenigstens nicht für die Dauer genügen; denn die Folgerichtigkeit nach der einen Seite hin wird nicht imstande sein, die anderweitigen vielfachen Widersprüche zu verdecken, vor denen ihn seine innere Haltlosigkeit, zumal in schwierigen Lebenslagen, nicht zu bewahren vermag. Diese innere Haltlosigkeit wurzelt ja eben darin, daß er seiner ganzen Verfassung nach unvermögend ist, den beiden vorhin genannten, über die rein formale Seite hinausreichenden Anforderungen, die man an den wahren und vollendeten Charakter stellen muß, gerecht zu werden. An die Stelle der absolut gültigen, sittlichen Grundsätze kann er, je nach den Umständen, nur die der Lust und Unlust, der gemeinen Lebensklugheit oder seiner herrschenden Leidenschaft setzen; diese aber sind relativ und wandelbar und geraten überdies untereinander nicht selten in Streit. Ebensowenig kann bei ihm von einem obersten, absolut gültigen Grundsatze die Rede sein, weil überhaupt die ganze Richtschnur seines Wollens und Handelns nicht von sittlichen Erwägungen eingegeben ist, sondern unter der Herrschaft seiner Selbstsucht steht, die keinen unabänderlichen Grundsatz aufkommen läßt, sondern ein fortwährendes Paktieren mit den Umständen heischt.

Noch mehr, diese innere Haltlosigkeit muß ihm überdies, früher oder später, auch den äußeren Halt innerhalb einer jeden, nach sittlichen Grundsätzen geregelten Gemeinschaft entziehen; denn unvermeidlich werden bald da, bald dort seine selbstsüchtigen Neigungen wider die von ihr gezogenen Schranken verstoßen. Greift er nun schließlich, um den mannigfachen sich ergebenden Verlegenheiten zu entgehen, zum letzten Notanker, zur Sophisterei und Lüge, so ist die innere Zersplitterung nicht mehr aufzuhalten, auch die letzte Spur der Folgerichtigkeit ist dahin: der bislang notdürftig bewahrte Schein des Charakters löst sich sofort in gänzliche Charakterlosigkeit auf. — Das ist bei dem sittlichen Charakter nicht zu besorgen, dieser erlangt vielmehr, je weiter, desto mehr innere Abrundung und Festigkeit.

Den wahren sittlichen Charakter kann man nämlich begrifflich bestimmen als: Einheitlichkeit (Folgerichtigkeit) des gesamten Wollens und Handelns, die entsteht durch die Unterordnung aller einzelnen Entschließungen unter absolut gültige (weil von den sittlichen Musterbildern entlehnte) praktische Grundsätze und schließliche Vereinigung dieser selbst unter dem obersten Grundsatze: nie anders zu handeln, als wie es das Gewissen verlangt.

Diese Begriffsbestimmung lenkt von selbst sofort unser Augenmerk auf den zweiten Bestandteil des sittlichen Charakters, nämlich auf die praktische Einsicht, in der schon Sokrates die Seele des sittlichen Lebens anerkannte.

Geht man bei letzterem Begriffe genetisch vor und verfolgt unter seinen Grundbestandteilen auch die Spur der Gefühle, so zeigt sich gerade da die Bedeutung eines gehörig entwickelten und beherrschten Gefühlslebens im hellsten Lichte.

Unter praktischer Einsicht oder, wie man in hergebrachter Weise häufiger sagt, dem Gewissen verstehen wir den Inbegriff der gesamten ästhetischen Urteile *über* das Wollen und zugleich den Inbegriff der hieraus abstrahierten Musterbilder *für* das Wollen, die den unwandelbaren Maßstab bilden, an den gehalten die einzelnen Willenspläne, wenn sie mit ihm im Einklang stehen, zu billigen, wenn sie ihm widerstreiten, zu mißbilligen sind.[1]

Dieser Begriffsbestimmung gemäß erscheint sofort die angemessene Entwickelung des Gefühlslebens als die unerläßliche Bedingung für die Ausbildung des Gewissens und hiermit zugleich für die des sittlichen Charakters.

Man muß sich hierbei nur die eigentümliche Natur der ästhetischen Urteile (unter die als ihren Oberbegriff auch die spezifisch ethischen zu bringen sind) gegenwärtig halten. Sie unterscheiden sich nämlich, als Werturteile, von den logischen oder bloßen Erkenntnisurteilen dadurch, daß hier nur das Subjekt

[1] Siehe die beachtenswerte Monographie von W. Wohlrabe: Über Gewissen und Gewissensbildung. Gotha 1883.

ein Begriff, das Prädikat dagegen lediglich der Ausdruck des durch die betreffende Subjektsvorstellung hervorgerufenen, unbedingten Beifalls oder Mißfallens ist, letztere aber sind eben Gefühlsäußerungen. An dem Entstehen dieser Urteile, die eine besondere Klasse für sich bilden, müssen sich demnach Verstand und Gefühl gleichmäßig beteiligen. Der Verstand verdeutlicht die Subjektsvorstellung, das Gefühl treibt das Prädikat hervor.[1]

Das vorausgesetzt, wird nie und nimmer in einem ganz gleichgültigen oder durchaus gefühllosen Menschen sich ein ästhetisches Urteil zu bilden vermögen; dann wird aber auch das Gewissen leer ausgehen. Das bestätigt auch die Erfahrung. Gefühllose Menschen sind in der Regel auch gewissenlos, und umgekehrt: gewissenlose gefühllos, unbekümmert um Wohl oder Wehe ihres Nebenmenschen, nur der krassesten Selbstsucht folgend.

Das Ergebnis unserer letzten Erörterungen läßt sich schließlich in folgendem, die ethische Bedeutung der Gefühle klar darlegenden Kettenschluß kurz zusammenfassen:

kein sittlicher Charakter ohne Ausbildung des Gewissens,
keine Ausbildung des Gewissens ohne Ausbildung des ästhetischen Urteils,
keine Ausbildung des ästhetischen Urteils ohne ein bis zu einem gewissen Grade entwickeltes Gefühlsleben.

Also: . . . .

Die Folgerung springt von selbst hervor.

5. Nachdem sich, aus den verschiedensten Gesichtspunkten betrachtet, Empfindung und Gefühl als voneinander völlig verschiedene Zustände erwiesen haben, ergibt sich weiter die selbstverständliche Folgerung, es sei demgemäß bei jedem dieser beiden Zustände ein eigener Untersuchungsgang und sofort auch ein besonderer Erklärungsgrund in Anwendung zu bringen:

Für die Empfindungen als ursprüngliche Seelenzustände, d. h. als Zustände des ersten Entstehens der Vorstellungs-Elemente, die für alle weiteren, wenn auch noch so mannigfach zusammengesetzten Bewußtseinsformen die unentbehrliche Grundlage bilden, liegt der einzig geeignete Erklärungsgrund in der Wechselwirkung zwischen der Seele und dem Leibe oder dessen Zentralorganen.

---

[1] Vgl. des Verfassers Allgemeine praktische Philosophie (Ethik) (§ 8).

Für die Gefühle als abgeleitete Seelenzustände (auch Gebilde dritten Grades) ist hingegen der richtige Erklärungsgrund lediglich in der Wechselwirkung der Vorstellungen, die bis zu einer gewissen Stufe der Zusammenordnung gelangt sind, zu suchen. (Die nähern Umstände, unter denen aus dem Zusammentreffen der Vorstellungen ein Gefühl hervorgeht, finden in Buch I § 2 ihre eingehende Erörterung.)

Die Verschiedenheit des Erklärungsgrundes weist demnach auf eine Teilung der Arbeit und damit zugleich auf eine Verständigung zwischen den beteiligten Wissenschaften, der Physiologie und der Psychologie, hin.

Da, wo in erster Reihe die Nerventätigkeit und der reine Mechanismus waltet, gibt es für die Physiologie den ausgedehntesten Spielraum, und ihre Untersuchungen über den Bau und die Verrichtung der Zentralorgane, über die Leitungsbahnen der Nerven, die kunstvollen Vorrichtungen im Bau der Sinneswerkzeuge, über die Reizvorgänge in der Nervenfaser und der Ganglienzelle, über die Reizschwelle, Reizdauer, Reizhöhe, über die Reproduktion und Assoziation der Reizeindrücke, über die Reflex- und Willkürbewegungen u. ä. m. hat die realistische Psychologie als Fingerzeige und als ein dankenswertes Darlehen ihrer wichtigen Hilfswissenschaft wohl zu beachten und zu verwerten. Insbesondere muß jede nach genauer Erforschung der Tatsachen strebende Psychologie beispielsweise einem Helmholtz wegen seiner epochemachenden Untersuchungen über die Licht- und Tonempfindungen und einem Wilhelm Wundt insbesondere wegen der in seinem lehrreichen Werke Grundzüge der physiologischen Psychologie in umfassendster Weise verwerteten Ergebnisse der neuesten physiologischen Forschungen für immer sich verbunden fühlen.

Dagegen darf die Psychologie als ihren ureigenen Besitz namentlich jenes Gebiet der innern Erscheinungen beanspruchen, wo mit der Apperzeption eine neue gestaltende Macht auf dem Schauplatze des Bewußtseins dem bloßen Mechanismus gegenübertritt und sich mit ihr der psycho-chemische Vorgang geltend macht (den uns, nebenher gesagt, die selber vom psychologischen Geiste eingegebenen Selbstgespräche großer Trauerspieldichter bis zur Anschaulichkeit zu verdeutlichen vermögen), der in die vorhandenen, mitunter unpassenden Assoziationen des psychologischen Mechanismus zersetzend eingreift und durch

Ausscheidung einzelner, sowie Aneignung anderer Vorstellungselemente neue, oft höchst verwickelte Seelengebilde schafft, wie wir sie in den großartig angelegten Schöpfungen eines Shakespeare oder Goethe und nicht minder in den von einem einheitlichen Grundgedanken beherrschten und künstlerisch aufgebauten Systemen eines Aristoteles und Kant zu bewundern nicht müde werden.

Da langen Lanzette, Rechenstift, Mikroskop, chemische Wage und alle die sinnreichen Vorrichtungen zur Ergründung sinnenfälliger Geschehnisse nicht aus; da tritt die innere Einkehr und Zergliederung der Tatsachen des Bewußtseins in ihr volles Recht, und auch der auf dem Boden der Tatsachen ruhenden Metaphysik ist hierbei eine beratende Stimme einzuräumen und die Überwachung zu gestatten. Die genannte Metaphysik leistet der Psychologie, indem sie diese anweist, in ihren Untersuchungen bis auf die letzten Grundbestandteile des Bewußtseins zurückzugehen, einen ähnlichen Dienst, wie dem Naturforscher die höhere Mathematik, indem sie ihn in die Welt des unendlich Kleinen einführt und ihn darauf seine Gedanken aufbauen lehrt.

Wo es sich endlich wieder darum handelt, die Rückstrahlungen psychologischer Vorgänge, der Gefühle, Affekte, Leidenschaften, Willensantriebe usw., auf die Verrichtungen der verschiedenen leiblichen Systeme darzutun, da tritt abermals die Physiologie in ihr volles Recht, und auf diesem Felde hat denn diese Wissenschaft auch noch vor ihrem neuesten Aufschwung so manche treffliche Leistung aufzuweisen, und eben da liegt auch eins der Hauptverdienste Domrichs, der in seinem oben erwähnten Werke nach dieser Richtung gar manchen schätzbaren Wink niedergelegt hat.

Am Schluß dieser Auseinandersetzungen kann ich nicht unterlassen, die hierher gehörigen trefflichen Äußerungen Vaihingers in der Beilage zur Allgemeinen Zeitung[1] gelegentlich der Besprechung der neuen Herbart-Ausgabe anzuführen. Indem Vaihinger in jenem eingehenden Urteile u. a. der Psychologie Herbarts eine hoch über der empirischen Psychologie der Engländer stehende Bedeutung einräumt, bemerkt er: „Die Engländer brachten und bringen es selbst heute noch nicht über den schon von Hobbes entdeckten Grundprozeß der Assoziation der

[1] 1883 Nr. 175.

Vorstellungen, der doch als ein verhältnismäßig niedriger und sozusagen psychomechanischer Vorgang nicht imstande ist, jene feineren und tieferen Seelenvorgänge zu erklären, die durch den von Herbart entdeckten psychochemischen Apperzeptionsprozeß erst faßbar und begreiflich werden. In diesem Sinne wurde Herbart der Begründer der deutschen Psychologie. Und diese Theorie der Seelenprozesse ist so wenig von der neueren „physiologischen" Psychologie überflüssig gemacht worden, daß deren verdienstvoller Hauptvertreter selbst ausdrücklich das Gegenteil erklärt hat. Die physiologische Analyse kommt an einen Punkt, wo die Vorstellungen, mögen sie noch so sehr organisch bedingt sein, ihren immanenten Gesetzen folgen. Und diese Gesetzlichkeit hat Herbart zum erstenmal scharf formuliert und dadurch den weithin wirkenden Anstoß gegeben, auch die kompliziertesten psychischen Phänomene in einfache Grundprozesse aufzulösen."

In der vorangehenden Abhandlung konnten die verschiedenen Arten der Empfindungen nur gelegentlich, insoweit es die von verschiedenen Gesichtspunkten aus zwischen ihnen und den Gefühlen gezogenen Parallelen mit sich brachten, berührt werden. Während nun die letzteren in den beiden folgenden Büchern ihre systematische Erledigung finden werden, erscheint es angezeigt, über die ersteren hier anhangsweise wenigstens eine Übersicht zu geben.

Die Empfindung als einfache Wahrnehmung des von einer zentripetal leitenden Nervenfaser auf die Zentralorgane des Gehirns übertragenen Reizeindrucks nimmt nach Maßgabe der leitenden Nerven, nach dem Umfange des Reizgebietes und unter Umständen je nach der eigentümlichen Einrichtung der künstlichen Vorrichtungen, die zur Aufnahme jener Reizeindrücke bestimmt sind, verschiedene Formen an, die sich als besondere Arten derselben darstellen.

Hierbei sind vor allem zwei große Gruppen zu unterscheiden:

A. Die leiblichen Empfindungen, die wir, da sie uns lediglich solche Vorgänge zur Kenntnis bringen, die sich im Innern des eigenen Körpers zutragen, füglich Innenempfindungen nennen dürfen. (Anderweitig werden sie auch als Empfindungen im engeren Sinne des Wortes bezeichnet).

B. Die Sinnes- oder Außenempfindungen, durch die die Beziehung zu der uns umgebenden Außenwelt vermittelt wird.

Die ersteren haben das Eigentümliche, daß sie durch die sich im ganzen Leibe verästelnden und in alle organischen Gebilde eingelagerten Rückenwirbelnerven vermittelt werden, die wir schlechtweg sensitive nennen können; ferner daß vermittelst ihrer die Seele ausschließlich von den verschiedenen Vorgängen Kunde erhält, die sich entweder als Verrichtungsbegünstigungen oder als Verrichtungsstörungen in einzelnen Organen oder im Verlaufe des organischen Lebens im großen und ganzen bemerkbar machen.

Die äußeren oder Sinnesempfindungen unterscheiden sich von den vorgenannten zunächst schon dadurch, daß sie durch eigene Gehirnnerven vermittelt werden, die wir im Unterschiede von den obigen sensorielle nennen. Diese haben nur einen kurzen Verlauf und reichen von ihrer Ursprungsstelle nur bis zu dem bestimmten Organ, das die Sammlung und geeignete Fortleitung der äußern Reize zu den Zentralorganen zu vermitteln hat. Ferner ist das Vorstellungsmaterial, das sie der Seele zuführen, ein wesentlich anderes als bei den leiblichen Empfindungen. Die Depeschen, die die Seele durch die Sinne empfängt, betreffen nicht innere, leibliche Vorgänge, sondern deren Beziehungen zur Außenwelt; daher ihre Benennung. Die weitere Gliederung derselben braucht, als allgemein bekannt, nicht erst erwähnt zu werden.

Betreffs der leiblichen oder Innenempfindungen ist aber noch besonders der Umfang der Reizung zu berücksichtigen.

Es kommt nämlich darauf an, ob sich diese bloß auf einen vereinzelten Nervenstrang und dessen Ausläufer beschränkt, oder ob sie sich über ganze Gebiete, vielleicht sogar über das gesamte Nervensystem, verbreitet.

Im ersteren Falle werden, die entsprechende Stärke des Reizes vorausgesetzt, sich unterscheidbare Empfindungen zu bilden vermögen, die, auf die Erregungsstellen zurückbezogen, Lokal- oder Organempfindungen heißen. Ihre Zahl ist unendlich, und so viele Bezeichnungen der Sprache auch zu Gebote stehen mögen, wie z. B. das eigentümliche Brennen in einer nesselkranken Hautstelle, oder das Drücken, Zerren, Ziehen, Stechen, Bohren, Rieseln, Jucken, Krabbeln, Prickeln, das sogenannte Ameisenlaufen, das Einschlafen einzelner Glieder u. dgl. m., ihr Wortschatz reicht bei alledem nicht aus, um die feineren Abstufungen der Empfindung bei einzelnen krankhaften Zuständen genauer zu kennzeichnen.

Sobald aber infolge des Ergriffenseins ganzer Gebiete sich von verschiedenen Seiten her unzählige, ungleichartige Reize gleichzeitig zur Wahrnehmung drängen, so kann, da wir uns die Seele notwendig als ein in sich einheitliches Wesen denken müssen, kein einzelner von ihnen gesondert zum Bewußtsein gelangen; sie heben sich vielmehr teilweise auf, und es bleibt sonach nur ein dunkler Gesamteindruck zurück, den wir als Gemeinempfindung (d. h. soviel wie Gesamtempfindung) bezeichnen mögen.

Aus allen den verschiedenen Arten der vorgenannten Empfindungen setzt sich bei ihrem Zusammenwirken schließlich als mittleres Ergebnis für einen bestimmten Zeitabschnitt jener „momentane Durchschnitt des (physischen) Lebensganges" zusammen, den wir Vital- oder Lebensempfindung nennen. Diese kann nach Drobischs geistreichem Ausdruck als „Barometer" der leiblichen Lebensäußerung angesehen werden und ist mehr oder weniger zugleich von verwandten Stimmungen des Gemüts angehaucht, die sie teilweise abändern und ihr eine eigentümliche Färbung geben.

Erstes Buch

Das Gefühlsleben im allgemeinen

§ 1. Die drei Hauptformen des Seelenlebens.

Als Hauptformen des Seelenlebens gelten schon von uralter Zeit her das Vorstellen (mit Inbegriff des Denkens und Erkennens), das Gefühl und das Streben (oder Begehren im weiteren Sinne des Wortes).

Es ist dies eine Gruppierung seelischer Erscheinungen, die schon in der berühmten Dreigliederung des Seelenwesens bei Platon klar erkennbar ist, indem dieser zwischen der erkennenden (λόγος), der fühlenden (mutigen, streitlustigen θυμός) und der begehrlichen Seele (ἐπιθυμία) unterscheidet. Nur ist freilich dort, weniger wissenschaftlich, von drei Seelen die Rede, während es sich eigentlich um drei verschiedene Strahlungen oder Äußerungsweisen des einen Seelenwesens handelt. Und wenn vollends Platon eine eigene Lokalisation derselben versucht hat, die denkende Seele in das Haupt, die fühlende in die Brust, die begehrende in den Unterleib verlegend, so mochten ihn hierbei wohl die augenfälligsten, durch die Erfahrung erkennbaren Rückstrahlungen dieser Seelentätigkeiten geleitet haben. Bei anhaltend angestrengtem Denken macht sich nämlich eine Abspannung im Gehirn bemerklich; lebhafte, bis zum Affekt gesteigerte Gefühle wirken auf den Herzschlag und das Atmen störend, und ein großer Teil der Begierden endlich hat seinen Ausgangs- und Beziehungspunkt im Unterleibe. (Man denke z. B. an den Nahrungstrieb.)

Jene drei Ausdrücke (Vorstellen, Gefühl und Streben) bezeichnen übrigens nicht etwa eigene Vermögen der Seele, sondern sie sind nur oberste Klassenbegriffe, unter denen man die verschiedenen Erscheinungen des Seelenlebens bequem und übersichtlich zusammenzufassen suchte. Man darf sie auch nicht als einzeln stehende Kräfte der Seele denken; denn die eigentlich in letzterer wirkenden Kräfte sind die Vorstellungen; und das Gefühl und Streben bezeichnet nur besondere Abänderungen, die sich mit den Vorstellungen bei ihrem Zusammentreffen im Bewußtsein ereignen. Gefühl und Streben sind nichts außer oder neben den Vorstellungen Bestehendes, sondern gehen aus ihnen hervor. Daher gelten dieselben Gesetze, die den Vorstellungslauf regeln, auch für Gefühl und Streben, und beide finden lediglich in jenen ihre letzten Erklärungsgründe. — Wenn man demnach eine Gliederung der Seelentätigkeiten in jene drei Gruppen behufs der näheren Zerlegung unternimmt, so darf man doch keineswegs deren innere Beziehungen darüber aus den Augen verlieren.

Im allgemeinen kann man das Vorstellen (zumal wenn man das verstandesmäßige Verbinden und Trennen der Gedanken nach Beschaffenheit des Gedachten im Auge hat) als objektive Seelentätigkeit bezeichnen. Die Gefühle hingegen kann man insofern subjektive Seelenzustände nennen, als es hier in den meisten Fällen weniger auf das Objektive, den Inhalt dessen, was da vorgestellt wird, ankommt, als vielmehr darauf, wie die im Bewußtsein sich begegnenden Vorstellungen auf den augenblicklichen Gesamtzustand des vorstellenden Subjekts zurückwirken. Wohl gibt es auch Gefühle mit bestimmter Vorstellungsgrundlage, aber auch hier ist das wesentlich zu Beachtende das durch eben diese Vorstellungen hervorgerufene spezifische Wohl- oder Übelbefinden des Subjekts selbst. Nicht was das Subjekt andres weiß, sondern wie es sich selbst weiß, ob befriedigt oder unbefriedigt, gehoben oder gedrückt, das gibt dem Gefühl den Ausschlag. — Im Streben endlich begegnen sich beide Zustände, der objektive und der subjektive; man kann es deshalb als subjektiv-objektiven Seelenzustand bezeichnen. Kein Streben nämlich ohne Vorstellung eines bestimmten Objekts, das eben angestrebt wird; keins, in das nicht zugleich irgend welche subjektiven Zustände (Gefühle, Gemütsstimmungen, mitunter selbst Affekte) hineinspielten. Solche subjektiven Zustände verbinden sich mit dem Streben auf die mannigfachste Weise; sei es, daß sich durch das Gefühl ein Bedürfnis bemerklich macht, dem das Streben eben abhelfen soll, oder daß Anklänge an frühere Lust ein Verlangen und an frühere Unlust ein Verabscheuen gewisser Objekte wiedererwecken; oder daß endlich ein Objekt der Einbildungskraft neue Genüsse in Aussicht stellt, die sofort zu Antrieben des Begehrens werden.

Kurz und im Wesen zutreffend hat Drobisch[1] diese drei Formen der seelischen Lebensäußerung folgendermaßen gekennzeichnet: „Einiges scheint nur in uns zu geschehen, ohne daß

---

[1] Empirische Psychologie, S. 30.

wir uns dabei in einem merklichen, aktiven oder passiven Kraftaufwand begriffen finden; dies ist das Vorstellen. Andres scheint dagegen mit uns vorzugehen, so daß wir darunter leiden; dies ist das Fühlen. Noch andres endlich scheint aus uns hervorzugehen, als unser eigentliches Tun; dies mag im allgemeinen Streben genannt werden."

Diese Dreiteilung tritt im gemeinen Leben auch als Gegenüberstellung von Geist und Gemüt auf, welch letzteren Begriff man jedoch bald weiter, bald enger zu fassen pflegt. Meist versteht man unter Gemüt (im Gegensatz zum Wahrnehmen und Erkennen, das zuletzt immer auf ein Äußeres hinweist) das innere Sonderleben eines Menschen, wie es sich in der Verfassung seiner Gefühle sowohl wie in der Grundrichtung seiner Strebungen ausspricht. So gefaßt, erscheint dann das Gemüt nicht bloß als der Sammelplatz aller Gefühle des Menschen, sondern zugleich als der Quellpunkt seines Strebens und der Grund seiner Gesinnung. — Und in der Tat hängen auch die Vorstellungen, die Gefühle und die Strebungen eines Menschen innigst zusammen, indem auf letztere die Gefühle einen großen Einfluß üben, während das Vorwiegen dieser oder jener Gefühle weiter von dem Vorwiegen gewisser Gedankenkreise abhängig ist. Das Gefühl nimmt so gewissermaßen das Mittelgebiet zwischen dem Vorstellen und Streben ein. Selber in den Vorstellungen wurzelnd oder doch wenigstens durch die Form des Gedankenlaufes erzeugt, treiben die Gefühle ihrerseits wieder vielfache Strebungen hervor, die sodann zugleich als deren Begleiter erscheinen, indem befriedigtes Streben Lustgefühl, unbefriedigtes dagegen Unlustgefühl im Gefolge zu führen pflegt.

In der besonderen Behandlung der Gefühle werden wir hie und da Gelegenheit haben, auf diese engen Beziehungen näher hinzuweisen.

§ 2. Wesen und Ursprung des Gefühls im allgemeinen.

Bei der Erklärung der Gefühle gibt es zwei wesentliche Anhaltspunkte: die Grundlehren der spekulativen Psychologie und die Erfahrung. Aus jenen sind besonders zwei Sätze festzuhalten: erstens, daß nur die Empfindungen ursprüngliche Seelenzustände, d. h. solche des ersten Entstehens von

Vorstellungen sind, alle anderen (mithin auch die Gefühle) dagegen abgeleitete; zweitens, daß es für die Psychologie nur zwei Erklärungsgründe gibt: die Wechselwirkung zwischen Seele und Leib (oder zwischen Seele und Gehirn) für die ursprünglichen, die Wechselwirkung zwischen den bereits vorhandenen Vorstellungen für die abgeleiteten Seelenzustände.

Demzufolge müssen also die Gefühle jedenfalls in der Wechselwirkung der Vorstellungen begründet sein, und dieser spekulative Anhaltspunkt gewinnt um so mehr an Gewicht, als überdies auch die Erfahrung auf dasselbe Ergebnis hinweist. Wir finden nämlich bei einiger Aufmerksamkeit auf eignes sowohl als fremdes Seelenleben, daß mit der Wiederkehr gewisser Vorstellungen sich auch gewisse Gefühle einstellen, während sie mit dem Zurücksinken derselben wieder verschwinden — Zeichen genug, daß die Gefühle von den Vorstellungen abhängig sind.

Nun zeigt uns aber die Grundlehre der Psychologie weiter, daß alle Wechselwirkung unter den Vorstellungen unter zwei Hauptformen auftritt, als gegenseitige Hemmung (völlige oder teilweise Verdrängung) oder als gegenseitige Verbindung. Letztere (mag sie nun bloße Zusammensetzung oder Verschmelzung sein) ist immer zugleich gegenseitige Unterstützung oder Förderung. Auf diese beiden Grundformen muß sich also ein jedes Gefühl, es mag irgend welchen beliebigen Namen haben, zurückführen lassen.

Nichtsdestoweniger regt sich alsbald das Bedenken, daß die Hemmung oder Förderung unter den Vorstellungen für sich allein dennoch nicht ausreichen dürfte, den Ursprung der Gefühle zu erklären. Denn hätte jede Hemmung, jede Förderung unter den Vorstellungen schon an sich ein Gefühl zur Folge, so müßte der Mensch unaufhörlich von Gefühlen beunruhigt sein, und zwar deshalb, weil es in der Seele niemals einen völligen Stillstand gibt, sondern zu den eben im Ablauf begriffenen Vorstellungen, sei es von außen, durch die Pforten der Sinne, sei es aus den inneren Springquellen der Erinnerung, fortwährend neue Elemente zuströmen, wo es dann (da nach der Natur der Seele an ein gleichgültiges Nebeneinander nicht zu denken ist) je nach der Verträglichkeit oder Unverträglichkeit der zusammentreffenden Vorstellungen notwendig zur Hemmung (Schwächung) oder zur Verbindung (Förderung) unter ihnen kommen muß.

Das hätte aber seine großen Übelstände; das Seelenleben bekäme einen träumerischen Anhauch. Der Mensch, fortwährend nur in den Spiegel der eignen, bald schmeichelnden, bald drohenden innern Zustände versunken, würde zu keiner klaren sachgemäßen Auffassung der Welt, zu keinem scharf umrissenen Denken, keinem planvollen Handeln gelangen. — Zum Glück jedoch ist dem nicht so. Eben darum aber muß es noch einen weiteren Umstand geben, von dem es abhängt, daß aus der Hemmung oder Förderung der Vorstellungen sich einmal ein Gefühl entwickelt, ein andermal nicht.

Welches aber ist dieser Umstand? — Eine Parallele im leiblichen Leben gibt hier einen Wink. Dort wirken tausend verborgene Kräfte, ohne daß wir sie weiter beachten, solange ihr Wirken ein regelrechtes ist. Erst wenn in einer der Verrichtungen Störungen eintreten, nehmen wir eben diese eigenartigen Störungen als solche wahr. Ähnliches geschieht auch im Seelenleben. Geht die gegenseitige Hemmung oder Förderung unter den Vorstellungen regelrecht, also unbehindert von statten: so bleibt sie schon deshalb unbemerkt, weil sie in einer unendlich kleinen, für uns nicht meßbaren Zeit vor sich geht. Die Vorstellungen steigen oder sinken, werden stärker oder schwächer, und zwar so schnell, daß wir es gar nicht gewahr werden. — Nimmt aber die Sache einen regelwidrigen Verlauf, treffen etwa Vorstellungen zusammen, die nach ihrer Beschaffenheit sich hemmen müssen, aber kommt, wenn schon die Hemmung im Zuge ist, eine Hilfe für die bereits im Sinken begriffenen hinzu und behindert einige Zeit hindurch den entsprechenden Vollzug der Hemmung, oder neigen die eben sich begegnenden zur Verbindung, aber ein Gegensatz schiebt sich zwischen sie ein und hält diese Verbindung einen Augenblick hin; also, erzeugt dort die Hilfe, hier der Gegensatz einen Aufhalt in dem innern Vorgange: dann ereignet er sich in einer Zeit, innerhalb deren er für uns faßbar ist. Der Aufschub, die Verzögerung also bewirkt es, daß die Hemmung als solche, die Verbindung als gegenseitige Förderung der Vorstellungen, und die eine wie die andere als Veränderung des eignen augenblicklichen Gesamtzustandes von der Seele wahrgenommen wird.

Und jenes sich, nicht etwa mittelbar, in ihrer körperlichen Grundlage (wie das bei der Empfindung der Fall ist), sondern unmittelbar, in den Bedingungen der eignen Lebenstätigkeit, Berührt- und Veränderfinden der Seele macht eben die Natur des Gefühls aus.

Demnach läßt sich das Gefühl bestimmen als unmittelbares Innewerden der Hemmung oder Förderung unter den eben im Bewußtsein vorhandenen Vorstellungen.

Da aber ferner die Vorstellungen sich als die eigentlich in der Seele wirkenden Kräfte darstellen, so wird für die Seele selbst jede Hemmung unter den Vorstellungen zugleich zur Hemmung, jede Förderung unter den Vorstellungen zugleich zur Förderung ihrer eigenen Lebenstätigkeit. Man kann demnach obige Begriffsbestimmung auch so fassen: Das Gefühl ist das unmittelbare Bewußtsein der augenblicklichen Steigerung oder Herabstimmung der eigenen seelischen Lebenstätigkeit.

Die Bewährung dieser Begriffsbestimmung können erst die nähern Zerlegungen darbieten. Hier aber möchte folgende Bemerkung am Orte sein. Das Bewußtwerden der Steigerung oder Herabstimmung der eignen Lebenstätigkeit von seiten der Seele ist gewissermaßen ein Messen. Wo aber liegt die Maßeinheit? Jeder Grad von Hemmung liegt auf der Minus-, jeder Grad der Förderung auf der Plusseite. Wo liegt dann aber der Indifferenz-, der Nullpunkt, auf der Stufenleiter des inneren Lebens?

Diesen Indifferenzpunkt bilden jene Intensität, jener Umfang des Bewußtseins, jenes besondere Zeitmaß seelischer Regsamkeit, das dem einzelnen innerhalb einer gewissen Periode seines Lebens durchschnittlich und der Regel nach eigen ist. Es ist für verschiedene Personen verschieden, und selbst bei derselben Person liegt es, je nach deren verschiedenen Lebensabschnitten, höher oder tiefer.

Von diesem normalen Stande seines Bewußtseins bildet sich bei dem einzelnen ein dunkles, beiläufiges Gesamtbild durch Abstraktion aus den ihm in einem gewissen längeren Abschnitte eignen einzelnen Lebensbetätigungen. Dieses dunkle Gemeinbild, das sich der einzelne von Stärke, Umfang und Beweglichkeit seines eignen Bewußtseins macht und das man allenfalls allgemeines Lebensgefühl nennen kann, bildet so den allgemeinen Hintergrund (allerdings einen verschiebbaren, wie die Regenwand für den Regenbogen), von dem sich dann die einzelnen Gefühlsregungen ebenso abheben, wie von der dunklen Gemeinempfindung die besondren örtlichen Empfindungen.

Was sich über diesen gewöhnlichen Stand des Bewußtseins erhebt, erscheint als Steigerung, was unter ihn herabsinkt, als Verminderung, als Herabstimmung des innern Lebens. Dieses Lebensgefühl bildet demnach ebenso das Maß für den seelischen Lebensgang, wie die Lebensempfindung für den körperlichen.

§ 3. Einteilung der Gefühle.

Bei der Einteilung der Gefühle bieten sich besonders zwei Einteilungsgründe an. Man kann sie nämlich einteilen: erstens nach dem in ihrem innersten Wesen begründeten Ton, oder zweitens nach den Bedingungen ihres Ursprungs.

I. In ersterer Beziehung gliedern sie sich in Lust und Unlust oder Freude und Leid (im weitern Sinne), die beide sehr verschiedene Grade haben können. Diese Einteilung zieht sich durch die ganze Gefühlslehre hindurch und scheidet, welche anderweitige Einteilung man sonst noch treffen möchte, innerhalb der einzelnen Gruppen die betreffenden Gemütszustände in entsprechende Paare.

II. Nach dem andern Einteilungsgrunde stellen sich zwei große Klassen von Gefühlen heraus:

A. Gefühle, die durch die bloße Form des Vorstellungslaufs bedingt sind und an keiner ihnen bestimmt vorgezeichneten Qualität des Vorstellens haften.

B. Gefühle, die durch den Vorstellungsinhalt bedingt sind; mithin an einer bestimmten Qualität des Vorgestellten haften.

Wir können demnach die erstern kurzweg als formale, die letztern als qualitative Gefühle bezeichnen.

In der einen wie in der andern dieser beiden Klassen lassen sich dann wieder Untereinteilungen vornehmen.

Zu A: Bei den formalen Gefühlen kann man näher unterscheiden zwischen

a) allgemeinen, einfacheren, und

b) zwischen besonderen, zusammengesetzteren.

Zu erstern gehören die Gefühle der Beklemmung und Erleichterung, des Gelingens und Mißlingens, des Vermissens, Suchens, Findens, der Klarheit und Verworrenheit, der Harmonie und des Gegensatzes der Vorstellungselemente, des Kraftüberschusses und des Kraftmangels.

Zu letztern rechnen wir die Erwartung, Hoffnung, Besorgnis, Überraschung, den Zweifel, die Langeweile, die Unterhaltung (Erholung).

Zu B: Die qualitativen Gefühle sondern sich dagegen, je nachdem die Vorstellungskreise, an denen sie haften, dem höhern oder niedern Geistesleben angehören, in

a) niedere oder sinnliche,
b) höhere oder ideelle Gefühle.

Innerhalb der ersten Gruppe handelt es sich namentlich um die subjektive Wirkung der einzelnen Töne und Farben.

Innerhalb der zweiten, die (wie schon die von uns gebrauchte Nebenbenennung andeutet) in der engsten Beziehung zu den Ideen des Wahren, Schönen, Guten, Göttlichen stehen, begegnen wir den intellektuellen, ästhetischen, moralischen und religiösen Gefühlen.

1. Die erste Obereinteilung rechtfertigt sich von selbst aus der Begriffsbestimmung (§ 2); betreffs der zweiten bedarf es nur weniger Worte. Daß bei den sogenannten formalen Gefühlen es nicht darauf ankommt, was für Vorstellungen sich im Bewußtsein regen, sondern wie, unter welcher Form sie sich begegnen und verlaufen, zeigt schon der Hinweis auf die Arten, die wir darunter eingereiht haben. Es ist klar, daß z. B. die Beklemmung, der Gegensatz, die Klarheit und die Verworrenheit, das Suchen und Finden, Erwartung, Zweifel, Langeweile, Erholung aus qualitativ höchst verschiedenen Vorstellungskreisen hervorgehen können. Anders aber ist das bei den Gefühlen der andern Klasse, da ist der Vorstellungskreis bestimmt. So z. B. setzen die Reue, das Rechtsgefühl, die Andacht usw. zu ihrem Entstehen das Vorhandensein qualitativ näher bestimmter Vorstellungskreise voraus. Die Reue (als eine besondere Form des moralischen Gefühls) hat zu ihrer notwendigen Vorstellungsunterlage einerseits die Kenntnis der Forderungen des Sittengesetzes, anderseits das Bewußtsein des Mißverhältnisses der eignen Gesinnungs- und Handlungsweise jenem Gesetze gegenüber. Das Rechtsgefühl (ebenfalls eine Unterart des moralischen) ruht auf der Vorstellung gewisser Schranken, die der äußeren Wirksamkeit der Menschen in ihrem Wechselverkehre gesteckt sind und heilig gehalten werden sollen. Die Andacht setzt Vorstellungen von Gott, wie auch von unserm Verhältnisse zu ihm voraus. Und so haftet denn auch jedes der andern qualitativen Gefühle an seinem eignen Vorstellungskreise, der ihm eben seinen Charakter und Namen erteilt.

Die Untereinteilungen kann erst die Einzelbesprechung ins gehörige Licht setzen, und bewähren sich auch diese (denn die Obereinteilung ist wohl unanfechtbar), dann wäre der Glaubenssatz einzelner Psychologen, „die genauere Schematisierung der Gefühle sei ein bloßer frommer Wunsch“, hierdurch wesentlich erschüttert, zumal innerhalb der hier abgesteckten Grenzen sich noch mancherlei unterbringen, andres vielleicht noch zweckmäßiger anordnen ließe.

2. Gelegentlich mag hier noch einiger fremden Einteilungen Erwähnung geschehen. Die hie und da (z. B. bei Drobisch und Zimmermann) vorkommende Einteilung in objektive und subjektive Gefühle ist (weil genau genommen alle Gefühle subjektive Zustände sind [§ 1]) nicht sachgemäß, die in materielle und immaterielle dagegen insofern nicht formgerecht, als sie schiefen Nebenvorstellungen Raum gestattet und die Verwechslung von Empfindungen und Gefühlen im hohen Grade begünstigt. Überdies: sollen die immateriellen Gefühle etwa mit unsern höhern zusammenfallen, dann ist ihr Gebiet, wenn man sie (durch die Bezeichnung: „immaterielle oder intellektuelle“) als Wechselbegriffe der intellektuellen hinstellt, offenbar zu sehr verengt. Auch will die Unterordnung der Gefühle des Schönen und Häßlichen unter die Überschrift „intellektuelle Gefühle“ nicht recht passen.

Die anderweitig[1] beliebte Einteilung in vage und fixe Gefühle fällt ihrem Wesen nach mit unsrer (schon von Herbart angedeuteten, von Waitz besser durchgebildeten) Obereinteilung in formale und qualitative zusammen. Aber was dort zur näheren Begründung über die „vagen“ Gefühle bemerkt wird, erscheint nicht ganz statthaft. Das vage Gefühl wird daselbst nämlich als „völlig dunkel“ bezeichnet und in Parallele mit der Gemeinempfindung gestellt. Alle vagen (= formalen) Gefühle als „völlig dunkel“ zu erklären, dürfte jedoch gewagt und die Parallele mit der Gemeinempfindung allenfalls eher auf die Stimmungen als auf eigentliche Gefühle anwendbar sein. Nicht minder müssen wir die Äußerung beanstanden, daß bei den vagen Gefühlen ihre Unbestimmtheit „aus der ursprünglichen Schwäche der Vorstellungen“ oder „aus Mangel an apperzipierenden Massen“ hervorgehe, denn weder das eine noch das andre braucht vorhanden zu sein. Das vermag die nur ganz in Bausch und Bogen vorgenommene Zerlegung einiger dahingehörigen Gefühle darzutun.

---

[1] Volkmann, Grundriß der Psychologie. Halle 1856. Vierte Auflage von Cornelius. Cöthen 1894.

Erwartung, Hoffnung, Zweifel gehören ganz entschieden in die Klasse der formalen (also nach Volkmanns Benennung „vagen") Gefühle. Da aber Erwartung und Hoffnung das Gemütsleben in hohem Grade in Anspruch nehmen können, da vollends der Zweifel, zumal wenn er wichtige Interessen berührt und länger andauert, die Seele des Menschen förmlich zu zerklüften vermag, so darf man hier gewiß keine schwachen Vorstellungen vermuten. Und ebensowenig fehlt es dem mehr praktischen Zweifel Hamlets, sowie dem vorwiegend theoretischen (metaphysischen) Fausts an einer tieferen Unterlage, an apperzipierenden Vorstellungsmassen. Ebenso ist die begeisterte Siegeshoffnung Richmonds im letzten Aufzug Richards III. getragen von der Vorstellung seiner höhern Mission, vermöge deren er sich selbst als Feldherrn Gottes, als Werkzeug der sittlichen Weltordnung betrachten darf; sowie z. B. der Zweifel Othellos an der Treue Desdemonas, gerade durch dessen ideale Auffassung der Gattin und der Ehe überhaupt (weshalb, nebenbei gesagt, Shakespeare höchst sinnig jenem Verhältnisse die niedrige, flache Scheinehe Jagos und Emilias und das unbestimmte Verhältnis Cassios zu Bianca als Hintergrund gegenübergestellt hat), sich in seinen Folgen so verheerend äußert.

§ 4. Das Gefühl in seinen Grundformen als Lust und Unlust, Freude und Leid im weitern Sinne.

Diese beiden Pole des Gefühlslebens sind schon in unsrer Begriffsbestimmung angedeutet, die das Gefühl als das unmittelbare Innewerden der Hemmung oder Förderung unter den Vorstellungen und eben hierdurch zugleich als das Bewußtsein erhöhter oder verminderter, erweiterter oder verengter, beschleunigter oder verzögerter Lebenstätigkeit der Seele darstellt.

Lust also (oder Freude im weitern Sinne des Wortes) entsteht, wenn sich eine gegenseitige Förderung, eine Unterstützung unter den Vorstellungen bemerkbar macht. Es muß aber selbstverständlich ein Hindernis, eine teilweise Hemmung vorangehen, damit die Förderung als solche deutlich sei. Die Lust tritt in dem Augenblick hervor, wo die Vorstellungen, die zur gegenseitigen Vereinigung hinstrebten, aber daran durch irgend einen Gegensatz gehindert waren, nun durch eine mächtige Hilfe unterstützt, den Gegensatz überwinden und, sich ihren Höhepunkten nähernd, miteinander verschmelzen. Mithin wird ein

Lustgefühl immer dann zum Vorschein kommen, wenn ein Druck, der auf dem Seelenleben lastete, mit einem Male gehoben ist: also z. B. wenn wir nach langer vergeblicher Anstrengung uns an einen vergessenen, aber in dem Augenblicke gerade benötigten Zeitpunkt erinnern, einen verlegten oder verlorenen Gegenstand unvermutet wiederfinden, wenn ein Ereignis, das wir fürchteten, dennoch nicht eintrat, eine Arbeit, die anfänglich zu mißlingen drohte, bei erneuter Anstrengung endlich doch gelingt; wenn wir in das Wirre und Regellose Ordnung bringen, oder wenn uns nach früherer beengender Unklarheit plötzlich das Verständnis einer Sache aufgegangen ist; wenn wir aus einem Gewirr von Zweifeln endlich einen Ausweg, bei widersprechenden Begriffen endlich eine Unterscheidung, nach der die entgegengesetzten Aussagen nebeneinander bestehen können, gefunden haben u. dgl. m.

Unlust (oder Leid im weitern Sinne des Wortes) dagegen entspringt, wenn unter den im Bewußtsein zusammentreffenden Vorstellungen ein Grund zur Hemmung vorhanden ist, diese aber nicht ungehindert von statten geht, so daß sie eben als solche sich bemerklich macht. Hier besteht das Hindernis zumeist in unzeitigen, unwillkommenen Hilfen für die zu hemmenden Vorstellungen.

Ein Unlustgefühl wird also immer dann auftauchen, wenn z. B. nach vorhergegangener Lagerung sich gegenseitig bekämpfender Vorstellungen eine Reproduktionshilfe eintritt, die den Kampf unter den Vorstellungen von neuem anfacht (Wirkung des Gesangs von Demodokos auf Odysseus; Didos Bitte an Äneas). — Das gleiche geschieht, wenn man an etwas, was man sich gern aus dem Sinn schlagen möchte (sei es durch ungeschickte Fragen oder unzeitige Beileidsbezeigung), immer wieder erinnert wird; wenn der früher klare Gedankengang sich zu verwirren beginnt oder der früher ungewöhnlich rege Strom der Vorstellungen mit einem Male ins Stocken gerät; wenn wir einen im selben Augenblick benötigten Gegenstand vermissen, die gewohnte Ordnung gestört, eine feststehende Regel verletzt finden; wenn kurz vorher als völlig überwunden erachteten Zweifeln und Bedenken unerwartet neue folgen, die gewonnene Überzeugung durch Einwendungen andrer erschüttert wird; wenn eine Arbeit, die wir schon abgetan glaubten, von neuem begonnen werden muß, und so fort.

In allen früher angegebenen Fällen regt sich Lust einfach deshalb, weil sich durchweg ein Zuwachs an Kraft oder Fülle der Vorstellungen herausstellte und der früher aufgehaltene Strom in einen regeren Lauf geriet. — In den zuletzt angeführten Fällen hingegen war Unlust begründet, weil hier allemal das Bewußtsein an Klarheit und Kraft oder an Fülle Einbuße erlitt, oder endlich der Gedankenlauf ungewöhnlich verzögert wurde.

Der tiefere Grund, weshalb die Förderung der Vorstellungen Lust, ihre Hemmung Unlust erzeugt, ist im innersten Wesen der Seele selbst zu suchen. Das wahrhafte Sein der Seele ist ihr Bewußtsein. Wir können sie nicht anders denn als vorstellende Substanz denken. Ihr Vorstellen ist eben ihr Leben und ihre Lebensbürgschaft[1]. Dieses Leben ist daher stärker, voller, regsamer, wenn starke, viele und bewegtere Vorstellungen da sind; es scheint aber in sich zusammenzusinken, wenn schwache, wenige, langsam dahinschleichende Vorstellungen am geistigen Gesichtskreise vorüberziehen.

Deshalb also gewährt alles, was eine augenblickliche Steigerung und Erweiterung des Bewußtseins, sowie (bis zu einem gewissen Grade) eine Beschleunigung des Gedankenlaufs verursacht, Lust; Verminderung der Stärke des Vorstellens, Verengung des geistigen Gesichtskreises, endlich unnatürliche Verlangsamung des Gedankenlaufs wecken dagegen Unlust.

Diese theoretischen Erklärungen mögen nun zwei klassische Beispiele belegen und näher erläutern. — Es war ein wahrer Meisterzug Shakespeares, wenn er in Hamlets Seele gerade in dem Augenblick, da dieser zu der entsetzlichen Gewißheit von seines Oheims Blutschuld gelangt, in die überdies seine eigne Mutter mit verwickelt ist, nichtsdestoweniger einen Anflug von Lust sich regen läßt. Das künden gleich die ersten, nach dem verhängnisvollen Schauspiel zu Horatio gesprochenen Worte („der Gesunde hüpft und lacht ..."),

---

[1] Wir erinnern hier an die tiefsinnigen Sätze, die Herbart in seiner Beurteilung der Schellingschen Jugendschrift „Von dem Ich oder dem Unbedingten im menschlichen Wissen" ausgesprochen hat. Sie lassen sich hier mit geringen Abänderungen anwenden. Dort heißt es:

„Absolutes Sein ist absolute Ruhe und Stille; es ist das feierliche Schweigen über der Spiegelfläche des völlig ruhenden Meeres. Niemand darf es wagen, diesen Spiegel nur durch die kleinsten Kreise zu trüben.

Gerade umgekehrt ist das Ich ein ewig aus sich heraus und in sich zurückarbeitender Sprudel. Ruhe wäre der Tod des Ich; Tätigkeit ist sein einziges Sein."

das humoristische Selbstlob, das Rufen nach Musik und die muntere Stimmung, in der er die beiden Höflinge und Polonius foppt. Dieser Lustanflug ist schon dadurch vollkommen begründet, daß die, obgleich gräßliche Erfahrung, die er eben gewonnen, für ihn zugleich anderseits eine Erlösung von schwerem Drucke ist, der lange auf seiner Seele lastete, indem er so mit einem Male aller peinlichen Zweifel entledigt ist, die ihn bis zum Selbstmord stachelten, und daß er endlich in die Lage gekommen, einen festen Entschluß fassen zu können. Dazu kommt aber noch nebenbei die Lust, die durch jede gelingende Tätigkeit, jeden glücklichen Einfall zu rechter Zeit in uns erzeugt wird, die Freude darüber, die Anwesenheit der Schauspieler so großartig ausgebeutet, den Stimmhammer mit so sicherer Hand an des Königs Herz gelegt zu haben.

Gleichfalls ein glücklicher Griff ist es, wenn Lenau seinen Faust, der zuvor in einem nächtlichen Ritt durch die in Lenzespracht prangenden Wälder Erholung und Zerstreuung gesucht, über des treuherzigen Schmieds unermüdliches Anpreisen des eignen häuslichen Glücks in tiefe Verstimmung versinken läßt, die sich endlich im aufbrausenden Affekt Luft macht. Natürlich, der schlichte Handwerksmann hat, ohne es zu wissen, die eben erst eingelullten bösen Geister in der Seele seines Gastes wachgerufen, durch seine Rede eine der wesentlichsten Lücken seines Lebens vollends bloßgelegt, ihm recht einschneidend zum Bewußtsein gebracht, daß er, der „Fremdling", der „Unbehauste", auf dem weiten Erdenrund keine Seele sein nennen darf!

§ 5. Die sogenannten gemischten Gefühle.

Ein sogenanntes gemischtes Gefühl ist keineswegs ein Gefühl, das sozusagen zwei Pole hätte, d. h. die entgegengesetzten Pole, Lust und Leid, in sich begriffe, sondern es handelt sich in solchen Fällen um Gefühlsoszillationen, Gefühlswechsel oder, wenn man will, um Gefühlsgegensätze, die in einer für uns unmeßbaren Zeit, also so schnell vor sich gehen, daß das Aufeinanderfolgende daran den Schein der Gleichzeitigkeit gewinnt. Es paßt auf sie ein schon von der altindischen Philosophie gebrauchtes Bild: wie nämlich die rasch geschwungene, feurige Kohle sich als Feuerkreis darstellt, der, obwohl aus einzelnen flammenden Punkten bestehend, doch eine geschlossene krumme

Linie bildet, so fallen hier mehrere Gefühle, die in Wahrheit jedes für sich bestehen, scheinbar bloß deshalb zusammen, weil die sie auseinanderhaltende, unendlich kleine Zeit nicht weiter unterscheidbar ist. Dergleichen unendlich rasche Gefühlsfolgen sind aus der ungemeinen Flüssigkeit des Vorstellungslaufes, insbesondere aus der ungeheueren Beweglichkeit der Reproduktionen erklärlich. Diese selbst aber ist begründet in der gewebeartigen Verbindung der Vorstellungsreihen, vermöge derer Hauptreihen nach allen Richtungen wieder mit Seitenreihen zusammenhängen und auf solche Weise die vielfachsten Gedankenübergänge ermöglichen. Dieses innere Getriebe hat der Dichterheros Goethe in seinem Faust höchst sinnig und wahr gekennzeichnet in den Worten:

„Zwar ist's mit der Gedankenfabrik
Wie mit einem Webermeisterstück,
Wo ein Tritt tausend Fäden regt,
Die Schifflein herüber, hinüber schießen,
Die Fäden ungesehen fließen,
Ein Schlag tausend Verbindungen schlägt."

Eben wegen der unabsehbar mannigfaltigen Verbindungen und Verflechtungen unter den Vorstellungen und wegen der hierin begründeten ungeheueren Beweglichkeit der Reproduktionen ist es denn auch weiter möglich, daß sich in ungemein rascher Folge verschiedenartige Vorstellungsmassen gegenseitig ablösen, und daß auf solche Weise der Wechsel im Vorstellungslaufe auch einen Wechsel im Gefühlsleben zur Folge hat.

Nicht minder als das Gewebe der Vorstellungen kann ferner die Apperzeption hier einen Anhaltspunkt darbieten. Unter Apperzeption versteht man die eigentümliche Aneignung und Verarbeitung neuerer, erst in der Bildung begriffener Vorstellungsgruppen und -reihen durch ältere, innerlich gefestigte und in vielfachen Verbindungen stehende Vorstellungsmassen. Hier zeigt sich das interessante Schauspiel, daß diese Aneignung bisweilen (wie das Herbart in seiner Psychologie als Wissenschaft[1] dargetan hat) in Stufen oder Steigerungen fortschreitet, so daß die aneignende Vorstellung nun selbst wieder von einer noch höheren und stärkeren aufgefangen, angeeignet, umgewandelt wird. Diese Erscheinung lehrt uns nun so viel, daß Vor-

[1] II. Teil, Kap. V.

stellungen gleichsam in verschiedenen Schichten durch das Bewußtsein ziehen und miteinander in Wechselwirkung treten können. Ist das aber der Fall, dann können wechselweise immer andre und wieder andre Grundbestandteile verschiedener Vorstellungsmassen sich auf dem Schauplatze des Bewußtseins begegnen, und wie sich dann die Verbindungen und Wechselwirkungen unter den Vorstellungen rasch verschieben, so stellen sich notwendig ebenso rasch die Gefühlswechsel ein. Welchen Ton dann das Gefühl annimmt, ob Lust oder Leid augenblicklich die Oberhand gewinnt, das hängt davon ab, welche Grundbestandteile der zusammentreffenden Vorstellungsmassen gerade vorwiegen.

Zur nähern Beleuchtung des eben Erörterten mag hier auf die wunderschöne Stelle aus der Ilias (VI. Gesang), die den Abschied Hektors von Andromache behandelt, namentlich auf das unvergleichliche „Lächeln mit weinenden Augen“ hingewiesen werden. Das ist ein ganz bezeichnender Fall, der uns den Gefühlsgegensatz versinnlicht. In Andromaches Seele drängen sich in jener Lage ganz entgegengesetzte Vorstellungsmassen; daher das fast gleichzeitige Zusammentreffen entgegengesetzter Gefühle. Das befriedigte Lächeln wurzelt einmal schon in der Vorstellung ihres ehelichen Glückes überhaupt, in dem sie mit edlem Stolze erfüllenden Gedanken, sich Gattin eines solchen Mannes nennen zu dürfen; es ist aber noch ganz besonders in diesem Augenblick hervorgerufen durch die zärtliche Sorge des Gatten, der aus der tobenden Feldschlacht eigens heimgeeilt ist, sie zu sehen; auch mit veranlaßt durch den über Astyanax gesprochenen Vatersegen, der der liebenden Gattin und Mutter gleich wohl tut; aber im Hintergrunde lauert der Gedanke an den schnellfüßigen Achilleus, der vielleicht noch heute ihren Gatten töten und sie, jetzt eine der ersten in Troja, damit zu dem entsetzlichen Lose verurteilen kann, Sklavin irgend einer stolzen Griechin zu werden! Das ist's, was ihr die Tränen ins Auge lockt.

Ein Gefühlsgegensatz regt sich auch in Faust beim Erscheinen des Erdgeistes. Das Überwältigende der Erscheinung läßt ihn in seinen Seelentiefen erschauern, und dennoch möchte er die geschwundene zurückbannen, auf daß sie ihm die Geheimnisse der Geisterwelt erschließe.

Eine reiche Quelle solcher Gefühlswechsel liegt überhaupt in der Reproduktion entgegengesetzter Vorstellungen, weil sie sich, rasch abwechselnd, gegenseitig ins Steigen und Sinken versetzen. So kann z. B. eine Travestie (die ja eben auf jenes Reproduktionsgesetz sich stützt) Mischgefühle erzeugen. Wir freuen uns, wenn sie gelungen ist, des Witzes, der sich darin kündet; doch aber, wenn ihr ein klassisches, uns wert und teuer gewordenes Werk zu Grunde liegt, ist unsere Pietät verletzt, und es verstimmt uns anderseits, so Hohes ins Gemeine herabgezogen zu sehen. — Ein derartiges Doppelgefühl ist auch in dem Kinde rege, das, in stürmischer Winternacht der Erzählung abenteuerlicher Märchen und Sagen von Räubern, Riesen und Unholden lauschend, vor Furcht zusammengekauert dasitzt, aber doch unersättlich im Zuhören und ungeduldig darüber ist, wenn abgebrochen wird. — Überhaupt darf man behaupten, alles Romantische erzeuge derartige Mischgefühle. Es unterbricht zwar den gleichförmigen Gang des seelischen Mechanismus, indem es uns in der gemeinen Wirklichkeit ganz regelwidrige Verhältnisse zeigt, uns in eine ganz neue Welt einführt, und reizt und erfreut dadurch; aber eben weil diese Welt nicht unsre Welt ist, hat es immer zugleich eine unheimliche Wirkung. — Auch in der Liebe, der noch unentdeckten, unausgesprochenen, die ebensosehr hofft wie zagt, liegen derlei Gefühlswechsel begründet, wie das Goethe mit der ihm eigentümlichen Kürze und Sinnigkeit des Ausdrucks in seinem Klärchenliede im Egmont angedeutet hat.

§ 6. Die Gemütszustände als wesentlich mitbedingt durch die ursprüngliche Einrichtung und die Veränderungen des Leibes.

Wie innig das Gemütsleben mit der Verfassung und Entwicklung des Körpers zusammenhängt, zeigt der Umstand, daß leibliche Gesundheit oder Krankheit, Alter, Geschlecht, Nahrungsweise, Witterungseinflüsse, Tages- und Jahreszeit, ja selbst die Lage des Körpers (also sämtlich Verhältnisse, die unmittelbar die Leiblichkeit betreffen) mehr oder minder auch auf das Gemütsleben ihren Einfluß üben.

Stellen wir zunächst dem Gemütsleben nach den gesunden und den kranken Menschen einander gegenüber: welcher Unterschied tritt uns da entgegen! Die körperliche Gesundheit wird in der Regel eine Steigerung der Lustgefühle ermöglichen, dagegen die Unlustgefühle mildern; Krankheit jedoch wird die umgekehrte Wirkung üben: die Unlustgefühle werden vorherrschen, die Lustgefühle nur sehr gedämpft auftreten und sich überhaupt nur auf besondere Veranlassung geltend machen können. Außerdem üben verschiedene Krankheitsformen ihren eigentümlichen Rückschlag auf das Seelenleben; Milz- und Leberkranke z. B. sind mehr zu Gemütsbewegungen der Aufregung, Schwindsüchtige mehr zu solchen der Niedergeschlagenheit geneigt. Dieser Einfluß der Krankheit oder Gesundheit auf das Gemütsleben ist übrigens ein sehr vermittelter. Beide setzen zunächst einen wesentlich verschiedenen Verlauf des körperlichen Lebens (der Ernährung, des Blutumlaufs, der Atmung) voraus. Alle derartigen Verrichtungswechsel müssen notwendig auch Veränderungen in den Ernährungs- und Verrichtungsverhältnissen der Nerven (zunächst der Eingeweidenerven, dann vermittels der Verbindungsfasern auch der Nerven in der Gehirn-Rückenmarksachse) hervorrufen und vermöge dieser weiter auch eine abgeänderte Verfassung des Gehirns bedingen. Da nun aber alle Gehirnzustände von entsprechenden Seelenzuständen (und umgekehrt) begleitet sind, so muß diese ganze Reihe körperlicher Veränderungen zugleich wesentlich den Vorstellungslauf abändern, womit ganz natürlich (da Gefühle eben auf Vorstellungen beruhen) auch Veränderungen in der Gemütslage sich einstellen müssen. Wesentlich bleibt bei diesem ganzen Vorgange der Umstand, in welche Verfassung durch den Krankheitsverlauf die Zentralorgane versetzt wurden: ob sie hierdurch eine entsprechende Herabstimmung oder Steigerung erfuhren, in den Zustand der Abspannung oder der Überempfindlichkeit versetzt wurden. Diesen Gegenstand schildert Lotze[1] folgendermaßen: „Ganz gewöhnlich begleitet katarrhalische, gastrische Zustände, die meisten Folgen der Erkältung, jene apathische Stimmung, in welcher auch die angenehmsten und unterhaltendsten Abwechslungen der Eindrücke doch das Gefühl der Langeweile nicht verbannen." — „Umgekehrt sehen wir bei anderen Krankheiten, namentlich in Vorläuferstadien, in denen dem Bewußtsein verborgene Störungen die Zentralorgane treffen, jene übermäßige Reizbarkeit des Gemüts auftreten, die jede geringfügige Wahrnehmung mit hastigem Interesse betrachtet, eine Menge von Erinnerungen, Erwartungen, Befürchtungen eilfertig an sie anknüpft und veränderlich von leicht erregten Tränen zum Gelächter überspringt, ein Bild innern Unvermögens zu stetiger Fassung, analog der Zerstreuung, welche der ungemessene Wechsel der äußern Wahrnehmungen auch der gesunden Seele verursachte."

[1] Medizinische Psychologie. S. 516 u. 517.

Was das Lebensalter betrifft, so sind in dieser Beziehung die Naivität der Kinderzeit, der ideale Zug, der Hang zu träumerischer Schwermut, das rasche Umschlagen des Tons im Gefühlsleben des Jünglings ebenso wie die größere Beständigkeit der Gefühlskreise im Mannesalter bekannte Tatsachen. Hingegen pflegt sich bei dem Greise mehr Gleichgültigkeit den Vorkommnissen der Gegenwart gegenüber kund zu geben, indes sich sein Gemüt gerne in die Leiden und Freuden längst verschwundener Tage zurückversetzt oder in erhöhten Stimmungen, zumal je näher er an der Schwelle der Ewigkeit steht, sich vorahnend in die Zukunft vertieft. (Solchen halb vom Morgenrot des Jenseits schon angeleuchteten Greisen schreiben die Dichter auch gerne einen prophetischen Blick zu; so Sophokles seinem Teiresias, Schiller dem Attinghausen, Shakespeare dem alten Gaunt.)

Nicht minder hat bei jedem der beiden Geschlechter das Gefühlsleben seine besondre Färbung und seine besondre Schattierung. Wie überhaupt das Nervensystem (besonders das sympathische) bei den Frauen reizbar ist, so daß sie schon innerhalb des Empfindungsgebiets empfänglicher sind als der Mann, so ist auch das Gefühlsleben bei ihnen ausgebildeter und überwiegt im allgemeinen die Erkenntnis. Das Gefühlsleben gebildeter Frauen zeichnet sich durch eine besondre Sinnigkeit und Innigkeit aus, und nicht selten sind sie im stande, geheimnisvolle Beziehungen im Natur- und Seelenleben richtiger und feiner zu erfühlen („magnetisch abzufühlen“, wie sich C. G. Carus in seiner „Psyche“ ausdrückt), als der Mann es vermittels des prüfenden Verstandes vermag. Dabei geht aber zugleich ihr Seelenleben weit mehr im Gefühl auf, als das des Mannes. Deshalb bildet auch die Liebe den Mittelpunkt ihres ganzen Lebens, ihr Glück darin ist ihr einziges und höchstes; nicht so beim Manne, dessen ganzes Leben diese allein nicht auszufüllen vermag. Unglückliche Liebe dagegen kann das ganze Dasein der Frau veröden und trüben, sie wohl auch in Laster und Wahnsinn stürzen, während der Mann in Kunst, Wissenschaft oder sozialem Wirken hinlänglich Ersatz zu finden vermag. Überhaupt schwingen im weiblichen Gemüte Lust und Leid länger nach als im Manne und beherrschen weit mehr ihr Streben. Wie dem Manne sein vorgezeichneter Lebensplan, so dient den Frauen ihr herrschendes Gefühl häufig als Wegweiser. Wie die Gemeinempfindung bei ihnen sehr mächtig ist, so sind sie auch mehr als der Mann der Gewalt halbbewußter Stimmungen anheimgegeben, die sie selbst nicht näher begründen können, und werden schon zum Teil deshalb das „schwache Geschlecht" genannt. Ihre Affekte endlich sind wohl weniger heftig als die des Mannes, nagen aber weit mehr am Lebensmarke.

Auch die Temperamente zeichnen in das Gemütsleben des Menschen ihre unverkennbaren Spuren. Sanguiniker und Melancholiker unterscheiden sich augenfällig durch den Grundton ihrer Gefühle; bei ersteren herrscht die heitere, bei letzteren die trübe Stimmung vor. Choleriker und Phlegmatiker dagegen kennzeichnen sich nicht so sehr durch den Grundton, als vielmehr durch den Höhen- und Breitengrad ihrer Gefühlswelt, indem jene weit tiefer und von unendlich mehr Lebensbeziehungen gemütlich ergriffen werden als diese. — Der letzte Grund liegt auch hier in der eingewurzelten Verfassung des Nervensystems und namentlich seiner Zentralorgane, indem es überhaupt die Vermittlerrolle zwischen der Seele und den übrigen leiblichen Gebieten spielt und, je nach Bau und Lebenstätigkeit, auf das seelische Leben in vielfach verschiedener Weise zurückzuwirken vermag, als Dämpfer oder als Fortepedal, als Hemmschuh oder als Schwungrad.

Eben wegen ihres Einflusses auf die Nerven und hierdurch weiter auf den Vorstellungslauf äußert selbst die leibliche Ernährung ihre Wirkung auf das Gemütsleben, und sowohl Mangel daran wie tierische Übersättigung stumpfen das Gefühl gleich sehr ab. Aus Herders „Stimmen der Völker" kann man die Eintönigkeit des Gefühlslebens bei solchen Stämmen, die mit der stiefmütterlichen Natur fortwährend um ihr Dasein zu ringen genötigt sind, leicht heraushören; ebensowenig aber wird man bei dem gefräßigen Buschmann, ja auch bei dem von der Kultur nur äußerlich berührten Tafelfreunde und Schlemmer feines und tiefes Gefühl zu suchen haben; denn, wie es bei Shakespeare heißt, „je feister die Rippen, um desto mehr bankrott die Geister." — Anderseits jedoch ist auch die Anregung nicht zu übersehen, die der mäßige Genuß leicht reizender und erfrischender Nahrungsmittel durch Vermittlung der Nerven unserm Gedankenlaufe und hiermit zugleich dem Gefühlsleben erteilt. Wegen dieser geistig-gemütlichen Wirkung war selbst der ernste, sittenstrenge Kant den Tafelfreuden hold, und in der Tat, wie manches schlummernde Gefühl haben schon die Reben, „die Sorgenbrecher", entbunden, wie manchen Groll versöhnt, wie manche Freundschaft gefestigt! Wir sind nun einmal Amphibien, die halb in der Sinnen-, halb in der Geisteswelt leben. — Aber jeder Übergenuß in dieser Hinsicht plattet das Gefühl ab und schärft nur den Affekt. Der Rausch kann sogar das Temperament zeitweilig stören und aus dem gemütlichen, harmlosen Sanguiniker (wie Cassio im „Othello" zeigt) einen Polterer und Raufbold machen.

Wer einigermaßen empfindlicher Natur ist, wird an sich vielfach den Einfluß der Witterung erfahren haben. Wie ganz anders ist dem Menschen zu Mute, wenn der klare blaue Himmel lachend und friedlich über der Erde ruht, als wenn dichter Nebel uns umlagert oder dunkle Wolken schwer herabhängen und der Regen in Strömen herniedergießt. Dort umspielen heitere Gefühle das Herz; hier breitet sich auch über das Gemüt ein dunkler Schatten, und nicht bloß unsere Gedanken schleichen langsamer einher, auch die Gefühle sind matter und dumpfer.

Was die Jahreszeit betrifft, wem wäre nicht aus seinem eigenen Leben die anregende, belebende Wirkung des Lenzes, des „Hoffnungsbringers" bekannt? Die Dichter verlegen deshalb ihre schönsten Liebesepisoden in den reizenden Maimond. Wie anders dagegen ist das Gemüt im Herbste gestimmt bei einem Gang durch den sich abfärbenden Wald, da die vergilbten Blätter an die Endlichkeit mahnen und die ganze Natur allmählich abstirbt! Nicht Hoffnung wie im Lenz, sondern stille Wehmut, dunkle Sehnsucht wie nach einem verlorenen Paradiese, klingt da gewöhnlich, ob auch noch so leise, im Innern an.

Ähnlich wie Lenz und Herbst wirken auf das Gemüt auch Morgen und Abend. Der Morgen, schon deshalb, weil er vom Schlummer erfrischte Nerven findet, stimmt immer heiterer als der Abend, da „die Sonne rückt und weicht", um anderswo „neues Leben" zu fördern; und die schönen elegischen Worte, die Goethe seinem Faust bei dem Abendspaziergange mit Wagner in den Mund legt, finden gewiß in jedem sinnigen Leser ihren Widerhall.

Wie endlich sogar die jeweilige Lage des Körpers nicht ohne Rückwirkung auf die augenblickliche Gemütsverfassung bleibt, hat Lotze[1] sehr treffend in folgenden Worten angedeutet: „Wir haben andre Gedanken und Bestrebungen" — mithin auch

[1] Medizinische Psychologie S. 518.

zum Teil andre Gefühle — „wenn wir liegen, andere, wenn wir stehen; eine erzwungene, zusammengedrängte Körperstellung dämpft unsern Mut; bequem und nachlässig gelagert vermögen wir schwerlich andächtig zu sein, und aller Zorn beruhigt sich durch die Ruhe des Körpers; die Hand, die die Runzeln der Stirne glättet, beschwichtigt auch den Verdruß, der sich durch sie aussprach."

§ 7. Die Beziehungen des Gefühls zu den übrigen Seelentätigkeiten.

Hier kommen zunächst die Beziehungen des Gefühls zu Empfindungen in Betracht. Sie äußern sich darin, daß Empfindungen Gefühle hervorrufen, aber auch hemmen und abändern, und ebenso umgekehrt. Daß Empfindungen, und zwar solche im engern Sinne wie auch Sinnesempfindungen, Gefühle erzeugen können, zeigt die Erfahrung in unzähligen Fällen. Sonnenblicke nach trüben Tagen, ein Blick auf die grünende, blühende Landschaft, der schmetternde Lerchenchor, die milde, duftige Frühlingsluft u. dgl. vermögen das Gemüt wunderbar aufzuheitern, wogegen heftige Schmerzempfindungen und trübe, widrige Sinneseindrücke unser Gemüt merklich verdüstern und verstimmen. Daß Empfindungen Gefühle zu erzeugen imstande sind, ist aus doppeltem Gesichtspunkte erklärlich. Einmal folgt das schon aus der auf Gegenseitigkeit beruhenden Verbindung, die zwischen der Seele und dem Leibe besteht und vermöge deren notwendig körperliche Hemmungen und Begünstigungen sich mittelbar zu geistigen, aber auch umgekehrt geistige sich mittelbar zu körperlichen gestalten. Sodann ist dies auch daraus begreiflich, daß eine einzige einigermaßen lebhafte Empfindung (gleichviel, ob Körper- oder Sinnesempfindung) vermöge vielfacher Assoziationen, in denen sie etwa zu anderweitigen Vorstellungen steht, unserm Gedankenlaufe eine völlig veränderte Richtung zu erteilen vermag, was dann natürlich auch eine entsprechende Veränderung der Gemütslage zur Folge hat. Man denke z. B. an den Hypochonder: eine leichte Schmerzempfindung reicht hin, ihn zu verstimmen und tausenderlei Besorgnisse in ihm wachzurufen.

Umgekehrt können auch Gefühle wieder Empfindungen

erzeugen, und zwar (wie oben angedeutet) deshalb, weil alle seelische Tätigkeit, sie mag heißen, wie sie will, mithin auch das Gefühl, stets mehr oder weniger die Nervenzentren in Anspruch nimmt, die sofort den von der Seele empfangenen Antrieb auf die gewöhnlichen Erregungsstellen der Empfindung übertragen, von wo diese Reizwirkung wieder rückwärts zum Herde der Wahrnehmung, dem Gehirn, geleitet, alsdann eine wirkliche Empfindung oder deren Scheinbild erzeugen kann, wie wenn z. B. das von Gewissensbissen gefolterte Gemüt dem Mörder die Gestalt seines unglücklichen Opfers so lebendig vor die Sinne führt, daß er sich davor entsetzt. (Macbeth beim Königsmahle, die vermeintlichen Blutspuren an der Hand der Lady, Richard's III. Gesichtsbilder vor der Schlacht.)

Daß sich die Gefühle im Leibe mannigfach abspiegeln, ist schon aus dem gewöhnlichen Leben bekannt. Man sehe nur ein Kind an, das von einer Freude lebhaft ergriffen ist: es klatscht in die Hände, springt in die Höhe, stampft den Boden, drückt den lieben Gegenstand an die Brust, ja es zittert sogar bisweilen vor Freude, zumal wenn sich Überraschung mit dieser vereint. — Bei Trauer und Scham senkt sich das Haupt; im Zweifel irrt der Blick unstät umher; in der Furcht und Erwartung ist er meist geradeaus fest auf einen Punkt gerichtet, und die Begeisterung kehrt das Auge nach oben. Eben diese unwillkürlichen Reflexe (die das Kind und den Wilden überwältigen, die die Kultur aber bemeistern lehrt) haben dann ganz natürlich wieder mancherlei Empfindungen, namentlich Muskelempfindungen zur Folge.

So spielen fortwährend geistige und leibliche Vorgänge ineinander über. Der Ton der Empfindung klingt an den des entsprechenden Gefühls an und findet darin gewissermaßen seine Antwort; das Gefühl findet in der entsprechenden Empfindung seinen Widerhall.

Gefühle hängen auch innig mit Reproduktionen, und zwar mit unveränderten oder Gedächtnistätigkeiten, sowie mit veränderten oder Phantasietätigkeiten zusammen. Inhalt, Stärke, Fülle und Rhythmus der Reproduktionen bestimmen auch jene der Gefühle. Gewisse Vorstellungen sind die Leiter bestimmter Gefühle, so daß die Erinnerung an erstere auch das betreffende Gefühl erweckt, und da in jedem Menschen sich eine andere Verflechtung der Vorstellungen findet, hat jeder seine eigenen, besonderen Sammelpunkte von Gefühlen. Die sogenannten Assoziationsgesetze der Ähnlichkeit, des Gegensatzes, der Gleichzeitigkeit und der Reihenfolge, sie alle können vielfach aus der Seelentiefe Gefühle hervortreiben. Die Lust an einem geistreichen bildlichen Ausdrucke, der uns alte, geläufige Vorstellungen nach überraschend zutreffenden Ähnlichkeiten in neuer Verbindung zuführt, das prickelnde Ergötzen an einer gelungenen Parodie, das dem überraschenden Zusammenstoß von Gegensätzen entstammt, die sich nach kurzem Schwanken endlich ins Gleichgewicht setzen und teilweise verschmelzen, die Macht der Zeichen, Liebespfänder, Andenken, die elektrische, Nerv und Muskel durchzuckende Wirkung, die scharf hervortretende Rhythmen auf den Ablauf der Vorstellungsreihen und damit auf das Gemütsleben ausüben, sind Belege hierfür.

Eine überaus ergiebige Quelle der Gefühle ist insbesondre die Phantasie. Indem sie nämlich an einzelne Gegenstände eine Menge von Nebenvorstellungen anreiht, macht sie diese Dinge zu Trägern und Sinnbildern gewisser Gemütsstimmungen. So wirkt ein einfaches Kreuz oder Gedenkbild mitten in düsterer Waldeinsamkeit als Sinnbild des Allgegenwärtigen, und indem wir daran vorübergehen, wird jeder leichtfertige Gedanke zurückgedrängt; unwillkürlich verlangsamen sich unsre Schritte, und eine ernstere, feierliche Stimmung bemächtigt sich unser; denn Erinnerungen ernster Art sind es, die jenes Sinnbild in uns erweckt; Erinnerungen, die bis in das Dämmerlicht früher Jugendzeit zurückreichen, da die Ahnung eines Heiligen, Ewigen zum ersten Mal an uns herantrat. — Erinnerungen ähnlicher Art waren es, die, angeregt durch „Glockenklang und Chorgesang", den eben verzweifelnden Faust weicher stimmten und ihm die verhängnisvolle Phiole vom Munde hinwegzogen. Ähnlich haben auch die Gewalt des Sinnbilds über das Gemüt Öhlenschläger in seinem „Correggio", Calderon in seiner „Andacht zum Kreuz" zu interessanten dramatischen Gestaltungen benutzt. — Bekannt ist ferner, mit welch dichterischem Zauber die Phantasie uns die ferne Heimat und die längst dahingeschwundene Jugendzeit ausmalt; bekannt, wie sie uns in der Nacherinnerung die Persönlichkeit der Dahingegangenen viel verklärter darstellt und dadurch Wehmut, Liebe, Sehnsucht weckt und steigert. Sie ist's, die auch dem Leblosen Leben verleiht und es eben hierdurch zum Gegenstande unserer Teilnahme macht.

Menschen mit lahmer Phantasie sind darum auch inniger, lange nachklingender Gefühle bar.

Überhaupt kommt es immer darauf an, wie viel und welche Reproduktionen ein Gegenstand unserm Innern entlockt; danach bestimmt sich dann, was für Gefühle er hervorruft, und ob diese innig und nachhaltig, oder nur obenhin streifend und flüchtig sind. Aus diesem Grunde kann denn ein und derselbe Gegenstand bei verschiedenen Personen höchst verschiedene Reproduktionen und deshalb ganz entgegengesetzte Gefühle erzeugen. So wird z. B. die Vorstellung eines ausbrechenden Kriegs den Soldaten freudig erregen, denn sie führt vor seine Seele die Bilder eines reich bewegten Lebens, Aussichten auf Ruhm, Rangerhöhung, vielleicht auch Beute und weniger strenge Mannszucht usw. — Ganz anders wirkt dieselbe Vorstellung auf den friedlichen, an der Scholle haftenden Landmann, der schon im Geiste seine Saaten von feindlichen Rossen zerstampft sieht, an die Lasten der Einquartierung, an Kriegssteuern, Brandschatzungen und Plündern denkt.

Nicht minder aber unterstützen die Gefühle auch wieder das Gedächtnis und versetzen die Phantasie in ein regeres Spiel. Personen, Tatsachen, Örtlichkeiten, an die sich Lust- oder Schmerzgefühle knüpfen, prägen sich den Gedenktafeln des Gedächtnisses viel schärfer und tiefer ein als solche, die uns gleichgültig ließen; denn diese Gefühle versetzen die Zentralorgane in lebhaftere Tätigkeit und Mitleidenschaft, und demzufolge werden jene Gegenstände dann schärfer ins Auge gefaßt. — Was dann die Phantasie betrifft, so ist es bekannt, daß dem Künstler das Schaffen um so besser gelingt, je begeisterter er ans Werk geht; wo dagegen die rechte Stimmung fehlt (wie z. B. bei bestellten Gelegenheitsgedichten), kommt nur Mittelmäßiges zustande. Die Begeisterung dient eben durch die steigernde Wirkung, die sie aufs Nervensystem übt, als Gedankenentbinderin.

Wenn die Beziehungen des Gefühls zur Denktätigkeit zu besprechen sind, muß vor allem eines alten Vorurteils gedacht werden, das, einen Widerstreit zwischen Verstand und Gefühl voraussetzend, kühn behauptet: Wo viel Verstand, da ist wenig Herz, und umgekehrt. Wohl bildet der Verstand seine Begriffe lediglich nach inneren, wesentlichen Inhaltsbeziehungen unter den Vorstellungen, während das Gefühl gar häufig nur aus zufälligen, mehr äußerlichen Assoziationen entspringt; wohl fehlt es dem Gefühl an jener Klarheit und Schärfe, die gerade den eigenartigen Vorzug des Denkens bildet; wohl wird, so lange das abstrakte Denken tätig ist, das Gefühl nicht aufkommen, so lange lebhafte Gefühle auf- und abwogen, kein scharfes Denken gelingen können; wohl wird (wie dies Goethe so nett in dem bekannten Gedichtchen „Die Freude" sagt) durch das trockene Zergliedern das eben vorhandene Gefühl aufgelöst, zerstört: nichtsdestoweniger aber vertragen sich scharfes, richtiges Denken und tiefes Gefühl sehr wohl in derselben Seele, wenn auch nicht nebeneinander, so doch einander ablösend. Ja, es läßt sich sogar behaupten, daß nur edle, feinfühlende Menschen, wie in Kunst und Wissenschaft, so im sozialen Leben etwas von dauerndem Werte zu leisten vermögen. — Jener nur sehr relative Widerstreit trifft überdies nur eine Gruppe von Gefühlen, nämlich die formalen; denn indem das Denken die Bewegungen der Vorstellungen hemmt, alte, unzukömmliche Verbindungen auflöst, neue, angemessenere anknüpft, leidet hierunter eben das, was hier das Gefühl ausmacht, d. i. die gegenseitige Spannung und Begünstigung der Vorstellungen. Hört aber diese auf, dann hört auch das Gefühl auf; wird sie abgeändert, so wird auch das Gefühl abgeändert. Keineswegs jedoch ist das Denken jenen Gefühlen, die an der Qualität des Vorgestellten haften, und zwar jener Gruppe, die wir als die höheren oder ideellen bezeichnen, feindlich, sondern sogar ersprießlich. Das Wahre, Gute, Schöne, Göttliche kann ebenso gut im ganzen durchs Gefühl, wie im einzelnen in klarer, begrifflicher Sonderung gedanklich erfaßt werden, wenngleich in verschiedenen Augenblicken. Eine derartige theoretische Bildung, die kein leerer Formalismus ist, schadet diesen Gefühlen keineswegs, sondern sie zerstört an ihnen, wie Waitz[1] so treffend sagt, „nur das Wertlose, Unhaltbare, beseitigt das Unbestimmte und klärt ab, was trübe war." — Während der logischen Zergliederung seines Gegenstandes zieht sich das Gefühl allerdings zurück; ist diese aber einmal abgeschlossen, dann sprudelt es nur um so kräftiger und geläuterter hervor. Das zeigt sich besonders auffallend innerhalb des ästhetischen Gebiets. Ein Kunstwerk, das uns schon beim ersten Gesamteindruck ergriff, wird uns um so tiefer und nachhaltiger erfreuen, wenn in uns die Zergliederung das klare Bewußtsein aller seiner einzelnen Schönheiten aufgeschlossen hat. Auch

[1] Lehrbuch der Psychologie. S. 336.

darf man nicht übersehen, daß das Denken seine eigenen Gefühle weckt. Das „stille, einsame Denken, sein Suchen und sein Finden, seine Sorgen und Befriedigungen", auch sie können ja den Menschen beseligen und beunruhigen, und zwar tiefer und nachhaltiger, als alle die kleinen Interessen des Tages.

Andrerseits leisten aber auch wieder die Gefühle dem Denken mancherlei Dienste. Zunächst schon äußern die heitern Gefühle auf das gesamte Seelenleben eine erfrischende Wirkung, die dann sofort auch dem Denken zustatten kommt; sie wirken da gewissermaßen wie bei der Maschine das Öl, das alle Räder gangfähig erhält. Sodann haben sie an der Fruchtbarkeit des Denkens deshalb einen entschiedenen Anteil, weil sie die Phantasie, die Mutter aller Erfindung, wecken, deren freisteigende Vorstellungen so gut für das Bild wie für Begriff und Idee den ersten Kristallisationspunkt abgeben, und ohne die nicht etwa nur der Dichter, sondern ebensowenig der Mathematiker und der Feldherr was Neues zu schaffen vermögen. (Napoleon und Leverrier bedurften ihrer so gut wie Calderon und Dante.) — Endlich wirken aufs Denken noch weiter die Gefühle auch vermöge ihrer engen Beziehung zu einer besondern Art von Urteilen, nämlich zum ästhetischen Urteil. Dieses hat (wie schon bemerkt) die Eigentümlichkeit, daß nur dessen Gegenstand ein Begriff ist (der Begriff eines Verhältnisses gleichartiger Dinge oder mitunter sogar eines ganzen Systems einfacher, gehörig verbundener Verhältnisse); während die Aussage „schön", „häßlich", „löblich", „schändlich" unmittelbar aus einem durch den beurteilten Gegenstand hervorgerufenen Gemütszustande entspringt. Am logischen Urteil kann und soll das Gemüt keinen Anteil nehmen; das ästhetische Urteil aber kann ohne Mitbeteiligung des Gefühls gar nicht entstehen. Mithin gibt es ohne eine gewisse Gefühlsentwicklung kein ästhetisches Urteil, ohne ästhetisches Urteil aber keine vollendete Geistesbildung. Das vermögen folgende Erwägungen klar zu machen. — Das gehörig entwickelte ästhetische Urteil, der ausgebildete Geschmack nützt dem Denken zuvörderst schon dadurch, daß er Ordnung und Sauberkeit hineinbringt; auch zum Ausbau eines wissenschaftlichen Systems gehört nebst der Klarheit, Schärfe und Richtigkeit der Grundgedanken ebenso sehr die geschmackvolle Gliederung des Stoffs, die harmonische Abrundung und gewandte Behandlung der Einzelheiten. Auch die strenge Wissenschaft feiert da ihren größten Triumph, wo sie zugleich in künstlerischer Form erscheint. (Man denke z. B. an Platons Dialoge.) Nicht minder aber hat zweitens der ausgebildete Geschmack daneben auch seine ethische Bedeutung. Er ist ein wesentlicher Stützpunkt des Charakters, und nur der in sich gefestigte Charakter erteilt dem Menschen, wie im Handeln und Fühlen, ebenso auch im Denken volle Freiheit und Folgerichtigkeit und hiermit volle innere Einheit, diese Grundbedingung durchgreifender Leistungsfähigkeit auf jeglichem Gebiet. Bedenkt man also, daß ohne Gefühlsentwicklung kein ästhetisches Urteil, ohne dieses kein in sich gefestigter Charakter, ohne diesen aber kein tieferes Erfassen der höchsten Ideen möglich ist, so wird man in dem Gefühl keinen Gegner des Denkens erblicken, vielmehr zur klaren Überzeugung gelangen, daß umgekehrt Vernachlässigung und Verkümmerung des Gefühlslebens dem Denken seine schönsten Früchte rauben würde; denn wo kein Blütenansatz gewesen ist, da kann auch keine Frucht treiben.

Daß die Gefühle endlich auch mit dem Streben in der engsten Verbindung stehen, ist klar; denn die Gefühle wecken bald Verlangen, bald Verabscheuen, und daraus entkeimen wieder Gefühle. Bei jedem Streben greift mehr oder weniger stets das Gefühl ein. Dem Verlangen liegt notwendig das Gefühl des Mangels, des Vermissens eines uns entweder unbedingt oder verhältnismäßig werten Gegenstandes zu Grunde. Das Gefühl bezeichnet erst die leere Stelle im Innern, die dann das Streben auszufüllen sucht. Ohne zeitweiliges Entbehren kein Begehren. — Beim Verabscheuen dagegen ist es das Gefühl des Druckes oder der Störung, die der verabscheute Gegenstand (sei es vorübergehend, sei es für längere Zeit) in unserm Innern verursacht, ein Gefühl, das wie ein innerer Stachel zur Beseitigung oder Vernichtung des Verabscheuten treibt. (Was wir verabscheuen, soll fortan keinen Bestandteil unsres Bewußtseins ausmachen, und das „Hinweg, mir aus den Augen!" ist so recht der eigentliche Ausdruck jener innern Abstoßung.)

Andrerseits folgen auch wieder Gefühle dem Streben als dessen unzertrennliche Begleiter auf dem Fuße nach. Die Erlangung des Erstrebten schafft nämlich ebenso notwendig Lust, wie die gelungene Beseitigung des Verabscheuten; Versagung des Erstrebten ruft ebenso notwendig Unlust hervor, wie die

Unmöglichkeit, das Verabscheute los zu werden. Alle Befriedigung des Strebens macht den Menschen, und sei es auch nur vorübergehend, glücklich; alle Nichtbefriedigung dagegen macht ihn, wenigstens für den Augenblick, unglücklich. — Ob ihn das augenblickliche Wohl oder Wehe richtig leitet, ist dabei freilich eine andre Frage. Im ganzen genommen und von einem höheren Standpunkte aus betrachtet, kann sich leicht das Verhältnis umkehren und dann die Nichtbefriedigung eines gewissen Begehrens hinterher dem Menschen als ein Glück erscheinen, die kurze Lust flüchtigen Genießens dagegen im Gemüt ihre stechenden Dornen zurücklassen. Dies zeigt, daß man sich nicht immer auf das Gefühl allein verlassen darf, um danach sein Streben zu regeln. Wer im Handeln bloß seinem jeweiligen Gefühle folgen wollte, wäre oft übel beraten; nur Ideen, nur auf feste, sichere Urteile gebaute oberste Grundsätze können diesem seine wahre Richtung anweisen.

Nichtsdestoweniger aber leisten die Gefühle dem Streben immerhin sehr wesentliche Dienste. Sie regen es an, leiten es in einigen Fällen und reinigen es. Zunächst bedeutet das durchs Denken geläuterte und beherrschte Gefühl für den Menschen bisweilen das, was der Instinkt für das Tier ist. Feines Gefühl ergänzt und ersetzt bisweilen und ausnahmsweise das schärfere Denken, indem es selber als eine Art vorgreifenden Denkens tätig ist. Während der zergliedernde Verstand ins einzelne eindringt und jeden Umstand eines gewissen Lebensverhältnisses uns besonders zum Bewußtsein bringt, während die vereinigende Vernunft alles auf oberste Grundsätze zurückzuführen sucht und die Lebensgüter nach ihrem innersten Werte prüft, folgt das Gefühl lediglich dem Gesamteindrucke und erfaßt die gegebene Lage sozusagen nur in Bausch und Bogen. Das kann uns aber dann sehr wohl zu statten kommen, wenn etwa die Verhältnisse derart sind, daß wir uns zum Handeln rasch bestimmen müssen und uns keine Zeit zum Rechnen, Klügeln und Philosophieren übrig bleibt. Dann, aber auch nur dann folge man dem ahnenden Gefühl. Ein derartiges Gefühl, das uns, selbst in schwieriger Lage, wenigstens der Mehrzahl der Fälle nach schnell und sicher leitet, heißt dann Takt. In dieser Beziehung gibt es Menschen (die feiner, empfindsamer veranlagt zu sein scheinen), denen es gegeben ist, sich mit einem eigenen Takte selbst in schwierigen

Lebensverhältnissen schnell zurecht zu finden. Ein solcher Mensch war Sokrates; das Dämonion, worauf er sich so oft beruft, war ja eben nur ein feiner Takt, den er in so seltenem Maße besaß.

Eine weitere Wirkung der Gefühle auf das Streben besteht sodann auch darin, daß sie letzteres reinigen, läutern. Dieses gilt insbesondere von den sympathetischen und den höheren, ideellen Gefühlen. Mitleid und Mitfreude, namentlich die letztere (die weniger triebhaft bestimmt ist), ethisieren das Streben schon deshalb, weil sie die Selbstsucht, diese Hauptquelle des Bösen, binden und brechen. Die intellektuellen, ästhetischen, moralischen und religiösen Gefühle aber läutern und heben das Streben, indem sie uns über die Scholle der gemeinen Wirklichkeit emportragen und in die Welt des Übersinnlichen, in die Geisteswelt, versetzen. Ein Mensch von feinem und tiefem Gefühl kann daher nie eine „gemeine Seele" sein.

Schon im gemeinen Leben hört man von „flachem" und „tiefem Gemüt" sprechen; dieser Unterschied beruht auf der Ausbildung des Gefühlslebens und seinen Beziehungen zu den übrigen Seelentätigkeiten. Ein flaches Gemüt schreiben wir solchen Menschen zu, die für das Ernstere und Höhere wenig Sinn haben, nur von dem Nächstliegenden und auch von diesem nicht tief und nachhaltig genug berührt werden. In ihnen überwiegt die Zerstreuung die Sammlung. Ein solcher Mensch kann sich freuen, aber er kann nicht begeistert, nicht entzückt sein. Er kann nur zeitweilig betrübt und verstimmt sein; doch wird er sich nie über etwas lange grämen, und er ist sicher davor, an gebrochenem Herzen zu sterben. — Bei Menschen von tiefem Gemüt überwiegt dagegen die Sammlung; bei ihnen rüttelt jedes einzelne Ereignis am Stamme ihres Gesamterlebnisses; Lust und Leid, hier viel tiefer, klingen auch länger nach, indem jedes wichtigere Vorkommnis in seine Beziehungen zu anderweitig Erlebtem gebracht und selbst auf Ideen und Lebenszwecke zurückbezogen wird. Während das oberflächliche Gemüt nur in den Tag hineinlebt, vergleicht ein tiefes das Sonst und Jetzt und ergeht sich vorahnend selbst in der Zukunft. Das tiefe Gemüt wird darum zwar von jedem Leid schwerer betroffen; es ist dafür aber auch einer Seligkeit fähig, von der das flache keine Ahnung hat.[1]

[1] Es ist eine scharftreffende Äußerung Herbarts: „Oberflächliche Menschen reproduzieren heute nur das Gestrige und Vorgestrige: bei tiefen Charakteren bewegt jeder Gedanke den Stamm des ganzen frühern Lebens." (Psychologie als Wissenschaft, I. § 101.)

Das tiefe Gemüt setzt ein kräftiges Vorstellen, vielfach verwebte Vorstellungskreise, eine regsame Einbildungskraft, entwickelten Verstand, gereiftes Nachdenken über Welt und Leben voraus. Die Ausdrücke tiefes Gemüt, tiefes Gefühl sind in hohem Grade bezeichnend; denn sie deuten die weiter und immer weiter fortschreitende Hemmung oder Förderung an, die die eben jetzt im Bewußtsein sich begegnenden Vorstellungen getroffen hat. Diese Hemmung oder Förderung erstreckt sich bis auf die tiefern Schichten der eben verdunkelten und gelagerten Vorstellungen, auf die apperzipierenden Vorstellungsmassen, die die Grundlagen der Persönlichkeit und des Charakters bilden. Tiefen Gefühls bedarf daher der Held wie der Dichter. Ersterem erteilt es die Opferfreudigkeit für höhere Zwecke; letztern lehrt es das Leben von seiner ernsten Seite, das Menschenschicksal, in seiner vollen Bedeutung teilnehmend erfassen und dem einzelnen Ereignis eine sinnige Beziehung zum Ganzen geben. Ohne tiefes Gefühl hätte Sophokles keinen Ödipus, keine Elektra geschrieben, ohne tiefes Gefühl wäre der schlichte, einfache Hofer nie ein so leuchtendes Muster vaterländischer Aufopferung geworden. — Tiefes Gemüt bildet insbesondre auch den Hintergrund beim wahren Humor, sei es im Shakespeareschen, sei es im Jean Paulschen Stil.

Zweites Buch

Das Gefühlsleben im besondern

Erster Abschnitt.

A. Die formalen Gefühle.

a) Die allgemeinen, einfacheren Formalgefühle.

§ 8.

Sie begleiten oft kaum merklich den Vorstellungslauf. Da sie mehr oder weniger unbestimmt, mitunter schwach und flüchtig sind, werden sie oft von uns übersehen und nur dann bemerkt, wenn sie eine gewisse Stärke und Dauer erlangt haben.

Zu dieser Klasse gehört vor allem das Gefühl der Beklemmung und sein Gegenteil, das Gefühl der Erleichterung. Diese beiden bilden sozusagen die Grundbestandteile des Gefühlslebens, indem sie sich als die einfachsten und ursprünglichsten Gemütszustände darstellen. — Ein Gefühl der Beklemmung kommt immer dann zum Vorschein, wenn auf eine Vorstellung zwei entgegengesetzte Kräfte wirken, wovon die eine sie zu heben, die andere sie unter das Gesichtsfeld des Bewußtseins herabzudrücken sucht, und die Stärke dieser Kräfte sich das Gleichgewicht hält, so daß weder die eine noch die andere, weder die helfende, noch die hemmende durchzudringen vermag. Die Hauptvorstellung ist dann gleichsam gepreßt, eingeklemmt zwischen der ihr helfenden und der sie befehdenden; sie kann weder entschieden steigen, noch entschieden sinken, daher der Name „Beklemmung". In einem derartigen Zustande befinden wir uns z. B., wenn wir uns auf einen Namen, eine Zeitangabe, einen Kunstausdruck usw. nicht besinnen können, trotzdem wir uns dabei innerer Hilfen, die aber nicht ausreichen, (wie etwa bei einem Namen seines Anfangsbuchstabens) bewußt sind. Wir schlagen uns in solcher Lage oft vor die Stirn und finden es seltsam, daß wir die Zeitangabe oder den Ausdruck, der uns, wie man sagt, doch „auf der Zunge schwebt", trotzdem nicht hervorbringen können. Wir fühlen, daß sich die Vorstellung etwas hebt, an ihrer Spannung (die wir an der entsprechenden der Gehirnnerven messen); wir fühlen anderseits aber auch den Druck der entgegenwirkenden Kräfte, und so werden wir die Hemmung gewahr und fühlen hierüber Unlust. Ist das zu Reproduzierende für uns gerade wichtig, so macht das Gefühl bald einem Begehren Platz, das Hindernis zu überwinden, und wenn uns das nicht gelingt, stellt sich alsbald ein weiteres formales Gefühl, das Gefühl der Nichtbefriedigung, ein.

Das Gefühl der Erleichterung entsteht, wenn der Druck gegeneinander wirkender Kräfte durch den plötzlichen Eintritt ergiebiger Hilfsvorstellungen rasch beseitigt wird. Ein solches Lustgefühl erzeugt das plötzliche Sichbesinnen auf etwas, dessen man sich vordem durchaus nicht zu erinnern vermochte, das plötzliche Sichzurechtfinden in einer Sache, die man lange nicht begreifen und verstehen konnte, die rasche Zuspitzung nach länger anhaltender Wölbung. — Dabei wird zugleich die früher beklommene Brust freier, und wir atmen leichter auf. Dies wird besonders dann bemerkt, wenn wir uns etwa eines Geständnisses in einem günstigen Augenblick endlich entledigt haben, das uns schon lange drückte, das wir aber gewisser im Wege stehender Verhältnisse wegen abzulegen Anstand nahmen.

Eng verwandt mit den eben erwähnten Gefühlen ist auch das Gefühl der Anstrengung und der Leichtigkeit. Das erstere wird immer dann rege, wenn uns etwa zugemutet wird, ungleich mehr Vorstellungen, seien es nun Wahrnehmungen oder Begriffe, zusammenzufassen, als wir dessen überhaupt, oder wenigstens in dem Augenblicke, fähig sind. Es stellt sich also ein, wenn man eine Arbeit zu verrichten hat, bei der auf viele verschiedene Punkte gleichzeitig und gleichmäßig Rücksicht genommen werden soll; noch mehr, wenn man genötigt ist, bei körperlichem Drucke, bei Abspannung des Nervensystems *(invita Minerva)* etwas zu leisten, was die volle Geisteskraft in Anspruch nimmt. Es macht sich auch dann bemerklich, wenn uns eine viel größere Schnelligkeit des Vorstellungslaufs von außen zugemutet wird, als sie uns von Natur (namentlich vermöge der uns eignen Einrichtung und Lebenstätigkeit des Gehirns) zukommt, oder allmählich zu unsrer Gewohnheit geworden ist. Man denke nur daran, mit welcher Anstrengung man arbeitet, wenn man gedrängt wird und irgend eine Sache in viel kürzerer

Zeit beenden soll, als sie in der Regel erheischt. Es zeigt sich ferner bei dem im Denken minder Geübten, wenn er sich in einen Haufen abstrakter Begriffe hineinfinden soll; ebenso wenn uns etwas völlig Neues aufstößt, für das sich in unserer Seele keine apperzipierenden Vorstellungsmassen vorfinden. Wir wissen dann nicht, was wir damit anfangen sollen, an welcher Stelle des vorhandenen Vorstellungsgewebes wir es einzureihen haben, und eben dieses vergebliche Suchen nach Beziehungen des Neuen zum Alten, uns Geläufigen ist's, was die Anstrengung verursacht. Jedermann weiß, wie schwer und langsam die Grundlehren einer jeden Wissenschaft bewältigt werden, wie leicht und schnell man aber dann weiterkommt, sobald man sich einmal jene gründlich angeeignet hat, denn sie wirken als aufhellende und ordnende (apperzipierende) Kräfte.

Das Gefühl der Leichtigkeit dagegen wird immer dann entstehen, wenn unsere Reproduktionen und Denktätigkeiten nach früherer Stockung in gewohnte Geleise einlenken, wenn der Ablauf der Vorstellungen durch physiologische Resonanz (mäßige Erregtheit der Zentralorgane, etwa infolge von Erfrischungsmitteln) merklich begünstigt wird, oder den bereits im Steigen begriffenen Vorstellungen noch beträchtliche Hilfen zu statten kommen usw. Das letztere Gefühl unterscheidet sich von dem Gefühl der Erleichterung dadurch, daß es auch länger anhalten kann, während jenes bloß einen Augenblick währt und sich ebenso rasch kundgibt, wie anderseits die Gegensätze sinken.

Ebenso allgemein und rein formaler Natur sind auch die Gefühle des Suchens und Findens, des Gelingens und Mißlingens. Das Suchen bei dem Vermissen eines gewohnten Gegenstandes, dessen man vielleicht gerade bedarf, erzeugt immer ein lästiges Gefühl; denn es führt eine entschiedene Störung unsres Gedankenganges mit sich. Die Störung und Hemmung besteht hier schon in dem Zusammenstoßen zweier Reihen: der alten, reproduzierten, die den nun entbehrten Gegenstand noch enthält, und der neuen, durch die Wahrnehmung gegebenen, in der er fehlt. Die innerlich hervorgetriebene Vorstellung des fehlenden Gegenstandes erleidet durch die Wahrnehmung, die immer mächtiger ist als die bloße Reproduktion, eine Hemmung. Zwar taucht sie immer wieder auf, jedoch nur, um abermals gehemmt zu werden. Allein nicht genug daran, daß die Hauptvorstellung (nämlich die Vorstellung des Gesuchten) eine

Hemmung erleidet; die Hemmung überträgt sich auch noch auf alle mit ihr verbundenen Vorstellungen. Die Vorstellung des Vermißten, die jeden Augenblick emporstrebt und sogleich wieder zurücksinkt, wirkt wie ein dem Ablaufe der Vorstellungen entgegenstehendes Hindernis. Die Reihe läuft bis zu diesem Punkte ab; dann stauen und sperren sich die Vorstellungen, und ihr voller Ablauf ist zurückgehalten. — Ein ganz geringfügiger Gegenstand kann daher, wenn wir ihn eben in dem Augenblick, in dem wir seiner benötigt sind, vermissen, wegen der beschriebenen Störung des Gedankenlaufs eine merkliche Mißstimmung und selbst ein starkes Begehren hervorrufen.

Das Finden des Vermißten (ob dies nun abwesend oder verlegt, verloren war) erzeugt notwendig ein Lustgefühl; denn dem Gegenstoß der Reihen folgt nun deren Verschmelzung, dem Weichen des Hindernisses der freie Ablauf der bisher zurückgehaltenen Gedanken. Man denke hier an die Freude des Wiedersehens der Heimat nach langer Abwesenheit, oder an das Zusammentreffen mit Freunden nach einer längeren Trennung. Neben andern Einflüssen ist da ein wesentliches Beförderungsmittel der Lust schon das formale Gefühl des Findens.

Ähnliche Ursachen walten auch ob bei dem Unlustgefühl des Mißlingens, beim Lustgefühl des Gelingens. Auch wem irgend eine Tätigkeit mißlingt, der hat das Gefühl des Vermissens, und zwar vermißt er das erstrebte Ergebnis; auch er stößt fortwährend auf eine innere Störung, die in dem Zusammenstoße zweier Reihen liegt: der einen, die ihm den Entwurf des zu Leistenden, der andern, die ihm die mangelhafte Ausführung vergegenwärtigt. Im endlichen Gelingen, das jenen Zwiespalt beseitigt, liegt dann die Lust, und diese ist um so größer, je bedeutender die frühere Stockung war, und je bedeutsamer sich das Ergebnis der gelingenden Tätigkeit herausstellt.

Auf dem Bewußtsein innrer Einheit oder der Entzweiung, der gegenseitigen Begünstigung oder Behinderung unsrer Vorstellungen (ganz abgesehen von jedem bestimmten Vorstellungsinhalt) beruht auch das Gefühl der Übereinstimmung und des Gegensatzes, des Kraftüberschusses und des Kraftmangels oder der Ohnmacht.

Das Gefühl der Übereinstimmung ist sehr wohltuend; denn mit ihm ist für den Augenblick eine Bereicherung des

Seelenlebens gegeben. Es entsteht immer dann, wenn wir uns des günstigen Zusammentreffens der Vorstellungen unter sich oder mit den äußern Anregungen bewußt werden, und ist zugleich eines jener Formalgefühle, die in das ästhetische Wohlgefallen mit einfließen und es teilweise mit bedingen. (Was nicht zusammenpaßt, was wirr ist, stößt immer ab.)

Im Gegensatz dazu ist das Gefühl des Gegensatzes oder vollends des Widerspruchs der zusammentreffenden Vorstellungen sehr lästig. Zwar kann allerdings der Gegensatz als Reizmittel dienen (das Prickelnde beruht immer mehr oder weniger auf Gegensätzen), er muß aber dann nur einen Durchgang bedeuten und, wie die aufgelöste Dissonanz, zur Harmonie zurückführen. Unerträglich aber ist ganz und gar das Gefühl des Widerspruchs unter zugleich erregten Vorstellungen; er mutet uns eigentlich etwas Unmögliches zu, nämlich Unvereinbares zu vereinen, und erzeugt deshalb stets das Gefühl vergeblicher Anstrengung. Es sollen ja hierbei zwei Vorstellungen in einen einzigen Denkvorgang zusammengefaßt werden, die keineswegs gleichzeitig gedacht werden können, vielmehr so beschaffen sind, daß, während die eine steigt, die andre notwendig sinken, während die eine klar ist, die andre verdunkelt sein muß.

Bei dem Kraftgefühl und seinem Gegenteil, dem Ohnmachtsgefühl, machen sich neben dem günstigen Zusammenstimmen und neben der gegenseitigen Anfeindung der Vorstellungen (wovon ersteres immer eine größere Stärke und Weite des Bewußtseins, wie auch einen regeren Fluß der Vorstellungen bedingt, während der innere Kampf stets die Folge hat, daß das Bewußtsein matter, der geistige Gesichtskreis enger wird, der Vorstellungslauf sich verzögert) auch noch physiologische Einflüsse geltend. In das Kraftgefühl fließt immer die gehobene Lebensempfindung mit ein als Folge erhöhter Tätigkeit der Gehirnnerven und der vermehrten Spannkraft der Muskeln. In dem Schwächegefühl macht sich dagegen immer eine Verminderung, eine Herabstimmung der Lebensempfindung, ein Bewußtsein der Erschlaffung der Gehirnnerven und der nachlassenden Spannkraft der Muskeln zugleich bemerkbar.

Dem Kraftgefühl liegt, sofern man die rein seelischen Bedingungen seines Ursprungs beachtet, wesentlich jenes Gefühl der leicht gelingenden Tätigkeit zu Grunde; nur genügt dabei nicht das bloße Bewußtsein des für eine gewisse Leistung eben ausreichenden Vorrats; man muß sich zugleich auch eines Überschusses bewußt sein, der für weitere Tätigkeit noch verfügbar ist. Es entsteht also hauptsächlich dann, wenn zur Förderung gewisser Vorstellungsreihen mehr Hilfsvorstellungen sich herbeidrängen, als dazu nötig sind, so daß schon vielleicht eine, etwa die stärkste, genügt, die schwächeren aber gar nicht zur Mitwirkung gelangen und so einen Vorrat bilden. Was in dem Kraftgefühl so wohltuend wirkt, ist demnach vorzüglich das Bewußtsein der Sicherheit des Gelingens, nicht nur der eben jetzt im Zuge begriffenen, sondern voraussichtlich auch einer ferneren Tätigkeit; hingegen im Ohnmachtsgefühl das Bewußtsein des unzureichenden innern Bestandes an Mitteln und die Besorgnis, er werde auch weiterhin keineswegs genügen, ungemein lähmend wirkt.

Die überschüssigen Begünstigungen des Vostellungslaufs können übrigens auch nebenbei von mancherlei körperlichen Einflüssen herrühren. Die Wiedergenesung, der Eintritt der Geschlechtsreife, der mäßige Reiz durch geistige Getränke, Erfrischung durch ein Bad, Bewegung usw. sind Belege hierfür. — Besonders bemerkenswert ist aber hier noch die rhythmische Einwirkung. Hierüber sagt Lotze[1] sehr treffend: „Jeder rhythmische Eindruck, der Takt der Musik, der gleichmäßige Schritt des Marsches, die anmutige Bewegung des Tanzes erzeugen in uns eine belebte Stimmung, in der wir uns der geordneten Folge unserer Zustände erfreuen, und wir verstärken absichtlich diese Gefühle, indem wir uns die Arbeit durch taktmäßige Einteilung oder durch Begleitung von Melodien erleichtern."

Und in der Tat kann man diese durchgreifende Wirkung des Rhythmus auf das Gemüt sich am besten vergegenwärtigen, wenn man eine bereits ermüdete, nachlässig einherschlendernde Truppe ansieht und beobachtet, wie der rhythmische Trommelschlag oder die einfache Weise der Hornisten, vollends aber Janitscharenmusik mit scharf ausgeprägten Takteinschnitten die Massen elektrisch durchdringt und augenblicklich eine gehobenere Stimmung und straffere Haltung erzeugt.

Hierher gehört auch, was Drobisch[2] so schön über die

[1] Medizinische Psychologie. S. 517.
[2] Empirische Psychologie. S. 190.

Wirkung des Tanzes nach dem Takte der Musik bemerkt: „Die Musik bringt in dem Ablauf unsrer Vorstellungen einen ganz ähnlichen Rhythmus hervor, wie er in ihr selbst liegt. Dieser teilt sich nun auch unserem leiblichen Leben, soweit es von dem geistigen beherrscht wird, mit; die Belebung des Gemeingefühls wird erhöht, alle unsere Nerven beben rhythmisch, alle Bewegungen nehmen den Rhythmus an, wir schlagen den Takt mit den Händen, stampfen ihn mit den Füßen, nicken ihn mit dem Kopfe, trällern ihn mit dem Munde." — Lediglich wegen dieser sowohl seelischen wie körperlichen, sich gegenseitig hebenden Begünstigungen sind denn auch z. B. zarte Damen, die sonst nicht eine Stunde über Land zu gehen vermöchten, im stande, ohne Ermüdung in einer Ballnacht (wie man berechnet hat) mehr als vier Meilen zurückzulegen.

Das Kraftgefühl wiegt auch vor in der Lust am raschen Fahren oder am Schlittschuhlaufen. Nicht bloß der raschere Wechsel der Eindrücke, die wir hierdurch empfangen (der übrigens mitunter auch betäuben und ermüden kann), ist's, was uns erfreut, sondern besonders der Umstand, daß, „weil die eigene Bewegungskraft (beim Fahren) gar nicht in Anspruch genommen wird, es uns vorkommt, als ob diese als reiner Überschuß, als Reserve, noch übrig geblieben wäre; ebenso beim Schlittschuhlaufen, wo die Erzielung einer größeren Geschwindigkeit als gewöhnlich durch eine geringere Kraft die Lust hervorbringt."[1]

Das Kraftgefühl liegt auch in jeder Siegeslust, und zwar nicht bloß in der, wie sie der Held fühlt, sondern auch in der, die sich einstellt, wenn man seinen Gegner am Schachbrett geschlagen hat, in der des Anwalts, einen schwierigen Prozeß, in der des Schriftstellers, den Preis gewonnen zu haben, und was dergleichen mehr ist.

1. Einfach und ursprünglich, wie diese Gefühle, besonders die zuerst angeführten sind, dürfen wir deren Vorkommen selbst in der Tierseele schon im voraus vermuten und werden hierin auch hinterher durch Tatsachen der Erfahrung bestärkt. Die Beklemmung, die Unlust des Vermissens, die Unruhe beim Suchen und die Lust des endlichen Findens zeigen sich unverkennbar bei einem Hunde, der seinen Herrn

[1] Drobisch a. a. O.

im Gedränge auf einige Zeit verloren hat. Er läuft hin und her, steht dann wieder einen Augenblick unschlüssig da, schnuppert und winselt auch wohl im Gefühl der Verlassenheit und des Sehnens. Sobald er auf richtiger Fährte ist, wedelt er immer lebhafter mit dem Schweif, und hat er seinen Herrn gefunden, so kann er sich kaum fassen. Er springt an ihm empor, liebkost ihn und stößt ganz besondere, abgebrochene Freudenlaute aus.

2. Die berührten Formalgefühle allgemeiner Art verbinden sich bisweilen sowohl mit den besondern Formalgefühlen (der Erwartung, dem Zweifel, der Langeweile usw.), als auch mit den qualitativ bestimmten (namentlich mit dem Schönheitsgefühl); wie denn überhaupt in dem bereits höher entwickelten Seelenleben zusammengesetzte Gefühle die einfachen Gefühlsregungen überwiegen, und häufig unmerklich ein Gefühl in das andre hinüberspielt. In dieser Beziehung bemerkt Volkmann sehr richtig: „Der Gemütszustand jedes Augenblicks wird durch keine fertige Resultante gegeben, sondern setzt sich fortwährend aus den veränderlichen, gleichsam schwebenden Komponenten zusammen."

b) Die besondern und verwickeltern Formalgefühle.

§ 9. Die Erwartung.

Auch die Erwartung gehört, wie die vorhin besprochenen Gefühle, zu den formalen, und die Vorstellungen, die ihr zu Grunde liegen, können höchst mannigfaltiger Art sein. Wenn die schaulustige Menge unruhig harrt, bis der Vorhang steigt und das Spiel beginnt, wenn jemand am Bahnhofe das Einlaufen des Zuges, wenn das Kind schon vom frühen Morgen an die Christbescherung, wenn der Astronom den Eintritt eines Sterns in den Meridian seines Ortes erwartet, so sind es gewiß sehr verschiedene Vorstellungen, die in der Seele des einen und andern ablaufen; und dennoch hat in allen den so sehr verschiedenen Fällen das Gefühl, das sich dabei regt, denselben Grundcharakter. Das Gemeinsame besteht nämlich darin, daß jeder Erwartende (sei der Gegenstand seiner Erwartung ein Naturvorgang, ein soziales oder rein inneres Ereignis) mit seinen Gedanken der Wirklichkeit voraneilt und sich den Ausgang einer Sache schon im voraus zurechtlegt.

Man kann daher die Erwartung bestimmen als die Vorwegnahme eines zukünftigen Erfolgs durch die diesem voraneilenden Reproduktionen.

Eine derartige Vorwegnahme einer äußern oder innern Wahrnehmung kann der Mechanismus des Vorstellens vollziehen, weil bei äußern Ereignissen durch Natur-, bei innern Vorgängen durch psychologische Gesetze in der Reihe des Geschehens eine gewisse Ordnung, eine gewisse Gliederfolge besteht, und sich auf gleiche Vorzeichen in der Regel gleiche Erfolge einstellen.

Man könnte die Erwartung auch als einen dunklen, sozusagen instinktiven Ähnlichkeitsschluß erklären; denn es findet sich immer dabei eine gewisse, wenn auch nur halbbewußte Folgerung. Der Erwartende denkt nämlich entweder: weil die Reihe *B* mit der Reihe *A* einen gleichen Anfang hat, so wird sie mutmaßlich auch einen gleichen Ausgang nehmen; oder er nimmt im voraus an: zwei Dinge, die sich in gewissen Merkmalen, die wir bereits kennen, gleich sind, werden es auch in den noch zu ermittelnden sein. Auch in letzterem Falle handelt es sich, genau genommen, zuletzt um eine Reihenentwicklung, indem ja Merkmal nach Merkmal zum Bewußtsein gebracht werden muß, nur daß hier die Gliederfolge nicht streng festgelegt ist. Vorherrschend jedoch sind die Fälle der erstern Art, und an einem derartigen wollen wir uns diesen innern Vorgang klar machen.

Zu einer nähern Prüfung ist es vor allem nötig, die beiden Entwickelungsabschnitte der Erwartung zu unterscheiden, nämlich die Spannung und deren Auflösung. Die Spannung ist begründet in dem erhöhten Ablaufsvermögen der ältern, reproduzierten Reihe und in dem Drange ihrer einzelnen Glieder, mit den entsprechenden Gliedern der durch Wahrnehmung gegebenen Reihe zu verschmelzen; die Auflösung der Erwartung wird in bejahender oder verneinender Weise durch die Wahrnehmung (ausnahmsweise durch Sinnestäuschung) herbeigeführt, indem diese die Vorwegnahme entweder bestätigt oder widerlegt.

Zur Erklärung dieser beiden] Entwickelungsabschnitte diene folgendes:

Denken wir uns zunächst, jemand habe einmal früher eine Folge von Erscheinungen beobachtet, die in seiner Seele eine Reihe von Vorstellungen zurückließ, die wir uns durch die Buchstaben *a*, *b*, *c*, *d* usw. . . . bis *m*, *n* veranschaulichen können. Hinterher nahm ihn andres in Anspruch, und — die Reihe war vergessen. Einige Zeit hierauf aber tritt ein ähnliches Ereignis ein, das mit jenem früher beobachteten einen völlig gleichen Anfang hat. Schon das erste Glied *a'* ist imstande, jene alte Reihe ins Gedächtnis zu rufen; denn das *a'* weckt unmittelbar das ihm gleiche *a*, und dieses hebt sofort mittelbar die mit ihm verbundenen Glieder der Reihe nach Maßgabe der abgestuften Reste. Damit aber nicht genug. Sobald sich das frühere *a* hebt, erweist es sich als gleich mit dem neuen *a'* und verschmilzt mit ihm. Ebenso wird nun auch *b* durch *b'* reproduziert, und beide verschmelzen. Dasselbe geschieht mit *c* und *c'*, mit *d* und *d'* usw.

Die Folge der einige Zeit so fortgehenden Gleichsetzung und Verschmelzung der entsprechenden Glieder jener beiden Reihen ist, daß die vordern Glieder der ältern (reproduzierten) Reihe ungemein verstärkt werden. Da aber vorzüglich die Stärke der Anfangsglieder das Zeitmaß des Ablaufens einer Reihe bestimmt, so ist durch die fortgesetzte Verschmelzung das Ablaufsvermögen der ältern Reihe ungemein erhöht, ihr Ablauf beschleunigt, und die Spannung und der Drang ihrer einzelnen Glieder, mit den entsprechenden der neuen (durch Wahrnehmung gesetzten) zu verschmelzen, wächst von Glied zu Glied.

Die Reproduktion, die bisher fortwährend durch die Wahrnehmung unterstützt und bestätigt ward, eilt nun letzterer voraus und vergegenwärtigt uns vorweg schon das Endglied *n'*, von dem vorausgesetzt wird, es werde dem ältern *n* ebenso gleich sein, wie sich bisher *a'* dem *a*, *b'* dem *b*, *c'* dem *c* . . . usw. als gleich erwiesen hatte.

Bis dahin reicht die gespannte Erwartung, ein Gefühl, das immer etwas Beengendes und Beunruhigendes hat. Woher diese Unruhe und Hast stammt, ist nach dem oben Gesagten leicht zu begreifen. Sie ist begründet in dem Vorwärtsdrängen unserer Gedanken, die durch die ungleich langsamer ablaufenden äußern Ereignisse immer wieder zurückgedrängt und aufgehalten werden. Die Gedanken laufen ja natürlicherweise immer schneller als die Begebenheiten; wir sind mit jenen schon bei *n* und *n'* angelangt, während die Wahrnehmung uns vielleicht erst das *e'* vorführt. Dies wirft uns auf *e* zurück. In der

Zwischenzeit, ehe sofort *f'* eintritt, sind wir neuerdings mit unsern Gedanken bei dem vorweggenommenen Endgliede (*n'*) angelangt und müssen abermals zurück zu *f*.

So wiederholt sich das Vorwärtseilen der Reproduktionen und das Zurückgedrängtwerden durch die Wahrnehmung von Glied zu Glied bis zum letzten, wobei selbstvertändlich die Hast und Unruhe im Wachsen ist, je mehr man sich dem Ende nähert, indem der Ablauf der ältern Reihe fortwährend an Schnelligkeit zunimmt und mithin die Spannung stetig wächst.

Der andere Abschnitt, die Auflösung der Erwartung, läßt eine doppelte Form zu: die Erwartung wird entweder bestätigt und hiermit befriedigt, oder sie wird vereitelt und erweist sich hiermit als leere Täuschung.

Der erstere Fall tritt ein, wenn sich, wie alle frühern, so auch die spätern Glieder der beiden Reihen als gleich erwiesen haben und endlich das vorweggenommene *n'* sich in der Wahrnehmung einstellt, das dann alsbald mit *n* als gleich anerkannt wird und mit ihm verschmilzt. In demselben Augenblick, wo dies geschieht, regt sich in der Seele das Lustgefühl der Befriedigung darüber, daß eben das geschah, was wir erwarteten. — Dieses Lustgefühl hat einen doppelten Grund: das plötzliche Weichen der Spannung, des Druckes, der auf dem Seelenleben vorher lastete, und die eben hierdurch hervortretende Steigerung der innern Lebenstätigkeit, die damit gesetzt ist, daß zwei Reihen nunmehr zu einer verschmolzen sind, deren Stärke gleich ist der Summe ihrer vereinzelten Kräfte.

Die Sache kann aber auch einen andern Verlauf nehmen. Es kann uns vielleicht gelingen, noch *l'* mit *l*, ja selbst *m'* mit *m* gleichzusetzen, womit die Vorwegnahme eines dem *n* gleichen *n'* um so größer ist. Nun aber mißlinge mit einem Male die bisher stetig sich wiederholende Gleichsetzung, und es trete statt des *n'* etwas ganz Entgegengesetztes, z. B. *w*, ein. Jetzt löst sich die Erwartung in Täuschung auf, und damit stellt sich oft ein sehr herbes und tiefes Schmerzgefühl ein. Dieses ist zunächst schon in dem Zwange begründet, der unserm Gedankenlaufe angetan wird, wenn er die einige Zeit verfolgte Richtung plötzlich verlassen muß, sodann auch in der rückwärtslaufenden Hemmung, die die ältere Reihe durch die neue erfährt, endlich in der vergeblichen Anstrengung, das wirklich eingetretene Ereignis mit dem vorweggenommenen zu vereinbaren. Das *n'*, durch innere Hilfen hervorgetrieben, wird sich zwar immer noch im Bewußtsein zu erhalten streben, aber endlich siegt doch die Wahrnehmung (*w*) durch ihre unwiderstehliche Gewißheit; die Hemmung trifft sofort zuerst das vorweggenommene *n'*, sodann das mit diesem in Gedanken gleichgesetzte *n* und zuletzt, rückwärts laufend, alle die mit *n* verbundenen Glieder der ältern Reihe, das *m*, *l*, *k* usw. wegen ihrer engen Beziehung zu *n* und *n'*. Auf solche Weise muß denn notwendig eine zeitweilige Herabstimmung des Seelenlebens, also ein Unlustgefühl entstehen, das Unlustgefühl der getäuschten oder vereitelten Erwartung, das Gefühl der Enttäuschung.

Die Hast und Unruhe bei der Erwartung ist begreiflicherweise um so größer, je mehr einem an dem erwarteten Erfolge liegt, je länger die beiden Reihen sind, oder wenigstens, je mehr Zeit zwischen dem Anfang und Ende des erwarteten Ereignisses verfloß, je größer die Pausen sind, die zwischen den Eintritt der einzelnen Glieder der Wahrnehmungsreihe fallen, mithin je öfter unsere vordrängenden Gedanken immer von neuem auf die bereits durchlaufenen Punkte zurückgeworfen werden, endlich je feuriger und kräftiger die Natur des Erwartenden ist; denn je rascher das gewöhnliche Zeitmaß körperlicher wie seelischer Tätigkeiten bei einem Menschen ist, um so peinlicher wird für ihn jede ungewöhnliche Zurückhaltung seiner Gedanken, die ihm das längere Warten zumutet.

Das bewährt sich an einer kostbaren Studie, die Shakespeare in „Romeo und Julia" (II, 5) darbietet. — Julia hat die Amme entsandt, um mit ihrem Herzensabgott, Romeo, Zeit und Formen einer geheimen Vermählung zu verabreden, gewiß für ein junges Mädchen ein wichtiges Ereignis, um so mehr aber für sie, die als eine Kapulet niemals auf eine in herkömmlicher Weise stattfindende Vermählung mit einem Montague rechnen darf. Man kann sich also denken, wie gespannt sie schon deshalb der Botschaft entgegen harrt. Ihre Unruhe wird aber noch dadurch wesentlich vermehrt, daß die schwerfällige, schwatzhafte, vergeßliche Amme statt der halben Stunde, in der sie zurückkehren wollte, nun schon volle drei Stunden vom Hause fort und noch immer nicht zurück ist. Diese Unruhe kündet sich in den Worten der Harrenden:

„O sie ist lahm!
Zu Liebesboten taugen nur Gedanken,
Die zehnmal schneller fliehn als Sonnenstrahlen,
Wenn sie die Nacht von finstern Hügeln scheuchen."

Und dann:

> „Von neun bis zwölf, drei lange Stunden sind's:
> Und dennoch bleibt sie aus! O hätte sie
> Ein Herz und warmes jugendliches Blut,
> Sie würde wie ein Ball behende fliegen,
> Es schnellte sie mein Wort dem Trauten zu
> Und seines mir."

Endlich, als schon „die Sonne auf der steilsten Höh' der Tagereise" steht, kommt die Amme heim, doch auch jetzt kann Julia nach so langem Harren auf ihre wiederholten Fragen noch nicht das entscheidende Wort aus ihr herausbringen. Die steten Pausen in ihrer Rede, das fortwährende Abspringen vom eigentlichen Gegenstande, das Klagen über Ermüdung, die vielen Nebendinge, die sie vorbringt, spannen das arme Kind vollends auf die Folter, und man glaubt fast in dem meisterhaft dargestellten Auftritt die von Minute zu Minute immer ungestümer werdenden Herzschläge Julias zu vernehmen, bis endlich die Freude der bestätigten Erwartung den zurückgedrängten Gedanken die Schleusen öffnet. Der ganze Vorgang muß bei Julia eine um so lebhaftere Färbung annehmen, als in ihren Adern südlichheißeres Blut rinnt, wie bereits die erste lebhafte Begegnung mit Romeo und der so schnell geschlossene Bund verraten. — So fänden sich also so ziemlich alle vier maßgebenden Umstände hier vereinigt vor.

§ 10. Hoffnung — Besorgnis — Überraschung.

Diese drei Gemütszustände schließen sich alle mehr oder weniger an die Erwartung an. Die beiden erstern hängen mit ihr so eng zusammen, daß man sie nur als zusammengesetzte Formen derselben ansehen und die eine als freudige, die andere als bange Erwartung bezeichnen kann. Überrascht fühlt man sich aber immer dann, wenn sich plötzlich etwas ereignet, was man eben jetzt nicht erwartete, oder wovon man das Gegenteil erwartet hat. In letzterem Falle kann man wieder freudig oder schmerzlich überrascht werden, je nachdem statt des befürchteten Wehes Wohl, oder statt des erhofften Wohles Wehe eintritt.

Die Hoffnung kann man mit Domrich kurz als „ein zuversichtliches und freudiges Erwarten" bezeichnen. Sie ist nämlich eine Erwartung, wobei man sich von dem im voraus angenommenen Erfolge eine Lust verspricht, die man schon vorweg (in der Einbildung) genießt, weil ja alle Erwartung, mithin auch die Hoffnung, der Wirklichkeit vorgreifend, sich das Künftige als bereits gegenwärtig vorstellt.

An der Hoffnung hat die Einbildungskraft noch weit mehr Anteil als an der gewöhnlichen Erwartung. Diese stellt dem Hoffenden das Erhoffte in den schmeichelndsten Farben dar und gefällt sich zumeist im Verschönern und Verklären, so daß dann die wirkliche Erreichung dessen, was er erhofft, dem Menschen gar oft nicht jenen Grad von Befriedigung verschafft, den er sich davon versprach.

Immer aber bleibt die Hoffnung eines der wohltuendsten Gefühle, und wer nichts mehr zu hoffen hat, für den hat das Leben hinfort wenig Reiz. Die Hoffnung tut einmal schon darum so wohl, weil sie ein sanftes Gefühl ist, das uns hinlänglich und länger anhaltend zu beschäftigen vermag, ohne das Gemüt heftigen Flutungen auszusetzen; sodann auch deshalb, weil sie entweder von dem Bewußtsein der eigenen Kraft oder von dem Vertrauen, das man in fremdes Wohlwollen setzt, getragen ist. Das erstere aber erhöht das Selbstgefühl, das letztere richtet auf und beruhigt durch den Gedanken, daß wir nicht allein stehen, sondern daß es noch Herzen gibt, die sich um unser Wohl und Wehe kümmern. Beim Manne ruht die Hoffnung mehr auf der erstern, im weiblichen Gemüt mehr auf der letztern Stütze. Sie kann überdies auch einen ideellen Anhaltspunkt haben, auf dem Gedanken einer Hilfe „von oben" fußen und mit religiösen Gefühlen in Verbindung stehen, wie die Hoffnung auf ein besseres Jenseits, wobei sie dann meist in eine ruhig getragene, feierliche Stimmung übergeht. Auch kann mitunter die freudige Regung zuversichtlichen Erwartens, das lachende Gemälde künftigen Glücks, von leisen Zweifeln an der Gewährung unterbrochen werden und einen wehmütigen Anhauch erhalten, wobei dann eigentümliche Mischgefühle entstehen, die sinnige Dichter und große Tonsetzer so schön wiederzugeben verstanden, namentlich die Empfindsamen unter ihnen, wie Jean Paul und Spohr. Wird jedoch der Hoffende aus seinen süßen Träumen durch die Wirklichkeit unsanft aufgestört und enttäuscht, oder knüpft sich anderseits an das Erhoffte zugleich ein reges und dauerndes Interesse, ja ein lebhaftes Begehren, dann geht die Hoffnung zuerst in tiefe Trauer, sodann in Sehnsucht über.

Das Widerspiel der Hoffnung ist die Besorgnis, d. h. die phantasiemäßige Vorwegnahme eines zukünftigen Erfolgs und zugleich der uns von ihm drohenden Unlustgefühle.

Die Einbildungskraft ist hier ebenso tätig wie bei der Hoffnung, nur daß sie im Bilde der Zukunft nicht wie dort helle Lichter, sondern grelle Schlagschatten aufträgt oder grau in grau malt. Wie die Hoffnung uns das vorweggenommene Wohl verschönert, so stellt die Besorgnis wegen des vorweggenommenen Wehes die Dinge meist übler dar, als sie sich hinterher erweisen. Mit der Hoffnung tritt ihrer Natur nach das Kraftgefühl in Verbindung, dagegen gesellt sich zur Besorgnis gern das Gefühl der Ohnmacht, infolgedessen sie dann leicht in die Affekte des Bangens und Zagens übergeht. Ein siecher Leib, ein krankes Gemüt, vielfach erlebte Täuschungen, eine drückende und unsichere äußere Lebensstellung, große Umwälzungen im gesellschaftlichen Leben u. dgl. mehr bilden besonders den Boden, dem die Besorgnisse üppig entkeimen. Abhärtung, körperliche wie seelische, gewecktes Selbstgefühl, kluge Berechnung der Umstände und gläubiges Vertrauen können sie dagegen in engere Grenzen bannen.

Was endlich die Überraschung anlangt, so kann man Anstand nehmen, sie als Gefühl zu bezeichnen, und sich veranlaßt finden, sie vielmehr zu den Affekten zu zählen; denn die genaue Grenzscheide zwischen Gefühl und Affekt läßt sich leichter im allgemeinen bestimmen, als in besonderen Fällen genau angeben. Wie beinahe jedes Gefühl, so kann auch die Überraschung in einen Affekt auslaufen. Das geschieht jedoch erst dann, wenn sie zugleich das leibliche Leben, und zwar das Gefäß-, Nerven- und Muskelgebiet, in beträchtliche Mitleidenschaft zieht. Ehe sie jedoch diese Stufe erreicht, können wir sie immerhin für ein Gefühl erklären, und zwar für ein Gefühl, das durch den unvermittelten Eintritt von etwas Unerwartetem oder Anderserwartetem entsteht.

Immer wird man nur durch das überrascht, worauf man im Augenblick nicht gefaßt war, mag es nun eine grundlose Reproduktion (eine freisteigende Vorstellung) sein, die uns plötzlich aufstößt, und bei der wir uns unwillkürlich fragen: wie kommt mir der Gedanke eben jetzt? oder mag sich uns ungesucht eine ungewöhnliche Wahrnehmung aufdrängen.[1] Die ungewöhnliche Erscheinung, die uns überrascht, übt immer einen Stoß auf die eben ablaufenden Vorstellungen aus, verzögert sie oder hält sie sogar auf, wenn auch nur für einen Augenblick. Alle Überraschung hat daher zunächst, vermöge ihrer hemmenden Einwirkung, den leichten Anflug eines Unlustgefühls. Wird nun aber der Stoß ausgeglichen durch die nachfolgende innere Sammlung und innere Aneignung (Apperzeption) des anfänglich Unbegriffenen, dann bleibt es beim bloßen Gefühl; verrückt er jedoch das Gleichgewicht der Vorstellungen für längere Zeit und in solchem Grade, daß dann weiter auch eine Abänderung der Zustände des leiblichen Lebens (Unregelmäßigkeit des Herzschlags, Blässe und fliegende Röte, Streckung der Muskeln usw.) eintritt, dann ist das Gefühl bereits in einen Affekt übergegangen.

Ist dann das, was uns unvorbereitet begegnet, völlig neu, so daß wir nicht wissen, was wir daraus machen sollen, oder regt es nur sehr unbestimmte Vermutungen an, die sich untereinander für sich bestehen lassen, ohne sich sonderlich zu fördern oder zu hemmen, dann ist zunächst ein Gemütszustand da, der sich als eine Art Beklemmung, unter Umständen als Verlegenheit, vielleicht auch als Scham, bei wachsendem Unvermögen des Zurechtfindens als Staunen, bei besonders starkem Eindruck als Bestürzung kundgibt. Schon diese bringt die Vorstellungen zum augenblicklichen Stillstehen; nur sammeln sie sich in einiger Zeit wieder. Werden aber vollends die eben ablaufenden Vorstellungen durch das unerwartete Ereignis plötzlich gegen die Schwelle des Bewußtseins herabgetrieben und dieses zeitweilig entleert, dann ist nicht mehr Überraschung, sondern Schreck da, und sobald durch das fürchterliche Ereignis das eigene Dasein oder das einer uns nahestehenden Person unabwendbar bedroht scheint, geht er in Entsetzen, bei Einmischung des Abenteuerlichen und Geheimnisvollen in Grauen über. Die letztgenannten Zustände sind sämtlich Affekte; sie werden hier eigens erwähnt, um die ungemeine Beweglichkeit des Gemütslebens und dessen kaum verfolgbare Übergänge und Schattierungen, deren schon die Einleitung gedachte, näher anzudeuten.

[1] Desdemonas Weidenlied und ihre Erinnerung an das längstvergessene Bärbchen (Othello IV, 3) ist ein Beispiel für derartige „freisteigende" Vorstellungen. Sie kommen besonders in großen Gemütskrisen, und an der Schwelle einer solchen steht eben Desdemona.

Was den Ton des eben besprochenen Gefühls betrifft, d. h. den Umstand, ob sich die Überraschung als eine angenehme oder unangenehme, freudige oder schmerzliche herausstellt, so richtet er sich nach dem Verhältnis des unvorbereiteten Eindrucks zu den eben vorhandenen Vorstellungen, nach etwaigen Erwartungen, Wünschen, herrschenden Neigungen, Strebungen, ja sogar nach Grundsätzen eines Menschen.

Freudig fühlen wir uns überrascht, wenn etwa eine bedenkliche Angelegenheit durch unvermuteten Wechsel der Verhältnisse plötzlich eine bessere Wendung nimmt, als wir zu hoffen wagten. So ist z. B. Alba in Goethes Egmont freudig überrascht, als er letzteren, an dessen Kommen er fast zweifelte (denn der konnte ja, von seinem die Falle ahnenden Freunde Oranien hinlänglich gewarnt, gleichfalls ausbleiben), endlich in den Schloßhof hereinsprengen sieht.

Schmerzlich überrascht dagegen ist jemand, den wie ein Blitz aus heiterm Himmel ein unerwartetes Ungemach trifft, etwa die Nachricht vom Tode eines Freundes, mit dem er vielleicht noch an demselben Tage gesprochen hatte, und den er völlig gesund verließ; oder wer sich einer trügerischen Hoffnung überließ und sich mit einem Male getäuscht sieht — kurz, wer da Wehe findet, wo er Wohl erwartete. So ist Egmont schmerzlich überrascht, als er, zu einer vorgeblichen Staatsberatung geladen und sich als Prinz, als Liebling des Volkes, nicht minder endlich durch die Satzungen des Toison-Ordens für geschützt und darum unantastbar haltend, plötzlich von Alba für gefangen erklärt wird. — Noch schmerzlicher überrascht ist aber der unglückliche Ödipus, der, in Anbetracht seiner Familienverhältnisse wie mit Blindheit geschlagen, sich lange in Sicherheit gewiegt hatte und nun plötzlich zur schrecklichen Erkenntnis gelangt, der Urheber von all dem Wehe, das über Theben und sein Königshaus gekommen, sei niemand anders als er selbst! Diese Überraschung ist um so einschneidender, als sich zu ihr noch das sittliche Verdammungsurteil gesellt.

Bei der Hoffnung finden wir die wohltuende Wirkung besonders darin, daß sie den Menschen aufrichtet und sein Selbstgefühl erhöht. Diese aufrichtende Wirkung übt die Hoffnung nicht bloß im bildlichen, sondern im eigentlichen Sinne des Wortes aus, und wie geistig, so auch körperlich und im Gesichtsausdruck. Sie belebt die Muskeln und richtet das Haupt empor. Geistreich sagt in dieser Hinsicht Domrich: „Die Hoffnung ist nur die nachgeborene Schwester der Freude, aber sie ist auch beständiger, ihr mildes Feuer erwärmt, und ihr belebender Hauch erfrischt und kräftigt"; — „von Krankheit Erschöpfte und vom Kummer Gebeugte werden durch sie im eigentlichen Wortsinn wieder aufgerichtet." — „Die Natur hat sie tief in unsere Brust gepflanzt, der Mensch hofft, solange er lebt, und ‚noch am Grabe pflanzt er die Hoffnung auf'."

Die Vorwegnahme der Hoffnung, d. h. ihr Verfahren, das Ziel irgend welcher Wünsche als erreicht zu erblicken und den glücklichen Erfolg von Willensbestrebungen im voraus anzunehmen, ihr Flug über Zeit- und Raumesschranken hinaus, die sich ihr beigesellende, die wirklichen Verhältnisse verschönernde und verklärende Einbildungskraft, sowie die aufrichtende und das Selbstgefühl stärkende Wirkung können nicht geistreicher bezeichnet werden, als dies Shakespeare in seinem Richard III. in den herrlichen zwei Verszeilen (V, 2) getan:

„Hoffnung ist schnell und fliegt mit Schwalbenschwingen;
Aus Kön'gen macht sie Götter, Kön'ge aus Geringen."

Der Flug „mit Schwalbenschwingen" in der ersten Zeile bezeichnet trefflich das Vorwegnehmen der Hoffnung, das Vorauseilen in die Zukunft und Überfliegen der Gegenwart, während die zweite Verszeile die aufrichtende und das Selbstgefühl namhaft erhöhende Macht der Hoffnung andeutet. — Die Wirkung dieses schon an sich schönen Bildes ist im Zusammenhange der Darstellung noch durch den Umstand gesteigert, daß diese Worte eben dem Richmond in den Mund gelegt werden, der wie die Schwalbe (die Frühlingsverkünderin) seinem Lande „nach rauhen Winterstürmen Yorks" als Retter und Befreier und als Verkünder einer bessern Zukunft naht.

§ 11. Die Gemütslage des Zweifelnden.

Hier haben wir nicht so sehr den theoretischen Zweifel (das Grübeln des Forschers) im Auge, als vielmehr den praktischen, innerhalb des konkreten Lebensgebiets sich äußernden und in seinen Windungen leichter verfolgbaren, der sich vorzüglich darauf bezieht, ob diese oder jene Wendung der Dinge eintreten, ob diese oder jene Willensentschließung zu unserm Heil ausschlagen, ob die unsere Geschicke beeinflussende Gesinnungs- und Handlungsweise andrer sich lauter erweisen werde oder nicht, u. dgl. mehr; obgleich ähnliches, wie wir weiter schildern werden, auch im Gemüte desjenigen vor sich gehen kann, der mit sich selbst über wichtige Grundfragen nicht einig zu werden vermag und sich so in einem peinigenden Zwiespalt befangen fühlt, wie z. B. Faust.

Auch die Gemütslage des Zweifelnden hat manche Ähnlichkeit mit der, die entsteht, wenn jemand irgend etwas gespannt erwartet. Auch der Zweifel nimmt etwas vorweg, ebenso wie die Erwartung; auch in ihm liegt etwas Fragendes. Der Unterschied aber besteht darin, daß der Erwartende einen bestimmten Ausgang irgend einer Sache in seinen Gedanken festhält, während der Zweifelnde zwischen mehreren ihm als gleich möglich erscheinenden Ausgängen und Lösungen einer verwickelten Angelegenheit unschlüssig hin und her schwankt. Man könnte so den Zweifel als eine Erwartung bezeichnen, die sich in zwei oder mehrere Endglieder spaltet. Das deutet schon die Rücksicht auf die Abstammung des Wortes (zweifeln, d. i. zwei oder mehrere Fälle in Gedanken als gleich möglich setzen) im Deutschen wie im Lateinischen und Griechischen an.

Schärfer läßt sich die Begriffsbestimmung in folgender Weise fassen: Der Zweifel ist das Gefühl des Unentschiedenseins, welcher von mehreren als gleich möglich gedachten Ausgängen einer Sache sich denn endlich als der wirkliche erweisen werde.

Es wären nun zuvörderst die Bedingungen seines Ursprunges anzugeben, dann der innere Vorgang näher zu zergliedern.

Die Bedingungen seines Entstehens sind folgende:

Erstens darf der unsichere Ausgang einer Sache nicht, wenigstens nicht unmittelbar und vorherrschend, unserer eignen Willenstätigkeit anheimgegeben sein. Denn der Zweifel wurzelt ja ganz besonders in dem Gedanken der möglichen Abweichung zwischen unserm innern Voraussetzen und dem äußern Verlaufe der Dinge.

Zweitens zieht der Zweifel ebensosehr seine Nahrung aus mannigfachen, früher unter gleichen oder doch verwandten Umständen gemachten Erfahrungen über das Fehlschlagen unserer Hoffnungen, das Vereiteltwerden unserer Wünsche, das Getäuschtwerden auch der zuversichtlichsten Erwartungen; denn alles dies erzeugt in uns den Gedanken, daß die Dinge nicht immer so kommen, wie wir erwarten, sondern oft eine ganz entgegengesetzte Wendung nehmen, und gerade dieser Gedanke hat in der Seele des Zweifelnden das Übergewicht.

Die Harmlosigkeit der Unschuld, die heitere Sorglosigkeit der unerfahrenen Jugend schließen den Zweifel mehr oder minder aus. Ohne Rücksicht auf die Wirklichkeit baut diese ihre Luftschlösser, gibt sich den kühnsten Hoffnungen zuversichtlich hin, öffnet jedem ihr Herz und sucht hinter jedem lächelnden Antlitz ein wohlwollendes Gemüt. Erst die Täuschung ernüchtert sie und weckt in ihr Vorsicht und Zweifel. Glücklich, wenn nur der scharfe Dorn der ersten Täuschung sich nicht zu sehr festsetzt und das frühere unbedingte Vertrauen nicht in herrschendes Mißtrauen umschlägt. Schön hat dieses harmlose Vertrauen, das keinen Zweifel an der Gesinnung andrer kennt, Shakespeare im König Johann an dem mit besondrer Liebe gezeichneten Prinzen Arthur veranschaulicht. Gehegt und gepflegt unter den Fittichen der Mutterliebe (deren Reichtum und tiefe Innerlichkeit bei Konstanze namentlich der erhabene vierte Auftritt des III. Aufzugs ganz enthüllt), war bisher von diesem jungen Prinzen jeder Anhauch der rauhen Wirklichkeit ferngehalten worden; er, der bisher nur Liebe und Aufopferung kennen gelernt hatte, ahnt daher gar nicht, daß es in der Welt Trug, Lüge, Verrat geben könne, und ist selbst dem harten Schergen seines Oheims, dem Gefängniswärter Hubert, mit einer seltenen Zärtlichkeit und einem unbegrenzten Vertrauen zugetan, bis die schauerlich ergreifende Blendungsszene (IV, 1) ihm die Augen, die er eben verlieren sollte, öffnet. Diese eine schreckliche Enttäuschung aber genügt für Arthur, um allen Versicherungen Huberts (in dem das begabte Kind das schlafende Gewissen geweckt): „daß er ihm für den Reichtum aller Welt fortan kein Leid mehr antun wolle," nie wieder zu trauen und sein Heil lieber in einer halsbrecherischen Flucht zu suchen. — Anders ist's beim erfahrenen Manne, der durch die Schule des Lebens gegangen, und dessen Geist durch manche Schmerzen der Täuschung, durch das Scheitern manches wohlbedachten Planes gezeitigt ward: der bleibt in kritischen Lagen, auch wenn er alles getan, um sich den Erfolg zu sichern, nichtsdestoweniger leicht dem Zweifel zugänglich. Daher erwidert der doch so mächtige Alba, als zur Ausführung seines Planes bereits die umfassendsten und wohlberechnetsten Anstalten getroffen sind (Egmont IV), die Worte Sylvas: „Schon seh' ich mit Freuden deinen Anschlag ausgeführt," mit der bezeichnenden Äußerung: „Ich freue mich nur über das Geschehene, und auch über das nicht ganz, denn es bleibt immer noch, was zu denken und zu sorgen gibt."

Betrachten wir nun näher, was in der Seele des Zweifelnden vorgeht.

1. Wie schon die Worterklärung andeutet, spaltet sich dem Zweifelnden der Ausgang einer innerlich ablaufenden Reihe von Vorstellungen (in dem ein äußeres Ereignis vorgebildet erscheint) in zwei, mitunter auch mehrere Endglieder. Er fragt sich nämlich innerlich: wird der Ausgang dieser Sache *x* oder *y* oder vielleicht *z* sein?

2. Alle diese Endglieder kommen nun abwechselnd und rasch hintereinander zum Steigen, je nachdem für das eine oder das andre Hilfsvorstellungen auftauchen, die es heben und wahrscheinlich machen. Vermöge dieser Hilfen, die in der Reproduktion ähnlicher Fälle begründet sind, ist bald *x*, bald *y*, bald *z* im Bewußtsein gehoben. Bald erscheint dem Zweifelnden das eine, bald das andre als der mutmaßliche Ausgang der Sache.

3. Da aber die einzelnen Endglieder (*x*, *y*, *z*), wie die Glieder eines disjunktiven Urteils, wie: *A* ist entweder *b* oder *c* oder *d* (denn auch der Zweifel setzt ein Entweder — Oder), sich gegenseitig ausschließen, da mithin die Wahrscheinlichkeit des einen zur Unwahrscheinlichkeit des andern wird, so drückt das eben durch Hilfen begünstigte Endglied das andre, oder, wo deren, wie in unserm Beispiel, drei sind, die beiden andern gegen die Schwelle des Bewußtseins herab, diese aber wirken zurück und streben ihrerseits, sich zu behaupten.

4. Ist schon dieses stete Schwanken, das abwechselnde Steigen des einen, das Sinken der andern Endglieder, ungemein beunruhigend, so ist es vollends der weitre Umstand, daß es in der Seele des Zweifelnden auch Zeitpunkte gibt, wo sich die verschiedenen entgegengesetzten Glieder trotz ihres Gegensatzes zugleich ins Bewußtsein drängen; jedes sucht sich neben und gegenüber dem andern zu behaupten (was bei der Einheit und Einfachheit der Seele unmöglich ist), und bildet so erst recht die Grundquelle der innern Pein.

Letzteres hat seinen Grund darin, daß die verschiedenen Glieder ungeachtet ihres Gegensatzes doch wieder eine Verbindung bilden und durch ein gemeinsames Band zusammengehalten werden. Dieses liegt in dem sich gleichmäßig an jedes Endglied anknüpfenden Nebengedanken, es könne das eine ebensogut wie das andre (oder die andern) sich verwirklichen. Durch diesen Nebengedanken getragen, drängen sich bisweilen gleichzeitig alle herbei, und es kann, wenngleich augenblicklich das Steigen des einen Gliedes erfolgt, doch nicht die Hemmung der andern vollständig und auf die Dauer gelingen.

Dadurch kommt ein Zwiespalt, eine Zerklüftung in das Gemütsleben, und der Druck und Gegendruck der sich befehdenden Vorstellungen dauert so lange, bis durch die Wahrnehmung (oder beim Zweifel innerhalb des abstrakten Gebiets des Denkens durch Auffindung eines die Gegensätze versöhnenden Mittelbegriffs), die vermöge ihrer siegenden Gewalt durchdringt, ein bestimmtes Glied unter den Endgliedern entschieden bestätigt wird, worauf dann erst die andern entschieden sinken, und sich gleichzeitig das Gefühl einer Erleichterung, eines Freiwerdens von schwerem Drucke bemerklich macht (daher das in Hamlet aufblitzende Lustgefühl nach dem Schauspiele; s. o. § 4).

Selbstverständlich wird auf der Seele des Zweifelnden ein um so größerer Druck lasten, je wichtiger der angezweifelte Gegenstand und je verwickelter die Lage ist, je mehr sich kreuzende Gegenreproduktionen drängen und das Urteil verwirren, endlich je länger die Entscheidung hinausgeschoben wird. In dieser Beziehung ist es denn auch sehr bezeichnend, daß der äußerste Grad des innern Zerwürfnisses, die Verzweiflung, ihren Namen vom Zweifel entlehnt.

Wie sehr der Zweifel das ganze Gemüt zu zerklüften und den Menschen in solcher Weise sich und seinen sonst befolgten Grundsätzen zu entfremden vermag, so daß er sich selbst nicht wiedererkennt, das zeigt die verheerendste aller Leidenschaften, die Eifersucht; denn der eigentliche Eiterpunkt und die ergiebige Quelle tiefreichender Seelenschmerzen ist hier eben der Zweifel an dem Edelsinn und der Treue einer Person, an die das Herz sich mit unlösbaren Banden gefesselt fühlt. Recht anschaulich führt uns dies Othello, jenes großartige, von Shakespeares Meisterhand bis ins kleinste ausgestaltete Seelengemälde vor; wir können daran diese Leidenschaft von dem ersten, leise aufdämmernden Verdacht bis zum letzten vulkanischen Ausbruche verfolgen, der Othellos und der Seinen Glück vom Grunde aus zerstört. Das einzige (III, 3), wie in der Übereilung gefallene Wort Jagos, „*das gefällt mir nicht*", ist der die wilde Glut in der Seele Othellos entzündende Funke. Das eine Wort reicht hin, Verdacht zu erregen, und der gewandte Heuchler weiß diesen Verdacht trefflich zu schüren und zu nähren, so viel Scheingründe beizubringen, die Umstände so auszubeuten, daß ihm Othello endlich Glauben schenkt. *Aber* die so festgewurzelte Liebe zu Desdemona, von der er selbst bemerkt, wenn er sie nicht mehr liebe, „dann kehrt das Chaos wieder", zu Desdemona, die er (wie er *nach* der schrecklichen Tat [V, 2] äußert) nicht um „eine zweite Welt, aus einem einzigen, reinen Chrysolith erschaffen", hingegeben hätte, die Anmut ihrer Erscheinung, ihre kindliche Unbefangenheit, dieses natürliche Zeugnis der Unschuld, die Erinnerung an die Vergangenheit, alles das will in einzelnen Augenblicken den Jago als Lügner und Verleumder brandmarken. In dieser Stimmung ruft er: „Ist diese falsch, dann macht der Himmel sich selbst zu Spott! *Ich will's nicht glauben.*"

Dann gewinnen aber die abgefeimten Künste Jagos wieder die Oberhand über ihn, und der *Verdacht* steigert sich *für den Augenblick zur Überzeugung*; da rechnet er ab mit Glück und Seelenfrieden. — Gleich darauf regen sich jedoch *wieder Zweifel* gegen *Jagos* Ehrlichkeit; er sieht in ihm einen Schurken, der ihm das Teuerste entweiht, und vergreift sich an ihm.

Dieses Zweifeln, dieses stete *Hin- und Hergeworfenwerden infolge unvereinbarer Gegensätze* ist's, was ihn förmlich auf die Folter spannt und verödet. Der *Knotenpunkt* des Ganzen liegt darum (III, 3) in der Stelle, wo Othello in die Worte ausbricht:

„Bei Gott!
Ich denk', mein Weib ist treu, und denk' es nicht;
Ich denke, du bist brav, und denk' es *nicht*;
Ich will Beweis. Ihr Name, einst so hell
Wie Dianens Antlitz, ist nun schwarz und rußig
Wie mein Gesicht. — Wenn's Messer gibt und Stricke,
Gift, Feuer, oder Ströme zum Ersäufen,
Ich duld' es nicht. O, *hätt' ich doch Gewißheit!*"

Nur in *diesem ewigen Zweifel*, in diesem Stoß und Gegenstoß entgegengesetzter Vorstellungen, dem der Stoß und Gegenstoß entgegengesetzter Affekte folgt, hat die *geistige Zerrüttung Othellos* ihren Sitz und Grund. Sein durch die immerwährenden Gemütserschütterungen verdunkelter Verstand läßt ihn so sich immer tiefer und tiefer in dem teuflischen Netze Jagos verstricken, und nun ist sein und Desdemonas Schicksal entschieden.

Othellos Seele hat wie eine Ellipse zwei Brennpunkte: Liebe und Feldherrnruhm. Ist erst eines dahin, bricht auch das andre bedeutungslos zusammen. Daher Schmerzensausbruch (III, 3):

— — „O nun auf immer
Fahr' wohl des Herzens Ruh'! Fahr' wohl mein Friede!
Fahr' wohl, du wallender Helmbusch, stolzer Krieg,
— — — — — — — — — — — —
Fahr' wohl! Othellos Tagwerk ist getan!"

§ 12. Die Langeweile.

Auch die Langeweile hängt mit der Erwartung zusammen, und zwar einmal schon deshalb, weil sie aus lange hingehaltener Erwartung entspringt, sodann auch, weil sie mit der Erwartung trotz mancher Verschiedenheit doch auch Gemeinsames hat.

Das Gemeinsame besteht darin, daß beiden, dem Gelangweilten sowie dem etwas mit regem Interesse Erwartenden, die (äußere) Zeit viel zu langsam verfließt; beide zählen jede Minute; dem freien Ablauf der Vorstellungen wird hier wie dort Gewalt angetan von außen. Darum regt sich auch in beiden die Ungeduld. Aber näher besehen ist der Druck, der auf demjenigen lastet, der irgend ein Ereignis mit Ungeduld erwartet, wohl zu unterscheiden von dem Drucke, der den Gelangweilten beengt.

Es drückt erstens den Erwartenden das Vermißte. Daß er die vorweggenommene Zukunft nicht schnell genug zur Gegenwart machen kann, verdrießt ihn; dem Gelangweilten dagegen macht es Verdruß, daß er aus der gegenwärtigen Lage sich nicht schnell genug befreien kann.

Sodann ist hervorzuheben, daß, wenn auch beide weiter streben, doch ihr Streben wesentlich verschieden ist. Der Erwartende steuert mit seinen Gedanken auf einen ganz bestimmten Punkt los, auf das Endglied einer im Ablauf begriffenen Reihe, d. h. auf den mutmaßlichen Ausgang einer Sache. Mit der Erwartung verknüpft sich deshalb gewöhnlich ein Verlangen. — Anders bei der Langeweile. Die Gedanken des Gelangweilten nehmen keine so genau bestimmte Richtung, sie schweifen vielmehr ins Unbestimmte. Auch hat er keinen positiven Wunsch wie der Erwartende, sondern vielmehr den negativen, in dieser ihm lästigen Lage nicht länger zu verbleiben. Hier also regt sich vorherrschend ein Verabscheuen.

Endlich ist nicht bloß die Art, sondern sozusagen auch die Breite des Druckes bei beiden verschieden. Bei der Erwartung trifft der Druck nur eine Vorstellungsreihe, nämlich die ältere, reproduzierte, für die die Bestätigung des Vorweggenommenen durch die erwartete Wahrnehmung viel zu lange ausbleibt. Bei der Langeweile aber verbreiten sich Druck und Hemmung zeitweilig über das ganze Seelenleben; mindestens treffen sie alle die Gedankengruppen, die, wenn die lästige Lage nicht da wäre, sich unbehindert würden entwickelt haben. (Man kann sagen, die Langeweile verursache dem Seelenleben sowohl *lucrum cessans*, als *damnum emergens*; das von außen Dargebotene vermag man sich nicht anzueignen; seinen eignen, von innen herzuströmenden Gedanken kann man aber auch nicht nachgehen wegen der äußern Störung.)

Nach diesen Andeutungen bestimmen wir die Langeweile als dasjenige Unlustgefühl, das aus der Unangemessenheit der äußern Eindrücke entspringt, mag sie nun im Inhalt, in der Menge oder im Zeitmaß der Eindrücke liegen.

Merkwürdig ist bei diesem Unlustgefühl, daß es aus zwei völlig entgegengesetzten Ursachen hervorgeht: aus der Massenhaftigkeit, Unfaßlichkeit, allzu raschen Folge des Dargebotenen eben so gut, wie aus der Leere, Dürftigkeit, Alltäglichkeit und schleppenden Langsamkeit. — Den Menschen langweilt somit alles, was hoch über oder tief unter seinem geistigen Gesichtskreise liegt, ferner alles, was ihm einen rascheren Gedankenlauf zumutet, als dessen er der Regel nach fähig ist, aber auch alles, was seinen Gedankenlauf ungewöhnlich verzögert. Jeder Mensch hat nämlich ein ihm eigenes durchschnittliches Zeitmaß des Vorstellungslaufs, und dieses Zeitmaß ist körperlich bedingt durch den eigentümlichen Bau und die Lebensentwicklung seines Gehirns, seelisch dagegen durch die größere oder geringere Summe erworbener Vorstellungen und deren mehr oder minder vollkommene Verbindung (Assoziation und Verwebung). — Was ihm nun einen schnellern Gedankenlauf zumutet, als dessen er nach seinem Bildungstande fähig ist, das überspannt und erschöpft ihn; was ihm dagegen eine langsamere Gedankenbewegung (als seine gewohnte) aufnötigt, spannt ihn ab und weckt in ihm eine Art geistigen Ekels. Im einen wie im andern Falle zeigt sich immer eine geistige Ebbe, nur im erstern nach kurzer Flut, im zweiten sogleich. Hier wie dort ist die Herabsetzung des Seelenlebens auf ein ganz geringes Maß die Quelle der Unlust. Sonach lassen sich zwei Arten der Langeweile unterscheiden:

I. Langeweile der ersten Art tritt ein, wenn des Neuen zuviel geboten wird, so daß es von den Vorstellungsmassen, die ihm von innen entgegenkommen, nicht aufgenommen und nicht verarbeitet werden kann, oder wenn die Folge in dem Dargebotenen eine viel zu rasche ist, so daß man über dem einen das andre fallen lassen muß und den Zusammenhang verliert, das Dargebotene nicht zu fassen, sich darin nicht gehörig zurechtzufinden vermag. In diesem Falle entsteht ein Gefühl, das auf körperlichem Gebiet seine entsprechende Parallele am Schwindel hat und von diesem (namentlich bei nervösen Personen) auch mitunter wirklich begleitet sein kann. (Man denke z. B., jemand werde durch eine Bildersammlung von vielen Zimmern und Sälen rasch hindurchgeführt, ohne sich bei den einzelnen Gemälden eingehend aufhalten zu können. Durch diese bunte Jagd von Gestalten und Farbeneindrücken, die ihm durch die Seele ziehen, wird er zuletzt völlig betäubt und schwindlig werden.)

Das Quälende dieser Art Langeweile besteht zunächst in dem fortwährenden Abreißen des Gedankenfadens. Es werden nämlich in uns bei derartiger allzu rascher Folge des Dargebotenen eine Menge von Vorstellungen angeregt, aber sogleich wieder durch die nachfolgenden verdrängt. Ehe sich eine Gedankenverbindung gehörig bilden kann, wird sie schon wieder abgebrochen, und nur Bruchstücke des Früheren verbinden sich mit solchen des Späteren. Es kommen vielleicht mitunter einzelne Punkte, bei denen man gern verweilen möchte; es beginnt vielleicht zeitweilig das Verständnis einzelner Teile in uns aufzudämmern, aber die nachdrängende Flut des Neuen zwingt uns, jene Gedanken wieder fallen zu lassen, und wir haben abermals den Zusammenhang und mit ihm das Verständnis der Sache verloren.

Das jeden Augenblick vorgespiegelte Zurechtfinden, das im nächsten wieder vereitelt wird, das gezwungene Abbrechen unsrer Gedanken hat endlich ein Nachlassen der Aufmerksamkeit und ein völliges Verzichten auf das, was uns weiter geboten werden mag, zur Folge. Die längere Zeit hindurch vergeblich versuchte Sammlung endet mit Betäubung, Schwindel und Leere. Es bleibt am Ende nichts zurück, als das Bewußtsein innerer Anstrengung ohne Gedankengewinn.

II. Die Langeweile der zweiten Art entsteht, wenn uns das Dargebotene zu wenig beschäftigt, wenn wir uns von einem Gegenstande (sei es ein Ereignis, ein Schauspiel, ein Buch, eine Gesellschaft usw.) im voraus mehr geistige Anregung versprochen haben, als er hinterher bietet; wenn wir eine lange Rede, die alles innern Gehaltes bar ist, oder eine uns bis zum Überdruß bekannte Geschichte in allen ihren Einzelheiten anstandshalber immer wieder anhören oder einer leeren Zeremonie lange beiwohnen müssen. Diese Art Langeweile bemächtigt sich unsrer auch beim unvermeidlichen Warten im Vorzimmer, beim Anhören eines schleppend vorgetragnen Tonstückes, das ein lebhafteres, rascheres Zeitmaß verlangt; ebenso, wenn uns etwa bei einem dringenden Geschäftsgange, während wir keine Minute zu verlieren haben, eine lange Wagenreihe in die Quere kommt und uns am Weiterkommen hindert. In den letztern Fällen grenzt die Langeweile eng an die Ungeduld des Erwartenden, nur daß sie nicht spannend, sondern abspannend wirkt.

Bei dieser zweiten Art von Langeweile liegt der Grund der Unlust in der unserm Seelenleben aufgedrungenen langsamern Bewegung, sowie in der für den dargebotenen Stoff bereits abgestumpften Empfänglichkeit. Unsre vorwärts drängenden Gedanken, die bei Bekanntem, das uns natürlich wenig interessiert, immerfort aufgehalten werden, geraten je weiter, desto mehr ins Stocken. Diese Form hat eine gewisse Ähnlichkeit mit der Empfindung des Ekels, der vorzugsweise auch aus Übersättigung mit Unverdaulichem entspringt.

Für die eine wie für die andre Art der Langeweile finden sich klassische Beispiele in Goethes Faust. Langeweile, die an Schwindel grenzt, erfaßt allmählich den Schüler bei den Auseinandersetzungen des Mephistopheles (über die vier Fakultäten), die ihn mit einer Fülle von Gedanken überschütten und ihm schon wegen ihrer mitunter geheimnisvollen und stark mit Spott versetzten Form unverständlich sind. Das künden die beiseite gesprochenen Worte des Schülers:

„Mir wird von alle dem so dumm,
Als ging mir ein Mühlrad im Kopfe herum."

Langeweile der andern Art fühlt Faust, als der „trockne Schleicher" Wagner ihn aus seinen durch die Erscheinung des Erdgeistes angeregten und vorwärts stürmenden Gedanken herausreißt und durch ungelegene Fragen und Bemerkungen auf längst überwundene Standpunkte zurückwirft. Bezeichnend ist's hierbei, wie sich Fausts Überdruß in folgenden Worten Luft macht:

„Wie nur dem Kopf nicht alle Hoffnung schwindet,
Der immerfort an schalem Zeuge klebt,
Mit gier'ger Hand nach Schätzen gräbt
Und froh ist, wenn er Regenwürmer findet."

§ 13. Die Unterhaltung (Erholung).

Die Unterhaltung ist das Gegenteil der Langeweile; denn während letztere unsern Gedankenlauf ins Stocken bringt, versetzt ihn erstere in ungehemmten Fluß. Wir suchen sie dann, wenn wir von ernster Arbeit erschöpft sind, gerade deshalb, um nicht der lähmenden Langeweile anheimzufallen.

Soll uns nun eine Beschäftigung unterhalten, so muß sie unsere Vorstellungen leicht anregen, so daß sie fortan frei, ohne Anstrengung und ohne Stocken, sich entwickeln können.

Wir bestimmen deshalb die Unterhaltung als dasjenige Lustgefühl, das entsteht, indem unsere Gedanken von außen leicht angeregt und einige Zeit hindurch in mühe- und lückenloser Fortentwicklung erhalten werden. Wir könnten auch sagen, sie sei ein Lustgefühl der leichten, zwanglosen und dem zeitweiligen (leiblichen wie geistigen) Bedürfnisse angemessnen Beschäftigung.

Die Bedingungen ihres Entstehens ergeben sich aus ihrer Natur.

Erstens darf uns das von außen Dargebotene nicht völlig neu und fremd sein, denn das brächte eher Stockung, als einen regeren Fluß unseres Vorstellens hervor, und eben die Unfaßbarkeit des Dargebotenen und die Stockung des Vorstellungslaufs sind ja durch die Unterhaltung fern zu halten. Auch darf uns die Unterhaltung keine strengen, abstrakten Begriffsbildungen zumuten, denn sie sind immer mit einer gewissen Anstrengung verbunden, während die Mühelosigkeit einen Hauptanteil an der Unterhaltung hat. — Sie muß vielmehr den uns bekannten und geläufigen Vorstellungen einen Antrieb gewähren, neue, womöglich überraschende Verbindungen einzugehen. Daher unterhält sich jeder am liebsten mit seinesgleichen, denn da fehlt es nicht an Anknüpfungspunkten.

Zweitens. Diese neuen Verbindungen dürfen jedoch keine ständigen sein, die auf wesentlichen, innern Inhaltsbeziehungen der Vorstellungen beruhen, sondern vielmehr solche, die sich auf zufällige, äußere Assoziationen gründen, Verbindungen, wie sie die gaukelnde Einbildungskraft und der spielende Witz erzeugen. Die Unterhaltung darf uns ja nicht zumuten, uns in eine weitreichende Gedankenverbindung zu vertiefen, eine Sache bis zu ihrem letzten Ende zu durchdenken, denn nicht Sammlung und Vertiefung, sondern Wechsel, leichtes Fortgleiten von Vorstellung zu Vorstellung ist das Eigentümliche der Unterhaltung. Wir müssen daher die Freiheit behalten, den eben aufgenommenen Gedanken jederzeit wieder fallen zu lassen. Daher unterhalten leichte Witz- und Wortspiele, Rätsel, prickelnde Geschichten, denn sie sind Kinder des Augenblicks und beruhen auf einer Verbindung von Vorstellungen, die der Augenblick knüpft und wieder löst; sie reizen, aber sie fesseln nicht. Namentlich gleichen die Witzworte kleinen Blumen von starkem Geruch, aber kurzer Lebensdauer. Sie reizen nur, wenn sie zur rechten Zeit kommen, sich auf Personen oder Ereignisse beziehen, die gerade den Stoff des Tagesgesprächs bilden; später verlieren sie ihren Reiz.

Drittens. Der Wechsel des von außen Dargebotenen muß so unausgesetzt sein, daß uns keine Zeit gelassen wird, zwischen die einzelnen Glieder jener Reihe fremdartige, die Aufmerksamkeit und das Interesse ablenkende Gedanken einzuschieben. So vermag z. B. die interessanteste Erzählung aus dem Munde eines Stotternden, der jeden Augenblick stecken bleibt, nicht zu fesseln; wir ermüden durch die ewigen Pausen und denken allmählich an andere Dinge, hören nicht weiter zu. Sobald sich fremdartige Gedanken einschieben, ist es mit der Unterhaltung aus. Das geschieht, sobald einem, selbst in der angeregtesten gesellschaftlichen Unterhaltung, plötzlich der Gedanke kommt, er habe etwa ein Wort zur Unzeit gesagt, den oder jenen damit verletzt, ohne es zu wollen, einen Formfehler begangen u. dgl. mehr. Dann ist man nicht mehr mit der Gesellschaft, sondern mit sich selbst beschäftigt und der Faden der Unterhaltung für den Betreffenden abgerissen.

Viertens. Unsere Aufmerksamkeit muß endlich auch dadurch gefesselt werden, daß uns das bereits Dargebotene in einer steten (wenn auch keineswegs beunruhigenden) Spannung erhält in Bezug auf das, was noch kommen soll. Kurze Spannungen und rasche Lösungen, leichte Erwartungen und kleine Überraschungen vermögen am besten in uns das Lustgefühl der Unterhaltung zu erzeugen. So beruht z. B. die Wirkung der gelungensten humoristischen Vorlesungen des bekannten Satirikers Saphir nicht bloß in dem scharftreffenden Witz, sondern zugleich in der Unerschöpflichkeit, die, wenn wir den Gegenstand schon völlig ausgebeutet wähnen, immer wieder durch neue Gedankenwendungen überrascht. So unterhält ein Lustspiel (ja überhaupt jedes Schauspiel) nur, wenn der Dichter den Knoten der Handlung so geschickt zu knüpfen versteht, daß wir den endlichen Ausgang nicht vollständig vorauszusehen vermögen, sondern von Auftritt zu Auftritt in gespannter Erwartung erhalten werden, wie sich das Schicksal der Hauptpersonen endlich gestalten werde.

Wie das Wort Unterhaltung mehr die Form des besprochenen Lustgefühls bezeichnet, so bedeutet der sinnverwandte Ausdruck „Erholung" vielmehr dessen Wirkung, und, wie wir Unterhaltung der Langeweile, so stellen wir die Erholung, als eine mehr spielende, der Arbeit als einer ernsten, planvollen Tätigkeit gegenüber. — Die Unterhaltung heißt deshalb auch Erholung, weil sie auf Geist und Körper eine erfrischende Wirkung ausübt. Aus einer Gesellschaft, wo geistreiches Gespräch uns längere Zeit unterhalten hat, gehen wir wie verjüngt fort. Der Ausdruck Erholung ist insofern sehr bezeichnend, als er das Heraufholen der früher (sei es durch ernste, auf einen bestimmten Vorstellungskreis eng angewiesene Arbeit, sei es durch schwere Lebenssorgen) niedergehaltenen Gedanken andeutet.

Es gibt eine doppelte Art von Erholung: die abspannende und die erhebende. Der Unterschied dieser beiden liegt teils in ihrer Wirkung, teils in dem Gegenstande, mit dem sie sich beschäftigt.

Was zunächst die Wirkung anbelangt, so ist die abspannende Erholung eigentlich nur mehr negativer Natur. Den Körper betreffend, befreit sie uns von der Empfindung der Müdigkeit, seelischerseits dagegen von dem Drucke gegeneinander wirkender Vorstellungen und der (bei länger anhaltender Arbeit) immer schwerer werdenden Spannung der Aufmerksamkeit. Eben von diesem Nachlassen der Aufmerksamkeit, dem Ablassen von einer Gedankengruppe, für die die Empfänglichkeit bereits erschöpft ist, entlehnt die abspannende Erholung ihren Namen. Dem durch körperliche Arbeit Erschöpften wird die Ruhebank und ein Labetrunk schon Erholung sein, für den von geistiger Anstrengung Ermüdeten ist das bloße Ruhen nur ein Übergang, um den bereits abgenutzten, aber doch immer wieder auftauchenden Vorstellungen Zeit zum Sinken, andern, hiermit in keiner Beziehung stehenden dagegen freie Entwicklung zu gestatten. — Die erhebende Erholung übt nebenbei noch eine positive Wirkung. Sie befreit den Geist nicht bloß vom Drucke, sondern sie richtet ihn zugleich empor, erteilt dem Gehirn neue Spannkraft, schafft neue Arbeitslust.

Bezüglich des zweiten Punktes, des Gegenstandes der Beschäftigung, findet folgender Unterschied statt. Der Gegenstand der abspannenden Erholung ist an und für sich meist wertlos (man denke z. B. an das Kartenspiel). Man sucht ja dabei nichts andres als Zerstreuung; man will sich einmal, wie man im gewöhnlichen Leben sagt, dieses oder jenes „aus dem Sinn schlagen“, d. h. gewisse Gedanken los werden. Dieser Zweck kann durch einen Gang ins Freie oder unter Menschen, durch die Jagd, durch Gesellschaftsspiele, durch das Ansehen einer Posse u. dgl. mehr erreicht werden. Alles das sind Beschäftigungen ohne alle höhere Bedeutung, die sämtlich nur das niedere Gebiet des Geistes in Anspruch nehmen, wie Wahrnehmung, Reproduktion und allenfalls einen gewissen Grad gewöhnlichen Denkens. — Der Gegenstand der erhebenden Erholung hat dagegen immer einen gewissen Wert. Sie ist die Beschäftigung mit etwas, das uns nicht bloß zerstreut, sondern zugleich auch veredelt. Das Gemüt wird hier von höheren, ideellen Interessen in Anspruch genommen und der Geist durch die freie, zwanglose Tätigkeit nicht angestrengt. Eben deshalb weil sie neben den Sinnen und der Einbildungskraft auch die höhere Denkkraft, die Apperzeption und den auf der letztern beruhenden innern Sinn beschäftigt und Geist und Gemüt über das Gewöhnliche des Alltagslebens zu etwas Höherem emporhebt, kommt ihr der Name „erhebende“ Erholung zu.

In diese letztere Klasse gehören die von ethischen Beziehungen getragenen, stillen Familienfreuden, ein naturwissenschaftlicher Ausflug, ein durch geistreiches Gespräch gewürztes Mahl unter vertrauten Freunden, wenn es auch nicht gerade ein Sokratisches

Symposion ist, die von einer gewissen dichterischen Stimmung angehauchten Freuden des Landlebens, ein gehaltvoller Lesestoff, der briefliche Verkehr mit Gleichgesinnten über wissenschaftliche, künstlerische oder soziale Fragen, der Genuß der Künste und die schaffende Beteiligung daran, endlich selbst die religiöse Feier. — Bezüglich der letztgenannten könnte man vielleicht einwenden, sie stehe viel zu hoch, um in die Klasse der Erholungen eingereiht zu werden. Allein man muß sich nur gegenwärtig halten, daß für Hunderttausende, ja Millionen von Menschen, die die ganze Woche über seufzen unter dem „Joche der Notdurft" und geistlähmender Arbeit, die Sonntags- oder Sabbatfeier das einzige Band abgibt, das sie mit dem Übersinnlichen, Ewigen in Verbindung bringt, und so ist's denn ein ganz richtiger Ausfluß des praktischen Sinnes, der den Söhnen Albions in so hohem Maße eignet, daß in diesem so gewerbtätigen Staate Europas der Sonntagsfeier eine so große Aufmerksamkeit gewidmet wird.

Wie die Erholung (als ein formales Gefühl) überhaupt an keinen bestimmten Gegenstand gebunden ist, so kann auch ein und derselbe Gegenstand mitunter entweder nur zur abspannenden oder zugleich zur erhebenden Erholung dienen. Denken wir uns z. B. drei Spaziergänger. Ein Kaufmann, der bis zur Stunde am Arbeitstische gesessen, eilt nun hinaus ins Freie, sich seiner Ziffern und Geschäftsbücher zu entschlagen; sein Hauptzweck ist, Luft zu schöpfen, sich Bewegung zu machen. — Ein Zweiter geht hinaus mit dem sinnigen, für die Naturschönheit offenen Auge des Landschaftsmalers, und die durchwanderten Gebiete rahmen sich ihm zu lauter anmutigen Bildern für seine Mappe ein. — Einem Dritten endlich wird der Gang ins Freie zum wahren Tempelgang. Die Schönheit, Harmonie und bewundernswerte Zweckmäßigkeit, die die Natur im kleinen wie im großen allenthalben offenbart, wird ihm zur Brücke, die ihn zum ewigen Werkmeister des Weltalls emporträgt. Welchen Ausdruck solche Gefühle finden, wenn neben dichterischer Stimmung zugleich die bildende Kraft vorhanden ist, dafür geben manche Oden Klopstocks ein vorzügliches Beispiel. — Dem ersten dient der Gang ins Freie lediglich zur abspannenden, den beiden andern in verschiedenen Graden zur erhebenden Erholung.

Zweiter Abschnitt.

B. Die qualitativen Gefühle.

a) Die niederen oder sinnlichen Gefühle.

§ 14. Vorbemerkungen.

Zu den niederen Gefühlen rechnen wir solche, die in der sinnlichen, zu den höheren alle, die in der vernünftigen Natur des Menschen begründet sind. Die sogenannten niederen Gefühle wurzeln aber bloß in der sinnlichen Natur des Menschen, denn sie entspringen aus der Rückwirkung, die ein einzelner Sinnesreiz augenblicklich auf das Seelenleben ausübt. Diese Rückwirkung kann (sei es auch nur höchst vorübergehend) eine fördernde oder eine hemmende sein. Im ersteren Falle nennen wir den veranlassenden Sinnesreiz angenehm, im letzteren unangenehm; ja wir übertragen sogar den innern Vorgang, d. h. unsre günstige oder ungünstige Stimmung, auf die Gegenstände, die diese Stimmung veranlassen, und nennen dann die Gegenstände selber angenehm oder unangenehm, anziehend oder widrig.

Das im allgemeinen. Bevor wir uns aber in eine nähere Erörterung dieser Art von Gefühlen einlassen, sind noch einige besondern Bemerkungen vorauszuschicken.

Erstens wird es nicht überflüssig sein, hervorzuheben, daß eben diese Gruppe die größte Vorsicht in der Behandlung erheischt, denn gerade die sinnlichen Gefühle sind es, die auf der schmalen Grenzlinie von Empfindung und Gefühl stehen. Hier entspringt aus der Empfindung ein Gefühl verwandten Tons, und da sich der Übergang schnell und unmerklich vollzieht, kann man sich, wie dies auch oft geschehen,[1] leicht verleiten lassen, sinnliches Gefühl und Ton der Empfindung für eins zu halten.

Ton der Empfindung und sinnliches Gefühl sind aber ebensowenig eins, wie ein Ruf und der diesem anwortende Wider-

[1] Siehe Abschnitt III der Einleitung.

hall. Es sind zwei verschiedene Dinge, die sich verhalten wie das Vorangehende und das Nachfolgende. Auch läßt sich keineswegs der Ton von der Empfindung ablösen und als ein neuer, besonderer Zustand, nämlich als ein Gefühl betrachten. Vielmehr behält die Empfindung ihren Ton bei, und dieser spielt weiter in den Ton des Gefühls als dessen, wenn auch nicht alleiniger Hauptbestandteil über. Das sinnliche Gefühl könnte man deshalb den Widerhall der Empfindungen nennen, denn es ist der seelische Nachklang der Veränderungen, die durch die betonte Empfindung, aber nur durch diese (denn die unbetonte verläuft völlig spurlos) im Körper hervorgerufen sind und sofort abgeleiteterweise entsprechende Bewußtseinsveränderungen zur Folge haben.

Zweitens. Wenn von sinnlichen Gefühlen die Rede ist, so kommen füglich nur die subjektiven Wirkungen der Farben und Töne in Betracht, und zwar noch mit der Beschränkung, daß hier nur vereinzelte Farben- oder Tonwirkungen zu berücksichtigen sind. Denn wo es sich um Vereinigungen mehrerer Farben und Töne zu bestimmten Verhältnissen handelt, also etwa um das Zusammenstimmen oder den Gegensatz von Farben, um Ton-Konsonanz oder -Dissonanz, um den Unterschied von Moll- und Dur-Tönen, oder gar um Rhythmus, Melodie und harmonische Stimmführung, da befindet man sich schon auf einem ganz andern Boden, nämlich auf dem des ästhetisch Wohlgefälligen oder Mißfälligen.

Was aber ferner die Geschmacks-, die Geruchs- und die Tasteindrücke betrifft, so scheinen diese weniger geeignet zu sein, Gefühle und Gemütsstimmungen hervorzubringen, sondern nur, und zwar in selteneren Fällen, solche, die mit ihnen einmal bereits vergesellschaftet waren, zu reproduzieren. Sie wirken sodann genau genommen nicht an sich, sondern lediglich durch die Anklänge, die sie vermöge der sogenannten Ideenassoziationen in uns erwecken. Ein Beispiel mag dies beleuchten. Wenn etwa jemand durch den eigentümlichen dumpfen Geruch, der alten, vergilbten Büchern eigen ist, besonders angemutet wird, weil ihn dieser an eine Familienreliquie, an das Gebetbuch seines längstverstorbnen Großmütterchens erinnert und hiermit an diese selbst und weiter an ein ganzes Stück dahingeschwundener Jugendzeit, und wenn er nun der wohlig wehmütigen Stimmung, in die ihn diese Erinnerungen versetzen, sich mit einer Art von Ehrfurcht überläßt: so ist der ganze Vorgang nicht so sehr Wirkung dieses bestimmten Geruchs als solchen (der wirkt vielmehr als bloße Reproduktionshilfe), sondern vielmehr Wirkung aller der Erinnerungen, die dieser ohne sie ganz gleichgültige Eindruck wach rief. Jede andre Reproduktionshilfe, z. B. das zufällige Auffinden eines Stammbuchblattes oder einer Haarlocke der Verewigten, oder das Anstimmen eines ihrer Lieblingslieder hätte das gleiche vermocht. Andrerseits wird ein zweiter, dem derartige Erinnerungen fehlen, bei eben diesem Eindrucke gar nichts fühlen, weil ihm dieser Geruch gar nichts bedeutet. Aber selbst dann, wenn Gerüche, Geschmacks- und Tasteindrücke im stande wären, selbständig Gefühle zu erzeugen, so wäre doch der Umfang der letztern jedenfalls gering, von keiner besondern Bedeutung und verspräche für die Wissenschaft kaum eine erkleckliche Ausbeute.

Anders ist es mit den Farben und Tönen. Diese wirken viel unmittelbarer auf das Gefühl, namentlich die letzteren; denn sie reden sozusagen eine viel verständlichere Sprache, sind unterscheidbarer und nehmen leicht die Reihenform an. Gerüche und Geschmackseindrücke sind dagegen viel zu unbestimmt und flüchtig und keiner reihenweisen Verbindung fähig. Selbst die sehr bildungsfähigen Tastempfindungen spielen (wenigstens bei dem, der aller Sinne mächtig ist) doch nur eine untergeordnete Rolle.

Betreffs der Farben und Töne bemerkt Lotze[1], „daß auch die einfache Farbe eines Glases, ein einfacher Ton ohne Verbindung mit andern einen tiefen und lebhaften Eindruck auf das Gefühl zu machen vermag, und daß dieser Eindruck qualitativ mit der Natur der Farbe und der Höhe des Tones wechselt.“ Und was die einschneidendere Wirkung der Töne den Farben gegenüber betrifft, bemerkt Lotze[2] ebenso richtig: „Nie ist eine Farbe so wohltuend, wie schon ein Ton es sein kann“ — „die schreiendste Dissonanz der Farben wird wie eine objektive, zu mißbilligende Unschönheit, aber nie mit jenem Gefühle persönlicher Affektion empfunden, das die Mißklänge der Töne begleitet.“

Drittens. Endlich kann man sich auch nicht verhehlen, daß das bereits auf die Eindrücke der beiden edelsten Sinne beschränkte Gebiet der sinnlichen Gefühle noch dadurch eine weitere Verengerung erleidet, daß betreffs der Wirkung ver-

[1] a. a. O. S. 264.
[2] a. a. O. S. 243.

einzelter Töne uns keineswegs auch nur so viel und so verhältnismäßig genügende Tatsachen der Erfahrung vorliegen, wie dies hinsichtlich der Farbenwirkung der Fall ist. Der Grund dafür ist nicht schwer aufzufinden; er liegt wohl vorzüglich darin, daß wir eben höchst selten in eine Lage kommen, wo vereinzelte Töne auf uns wirken; wir vernehmen vielmehr stets schon Tonfolgen und Tongruppen, wobei also die einzelnen Töne nicht als solche, sondern bereits als Verhältnisglieder erfaßt werden; das aber ragt schon über das Gebiet der sinnlichen Gefühle hinaus. Die einzelnen Naturlaute, wie das Rieseln der Quellen, das Säuseln der Blätter, das Brausen der Sturzbäche, das Heulen des Windes u. dgl. sind doch eigentlich nur mehr Ausfüllstimmen im Konzert des allgemeinen Naturlebens, bedeutungsvoll nur in ihrem Zusammenspiel mit den übrigen Erscheinungen, für sich allein aber wenig besagend. Der Vogelgesang dagegen (namentlich der der Nachtigall) bildet schon eine Art Melodie, mithin ein ästhetisches Element. Was endlich die Töne der menschlichen Kehle betrifft, so könnten hinsichtlich der Sprache höchstens einzelne ausgestoßene Naturlaute, hinsichlich Gesanges nur einzelne Töne der Tonleiter in Betracht kommen.

Somit bliebe nicht viel mehr übrig als die Berücksichtigung der Wirkung der verschiedenen Tiefe und Höhe der Töne, sowie die Wirkung der eigentümlichen Klangfarbe menschlicher Stimmen und der besondern Klangfarbe der verschiedenen Instrumente, wiewohl auch letztere fast schon in das ästhetische Gebiet hinüberspielt.

Ein dankenswertes Unternehmen wäre es übrigens, wenn betreffs der Wirkung einzelner Töne auf das Gemüt vielfache und eingehende Versuche und Beobachtungen angestellt würden, wie man dies mit den Farben mehrfach versucht hat. Physiker im Verein mit gründlichen Musikkennern und mit Ärzten, die sich besonders mit der Heilung von Gebrechen des Gehörorgans befassen, könnten sich hierdurch um die Psychologie ein nicht geringes Verdienst erwerben.

§ 15. Subjektive Wirkung der einzelnen Farben und Töne.

I. Betreffs des Empirischen der Farbenwirkung kann uns Goethe, der mit dem Auge des Malers sah und mit dem feinen Takte eines praktischen Psychologen die einzelnen Wirkungen herausfühlte, zum Führer dienen. So vielfach auch das rein Physikalische seiner Farbenlehre beanstandet wurde, so bleibt das Kapitel „Über die sinnlich-sittliche Wirkung der Farbe“ für immer ein wertvoller Schatz voll köstlicher Bemerkungen. Hat ja doch selbst ein so hervorragender Naturforscher wie Oersted[1] nicht viel wesentlich Neues den Goetheschen Untersuchungen beizufügen vermocht und sich ihnen eng angeschlossen.

Abgesehen noch von jeder Farbenbestimmtheit, ist es Tatsache, daß schon der Unterschied von Licht und Finsternis auf das Gemüt eine beträchtliche Wirkung übt. Es ist dem Menschen eine besondre Freude am Licht und eine Abneigung gegen die Finsternis eigen. „Ein lebendiger Natursinn hat daher immer Licht und Leben, Finsternis und Tod miteinander in Zusammenhang gebracht“, bemerkt Oersted[2] und weist weiter auf Zoroaster hin, dem das Licht sogar als Sinnbild des Guten, Finsternis als das des Bösen gilt. — Diese Lichtfreude hat auch ihren wesentlichen Anteil an dem Wohlgefallen, das durch die Betrachtung des gestirnten Himmels in uns erzeugt wird; sie offenbart sich ferner recht deutlich, wenn mit einem Male der vorher lang verfinsterte Himmel sich plötzlich aufhellt; auch begegnen wir ihr innerhalb der landschaftlichen Schönheit. Was einer Landschaft einen besondren Reiz verleiht, ist der Silberglanz eines klaren Wasserspiegels, zumal wenn dieser von der Sonne hell beschienen oder vom Vollmonde beleuchtet ist, in welch letzterm Falle er dann als Lichtoase bei dem rings verbreiteten Halbdunkel um so zauberhafter wirkt.

Mit dem Licht und der Finsternis hängen innig das Weiß und Schwarz zusammen, ersteres als Lichtfülle, letzteres als Lichtmangel. Und auch hier hat der Natursinn richtig gegriffen, indem er im Weißen ein Sinnbild der Unschuld, im Schwarzen dagegen (wenn man z. B. von einer „schwarzen Seele“ redet) ein Sinnbild der Schuld zu erblicken glaubte; wie denn auch ähnlicherweise und mit wenig Ausnahmen sich die meisten Völker bei festlich-freudigen Angelegenheiten lichter, bei traurigen dunkler Farben zu bedienen pflegen.

Im Übergange zu den eigentlichen Farben kann man behaupten, daß dem Menschen wie die „Licht-“, so auch eine

[1] Siehe das schätzbare Schriftchen: Naturlehre des Schönen von H. C. Oersted. Aus dem Dänischen von Zeise. 2. Aufl. Hamburg 1852.

[2] a. a. O. S. 23.

„Farbenfreude" von Natur aus eigen ist, und Goethe sagt sehr richtig: „Das Auge bedarf der Farbe, wie es des Lichtes bedarf." Er weist dabei auf die eigentümliche Erquickung hin, wenn an einem trüben Tage die Sonne einen einzelnen Teil der Gegend bescheint und die Farben daselbst sichtbar macht, und knüpft daran die weitere sinnige Bemerkung, das Gefühl dieses unaussprechlichen Behagens an der Farbe möge wohl mit die Veranlassung gewesen sein, daß man vor Zeiten den farbigen Edelsteinen Heilkräfte zugeschrieben hat. — Auch das Wohlgefallen an einer Herbstlandschaft, wenn das Laub der Bäume in den verschiedensten Färbungen wiederstrahlt, und die Lust an Feuerwerken und der Beleuchtung mit buntem Licht bekunden klar die dem Menschen innewohnende Farbenfreude.

Handelt es sich nun weiter darum, die eigentümliche Wirkung bestimmter (einzelner) Farben zu erfühlen, so reicht es keineswegs hin, rasch hintereinander verschiedenerlei Farben auf sich einwirken zu lassen. Ein so flüchtiger Eindruck wird wenig geeignet sein, in die eigentümliche Natur der einzelnen Farbe einzuführen. Man muß vielmehr, um deren Wirkung an sich zu erproben, nach Goethes Wink das Auge ganz (und für längere Zeit) nur mit einer Farbe umgeben, sich in einem einfarbigen Zimmer aufhalten, durch ein gefärbtes Glas sehen. Dann fühle man sich (meinte er) ganz eins mit dieser bestimmten Farbe, sie bringe Auge und Geist mit sich in Einklang.

Goethe stellt dann eine eigene Stufenleiter der Farben auf, wobei er zwischen einem Plus und einem Minus (einer aktiven und einer passiven Seite) unterscheidet. Auf der Plusseite stehen: Gelb, Rotgelb (Orange) und Gelbrot (Zinnober). Diese stimmen durchweg regsam, lebhaft, strebend. Auf der Minusseite befinden sich: Blau, Rotblau (Violett) und dann Blaurot (Karmin, Purpur). Sie stimmen ruhig, weich, sehnend.

Von den genannten Farben tritt uns zuerst das Gelb entgegen, das die größte Lichtkraft hat. Es besitzt eine klare, heitere, muntere, sanftreizende Eigenschaft und kommt daher in der Malerei der beleuchteten und wirksamen Seite zu. Betrachtet man durch ein gelbes Glas, zumal in trüben, grauen Wintertagen, eine Landschaft, so kommt es einem vor, als ob sie warm angehaucht sei. „Das Auge wird erfreut, das Herz ausgedehnt, das Gemüt erheitert, eine unmittelbare Wärme scheint uns anzuwehen." — Ähnliches kann man auch mit freiem Auge erfahren, wenn man eine ganz mit gelben Blumen übersäte Wiese längere Zeit ansieht, oder noch mehr, wenn man Gelegenheit hat, ein blühendes Rapsfeld, das sich eine Höhe hinanzieht, die im Hintergrunde von dunklem Waldgebüsch umsäumt wird, bei greller Gewitterbeleuchtung zu beobachten, bei der die hellsten Streiflichter gerade auf die gelbe Fläche fallen.

Noch kräftiger ist Orange, das eine größere Wellenbreite besitzt als Gelb. In ihm ist „die Farbe der höhern Glut, sowie der mildere Abglanz der untergehenden Sonne repräsentiert." Die gesteigerte Wirkung hat aber hier schon etwas Beunruhigendes, das vollends im Hochrot sehr stark wirkt.

Das Rot, durch die größten Lichtwellen hervorgebracht, besitzt auch die höchste Wärme und höchste Kraft; es dringt förmlich auf uns ein. Bei mäßiger Oberfläche wirkt es anregend, ermunternd, bei weitausgedehnten Oberflächen aber, wie Oersted richtig bemerkt, beunruhigend. Mit Weiß gemischt, als Hellrot, ist diese Farbe munter, ein Bild der Lebensfrische; ohne diese Verdünnung prachtvoll. Die aufregende Wirkung des Hochrot zeigt sich selbst bei einzelnen Tieren (Stier, Truthahn), und bezeichnend ist es ferner, daß Kinder und Wilde vorzüglich an dieser Farbe Wohlgefallen finden. Aus Reisebeschreibungen weiß man, welchen Wert roter Federschmuck, rote Stoffe, rote Glaskorallen fast bei allen wilden Völkern haben.

Unter den Farben der Minusseite, die (wie oben bemerkt) meist weich, sehnsüchtig, schmelzend stimmen (hierin den Molltönen ähnlich), begegnen wir zuerst dem Blau mit geringerer Wellenbreite, weniger Wärme, weniger Leuchtkraft, als sie dem Rot, Orange, Gelb, ja selbst dem Grün eigen ist. Entgegengesetzt dem Rot, das auf uns eindringt, scheint das Blau vor uns zurückzuweichen und uns nachzuziehen. Blaue Gemächer scheinen weiter zu sein und, je dunkler das Blau aufgetragen ist, auch kälter. Blau ist ja überhaupt die Farbe der Ferne und Tiefe, des reinen, sich immer mehr vertiefenden Himmels, des tiefklaren Sees, der fernen Berge und Wälder und stimmt darum immer weich und leise sehnend. Man versetze sich nur in die eigentümliche Stimmung, die sich unserer bemächtigt, wenn wir uns an einem klaren Sommertage ins hohe Gras hinstrecken und durch die dunklen Baumkronen unverwandt längere Zeit in den tiefblauen Himmel emporblicken. Die Bläue scheint sich je weiter je mehr zu vertiefen und von uns zu weichen, uns sanft nachziehend. Es ist ein eigentümliches Gefühl, das sich da in uns regt; dem Grundton nach zwar ist es ein ruhiges Behagen, aber angehaucht von einem Anflug träumerischer Wehmut und unbestimmter Sehnsucht. Wo sich ein etwas gesättigteres Blau über große Flächen ausbreitet, gibt es förmlich das Gefühl trauriger Vereinsamung. So gestaltet sich z. B. eine Landschaft, durch blaues Glas betrachtet, ungemein düster. Ja die Wirkung des Blau kann unter Umständen sogar unheimlich sein. Man denke an die romantische Wirkung des blauen Theaterlichtes bei verfinsterter Bühne. Selbstverständlich wird aber die Wirkung des Blau durch einen Zusatz von Weiß oder Gelb wesentlich abgeändert, mit Weiß verdünnt gewinnt es den Ausdruck von Sanftheit, mit etwas Gelb versetzt wirkt es als „Meergrün", wie Goethe so wahr bemerkt, „lieblich". Auf jenes mit Weiß verdünnte, sanfte, gewissermaßen ätherische Blau, das schon beinahe an den Höhenrauch erinnert, paßt ganz vorzüglich der berühmte Goethesche Ausdruck, es sei „ein reizend Nichts".

Das Rotblau oder Violett steht nach Wellenbreite, Wärme, Lichtkraft noch unter dem Blauen. Es hat, je mehr es sich dem Dunkeln nähert, immer schon „etwas Beunruhigendes", aber diese Unruhe ist von andrer Art als die, die durch die wirksameren Strahlen der aktiven Farbe, erzeugt wird. Es bringt, wie Oersted so treffend bemerkt, „die Beunruhigung des Mangels, des Vermissens" hervor. Liegt im Blau nur der träumerische Anhauch eines dunklen, unbestimmten Sehnens, so ist das Violett recht eigentlich die Farbe der klarer ausgesprochenen Sehnsucht. Angenehm wirkt es nur in starker Verdünnung als „Lila", hat aber auch dann „etwas Lebhaftes ohne Fröhlichkeit", einen gewissen Zug von Ergebung.

Überwiegt das Rot das Blau, wie im Blaurot (Karmesin), das das eindrucksvolle Rot und das mehr kalte, ruhige Blau in sich vereinigt, so entsteht der Ausdruck von Ernst und Würde. Gemächer, mit etwas dunklern violetten oder karmesinroten Tapeten ausgeschlagen, machen den Eindruck einer tristen Größe, und bei beständigem Aufenthalte darin, kommt man wohl nie recht zum Gefühle anheimelnder Behaglichkeit.

Hat jedoch das Rot ein derartiges Übergewicht, daß nur noch ein schwacher Anklang an das Blau übrig bleibt, wie im Karmin (bei Goethe auch Purpur genannt), so gewinnt es den

Ausdruck der Majestät, und stark mit Weiß verdünnt, als Rosa, den der jungfräulichen Huld und Anmut. Der Purpur reizt nicht wie das Hochrot des Zinnobers, sondern drängt vielmehr zurück, macht Eindruck und ist darum das Sinnbild des Herrschertums. — „Eine Landschaft, die wohlerleuchtet ist und durch ein Purpurglas angesehen wird, gibt den Eindruck furchtbarer Erhabenheit. So müßte der Farbenton über Erd' und Himmel am Tage des Gerichtes verbreitet sein." (Goethe.)

Zwischen den beiden Reihen der (aktiven und der mehr passiven) Farben nimmt nun endlich das Grün psychologisch ebenso eine mittlere Stellung ein, wie es (nach Oersted) auch physisch an Wellenbreite, Wärme und Lichtkraft mitten zwischen den andern Farben steht. Im Grün verbindet sich Reiz und Ruhe zum Gefühl des süßen Genügens. Man könnte es so recht die patriarchalische Farbe nennen, wie Tieck es als die „mütterliche Farbe" bezeichnete; denn sie tut uns so wohl wie die Nähe der Mutter, und überdies trägt ja unsre gemeinschaftliche Mutter, die „allernährende Erde", vorwiegend ein grünes Gewand. Goethe bemerkt vom Grün so sinnig: „Wenn die beiden Mutterfarben (nämlich das aktive Gelb und das passive Blau) sich in der Mischung das Gleichgewicht halten, so daß keine vor der andern bemerklich ist, so ruht das Auge und das Gemüt auf diesem Gemischten wie auf einem Einfachen. Man strebt nicht weiter und kann nicht weiter, weswegen für Zimmer, darin man sich immer befindet, die grüne Farbe zur Tapete meist gewählt wird."

Die Farbenverbindungen und die Sinnbildlichkeit der Farben liegen, wie schon erwähnt, über unser gegenwärtiges Untersuchungsgebiet hinaus; nur soviel sei hier noch gesagt, daß man zur gehörigen Würdigung der besondern Wirkung der Farben sich nur an reine Farben und deutlich unterschiedene Farbentöne halten muß; denn selbst eine so heitere Farbe wie das Gelb kann, durch einen noch so geringen dunklen Zusatz von Schwarz, Braun, Blau usf. verunreinigt, sehr widerlich werden, das anmutige Rosa oder sanfte Blau hierdurch wenigstens an seiner eigenartigen Wirkung sehr viel einbüßen. Ferner, wenn man die einzelnen Farben in ihrem Verhältnis zu andern untersuchen will, so kommen neben der Rücksicht auf Reinheit der betreffenden Farben auch noch das Ausdehnungsverhältnis der Oberflächen, die Lichtstärke und der Glanz in Betracht.

II. Indem wir nun von den Farben- zu den Tonwirkungen übergehen, können wir nicht umhin, gleich anfangs darauf hinzuweisen, daß ungeachtet der völligen Ungleichartigkeit der sinnlichen Reize dieser Gebiete doch ihre seelischen Wirkungen eine gewisse Verwandtschaft bekunden. Leider aber lassen sich wegen des noch unvollständigen und wenig gesichteten Stoffes jene Ähnlichkeiten nicht tief genug verfolgen. Wir beschränken uns demnach auf folgende Punkte:

Erstens. Wie die dem Menschen eigene Licht- und Farbenfreude eine unleugbare Tatsache ist, so darf man mit vollem Recht behaupten, es sei ebenso tief in seiner Natur auch die Klangfreude begründet. Denn wie völlige Finsternis uns für die Dauer unerträglich wird, weil sie uns an den Tod und die starre Ruhe erinnert, die unserm ganzen Seelenwesen, das nach Betätigung drängt, entgegen ist, so wäre uns auch das völlige Schweigen, das über der unendlichen Wüstenfläche ruht, so feierlich und erhaben es uns auch am Anfange erscheinen möchte, auf die Dauer ganz unleidlich. — Scheint uns doch selbst die lachendste Landschaft, sobald in der Mittagshitze alle Vogelstimmen schweigen und nicht einmal ein leises Lüftchen in den Blättern spielt, beinahe reiz- und leblos. Dagegen andrerseits: wie wohl tut uns, ähnlich den über die zuvor beschattete Gegend hinfliegenden Sonnenblicken, in stiller dunkler Waldeinsamkeit der vereinzelte Ruf einer Drossel, das Klopfen und Picken des Spechts an den Baumstämmen oder der Widerhall der klingenden Axt des Holzhauers! Natürlich sondert uns völlige Stille ebenso ab wie völlige Finsternis; der einfachste, aus der Ferne übertragene Laut aber baut uns eine Brücke hinüber zu andern Wesen, versetzt uns in Lebensgemeinschaft.

Was für eine zauberhafte Wirkung Ton und Laut auszuüben vermögen, würden wir erst recht begreifen, wenn wir uns vollständig in die Seele Taubgeborener hineinversetzen könnten, denen durch eine glückliche Operation sich mit einem Male eine neue Welt, die Klangwelt, erschlossen hat. Von solchen Operierten wird uns erzählt, wie sie die Musik einer Spieldose oder das einfache Lied einer Drehorgel in völlige Verzückung versetzt, eine solche Aufregung in ihnen hervorgerufen hat, daß sie der Ohnmacht nahe waren. Diese erste Wirkung der Musik war noch keineswegs eine ästhetische, sondern eine körperlich-sinnliche; wie denn auch z. B. an der Wirkung der Harmonikatöne auf sehr reizbare, nervenschwache Personen in ähnlicher Weise weit mehr der Leib, als die Seele Anteil hat, letztere wenigstens erst in zweiter Stelle. Auch von den Wilden ist ja bekannt, daß sie sich beim Anhören der Musik oft wie närrisch gebärden, und so wäre denn die Gewalt der Töne im allgemeinen dargelegt.

Zweitens. Wie wir bei den Farben noch Lichtwirkung, Wärmekraft und Wellenbreite, mit Goethe eine aktive (+) und passive (—) Seite unterschieden haben, so können wir die hohen Töne mit den hellen Farben, die tiefen Töne mit den dunklen Farben in Vergleich bringen. Auch hier wirken hohe Töne besonders erregend, munter, sogar kräftig, ungemein tiefe Töne mehr herabstimmend. Letztere können ähnlich den Farben der Minusseite besonders weich, schmelzend, sehnsüchtig, ernst und feierlich stimmen, aber auch einen erhabenen Eindruck machen und mitunter selbst eine unheimlich-romantische Wirkung üben.

Man vergegenwärtige sich z. B. den Augenblick in der wunderbaren Kerkerszene in Beethovens Fidelio, da Leonore dem Pizarro zuruft: „Töt' erst sein Weib!" Das eine Wort „Weib!" in höchster Leidenschaft, wie eine Rakete emporgeschleudert, ist von einer gewaltigen Wirkung und müßte diese selbst auf einen Zuhörer, der, mit der Handlung unbekannt, gerade in dem Augenblick einträte, und nur den einen aus dem Zusammenhang gerissenen Ton erfaßte (also abgesehen von allen hier wirkenden ästhetischen Gewalten), schon als rein sinnlicher Eindruck ausüben; denn die aufsteigenden Töne als solche wirken erregend, die herabsteigenden besänftigend. — Einen Bußpsalm, voll tiefer Trauer und Zerknirschung, pflegt der Tonsetzer gewöhnlich nur dem Baß oder Bariton zuzuweisen; dagegen wo Mutwille, übersprudelnde Lebenslust, süßes Liebesgetändel u. dgl. zu versinnlichen sind, wird er lieber hohe Stimmen und höhere Stimmlagen wählen.

Was die romantische Wirkung der Töne anlangt, so können eine solche allerdings mitunter auch die hoch hinaufgeschraubten Töne äußern (man denke z. B. an die hohen, zieselnden, zitternden Geigenstimmen bei Mendelssohn in seiner Musik zum Sommernachtstraum), jedoch nur innerhalb eines andern Gebiets. Sie vertreten nicht unheimliche Gewalten, sondern das luftige, kleine, wohl mutwillig neckische, aber im ganzen gutmütige Elfenvölklein, wie es uns Shakespeare bisweilen schildert, aber auch Goethe in seinem „Hochzeitsgedicht", hier von ähnlichen kleinen Reimkünsten Gebrauch machend. — Das Unheimliche, Teufliche der Romantik ruht dagegen besonders auf tiefen Stimmen und Stimmlagen (Mephistopheles, Hans Heiling, Kaspar im Freischütz).

Das als Beleg für obige Behauptungen und zugleich im Vorblick auf die ästhetischen Gefühle, denen die sinnlichen als Vorstufe dienen.

Drittens. Der Vergleich läßt sich noch weiter durchführen. Wie nur reine Farben ihre volle, besondre Wirkung äußern und nur sie uns vorzüglich angenehm berühren, wie die geringste unreine Beimischung aber eine sonst angenehm, vielleicht selbst lieblich wirkende Farbe widerlich machen kann, so ist auch die Reinheit des Tones die wesentliche und Grundbedingung seiner vollen besondern Wirkung: der unreine Ton ist aber noch ungleich unerträglicher, als die unreine Farbe. Die kreischenden Töne einer falsch gegriffenen Geige, falsches Anstimmen bei Blasinstrumenten oder das rauhe Pfauengeschrei, das heisere Rabengekrächz verwunden förmlich durch das Widerliche des Eindrucks.

Viertens. Eine weitere Ähnlichkeit zwischen Farben- und Tonwirkungen liegt in folgendem: Wie einzelne Farben uns unmittelbar und unwillkürlich überwältigen, so gibt es auch eine unmittelbare, uns förmlich gefangennehmende Macht in der besondern Klangfarbe einer menschlichen Stimme, was uns — nebenher gesagt — auch gleich beim ersten Begegnen mit fremden Personen in der Regel mehr Kunde über ihr Inneres, ihren Bildungsgrad, ihr Temperament, ihre Gemütsverfassung usf. zu bieten vermag, als der Gesamteindruck ihres Gesichts. — Eine klare, klangvolle, milde Stimme schmeichelt sich alsbald in unser Herz ein, eine eckige, rauhe, hohle, harte Stimme dagegen stößt uns ab. Selbst die Schönheit einer Venus oder Helena würde der Eindruck einer rauhen Stimme wesentlich aufheben, während eine weiche Flötenstimme eine Person sogar bei minder schönem Äußern anziehend zu machen vermag.

Fünftens. Endlich kann man noch weiter gehen und behaupten, daß zwischen der besondern Wirkung gewisser Töne und gewisser Farben eine weit größere innere (psychologische) Verwandtschaft stattfindet, als man gemein auch nur zu ahnen pflegt. Merkwürdig ist hier jedenfalls, daß schon der Sprachgebrauch auf eine derartige Verwandtschaft hindeutet. So spricht man z. B. von einer musikalischen Malerei, die freilich nicht so weit getrieben werden darf, wie die „Zukunftsmusiker“ es versuchen. — Noch ungleich sinniger und deutlicher aber ist die Bezeichnung „Farbenton“ für die besondere Eigentümlichkeit einer Farbe, wohingegen man von dem eigenartigen Klange eines Instruments als von der „Klangfarbe“ redet.

In der Tat kann man, ohne sich dem Vorwurfe unnützer Spielerei auszusetzen, solche Ähnlichkeiten zwischen gewissen Farbentönen und der Klangfarbe gewisser Instrumente näher verfolgen. Versuchen wir es nur; manches dürfte überraschen.

Vergegenwärtigen wir uns z. B. den hellen Klang der Schalmei, zumal in den höheren Lagen; übt er auf das Gemüt nicht eine ähnliche harmlos muntere, idyllische Wirkung, wie das frische, heitere Gelb einer ganz mit Dotterblumeu übersäten Wiese? — Der Flötenton dagegen, zumal in lauen Sommernächten aus der Ferne herüberklingend, wirkt ebenso weich, schwärmerisch, traumhaft, wie das sanfte Himmelblau, während der schärfer einschneidende Ton des Piccolo an die prickelnde Wirkung des Orange (der Komplementärfarbe von Blau) erinnert (wie das Piccolo auch gewissermaßen das Komplementärinstrument der Flöte ist) und die zum Ausdruck unruhiger, leidenschaftlicher Sehnsucht sich ganz vorzüglich eignende Oboe mehr an die beunruhigende, sehnsüchtige Stimmung, die das Violett erzeugt, mahnen mag. — Die Trompete sodann wirkt ebenso aufregend wie das überwältigende Hochrot, sie regt zur Kraftbetätigung auf, entflammt bei Roß und Reiter den kriegerischen Mut. Die Posaune dagegen gilt eben so allgemein als die Posaune des Weltgerichts, wie Goethe vom Purpur meint: ein derartiger majestätischer Glutschein, wie ihn das Purpurglas, durch das man sieht, auf eine Gegend wirft, würde so recht die angemessene Beleuchtung des Gerichtstages bilden. Im Waldhornton endlich, das schon sein Name mit dem Waldesgrün in enge Beziehung setzt, liegt etwas so Beschwichtigendes wie im Grün, das den Reiz des Gelben und die Ruhe des Blau zusammenschließt: ein stilles Behagen und heiteres Genügen, ein Friede ohne Kampf und Weiterstreben. Seine klare, abgerundete Klangfarbe (namentlich in der mittleren Lage) tut dem Ohr in der Tat eben so wohl, wie dem Auge der sanfte, saftige Farbenschmelz des Grünen. Darum hat auch Beethoven einzelne melodiösere Stellen seiner Symphonien, auf denen er so recht mit seligem Behagen ausruht und sich von ihnen tragen läßt wie der Singschwan von den silbernen Wogen, gern den Waldhörnern zugewiesen.

III. Es entsteht nun die Frage: Worin liegt der Grund, daß uns diese oder jene Farbe, dieser oder jener Ton angenehm oder unangenehm berührt, und wie ist die Vorliebe verschiedener Personen für gewisse Farben- oder Tonwirkungen zu erklären?

Ob eine gewisse Sinnesreizung (sei es nun eine Farbe oder ein Ton usw.) ein Lust- oder Unlustgefühl erregt, das ist sowohl von körperlichen wie von seelischen Bedingungen abhängig.

Was die körperlichen Bedingungen anlangt, so kommt a) vor allem die gewöhnliche Erregungsfähigkeit des betreffenden Sinnesnerven in Betracht, d. h. welche Reizmengen dieser gemäß seiner Beschaffenheit ohne Verrichtungsstörung überhaupt und durchschnittlich zu ertragen vermag.

Sodann ist aber b) auch der Umstand mit entscheidend, in welcher Verfassung oder Stimmung sich der Nerv gerade in dem Augenblick befindet, da ihn der äußere Eindruck trifft. Diese augenblickliche Stimmung des Nerven hängt selber wieder ab: teils von seiner (namentlich durch die Blutmischung und den entweder gehemmten oder begünstigten Stoffwechsel bedingten) bessern oder schlechtern Ernährung, teils davon, inwieweit seine Empfänglichkeit durch frühere Reize bereits verbraucht oder noch geschont ist, und nicht minder von der Frage, ob diese eben nur für gewisse Reize noch rege, für andre aber bereits abgestumpft ist.

Endlich kommt es c) auf die Größe und Form des Reizes selber an, d. h. darauf, wie stark die Reizung ist, und ob sie der augenblicklich vorhandenen Stimmung des Nerven angemessen ist oder nicht.

Ist die Reizung auch verhältnismäßig stark, aber der augenblicklich vorhandenen Stimmung des Nerven angemessen, d. h. ist eben für diese Art von Reizeindrücken die Empfänglichkeit noch nicht verbraucht; sind in der leitenden Faser keine entgegenwirkenden Rückstände früherer Reize angesammelt: so wird in solchem Falle mit einer sehr geringen Abnutzung eine sehr große Leistung erreicht.

Ist dagegen der Reizeindruck der vorhandenen Nervenstimmung der Menge und der innern Beschaffenheit nach unangemessen, so wird trotz einer sehr großen Abnutzung nur eine sehr geringe Leistung erzielt.

Ist vollends der der Menge nach unangemessene Eindruck vermöge seiner ungewöhnlichen Stärke so gewaltsam, daß er selbst die durchschnittlich höchste Erregungsfähigkeit des Nerven überschreitet: dann ist des letztern Verrichtungsfähigkeit nicht bloß für jetzt, sondern selbst für die Folge ernstlich bedroht. (Man denke an zu grelles Licht oder zu starken Schall.)

Nennen wir nun die im Nerv selbst liegenden dauernden sowohl wie zeitweiligen Verrichtungsbedingungen den individuell-augenblicklichen Sättigungspunkt, so können wir auf das eben Erörterte weiter bauend, behaupten:

Erstens. Ein Reiz, der ohne anzustrengen, mithin ohne merkliche Abnutzung des Nerven, jenen Sättigungspunkt erreicht, wirkt angenehm.

Zweitens. Ein Reiz, der vermöge seiner geringen Größe und wenig ausgeprägten Eigentümlichkeit seiner innern Beschaffenheit unter diesem Sättigungspunkte weit zurückbleibt, ist gleichgültig.

Drittens. Endlich ein Reiz, der entweder allzu heftig ist, so daß er dem Nerven eine weit größere Spannung zumutet, als dessen gewöhnliche Leistungsfähigkeit gestattet, oder der vermöge seiner besondern innern Beschaffenheit der eben sich vorfindenden Stimmung des Nerven schroff entgegen ist, so daß er letztern beträchtlich anstrengt und abnutzt, mithin auch dem Körper überhaupt einen das natürliche Gleichgewicht der Kräfte störenden Ersatz auflastet, bei alledem aber dennoch nicht völlig sättigt und befriedigt, also für den Aufwand an Kraft nicht genügend entschädigt, ist unangenehm, widerlich.

Verfolgen wir dies weiter. Jene Sättigung des Nerven, die erreicht wird ohne merkliche Einbuße an Kraft, strahlt sofort in die Lebensempfindung (die für alle einzelnen Empfindungen den beständigen Hintergrund bildet) als eine körperliche Förderung über; seine ermüdende Anstrengung ohne entsprechende Sättigung macht sich hingegen als körperliche Hemmung bemerklich.

Bis hierher befinden wir uns noch innerhalb des Gebiets bloßer (betonter) Empfindung, aber diese ist eine wesentliche Grundlage der sinnlichen Lust- oder Unlustgefühle, die hieraus entstehen.

Zuerst war demnach die betonte Empfindung selbst in ihrem Ursprunge zu verfolgen, bevor gezeigt werden konnte, wie dann weiter aus ihr ein Gefühl entspringt, und damit hat es keine Schwierigkeit mehr. Es ist hierbei nur der leitende Grundgedanke festzuhalten, daß jede Hemmung oder Förderung der Verrichtungen des Sinnesnerven notwendig eine entsprechende Hemmung oder Förderung in den Verrichtungen des Gehirns nach sich zieht. Wenn aber dieses der Fall ist, dann muß hierdurch (weil alle Veränderungen im Gehirn von seelischen Veränderungen, wie umgekehrt alle seelischen von Veränderungen im Gehirn begleitet sind) ebenso notwendig eine Abänderung des Vorstellungslaufs und vermittels dieser eine Abänderung der Gemütslage hervorgerufen werden.

So wird denn die anfänglich bloß körperliche Hemmung oder Förderung zur seelischen, d. h. zum Lust- oder Unlustgefühl. — Der frische, lebhafte und dabei ohne merklichen Kraftverlust errungene Sinneseindruck ist ja, sobald er durch Vermittlung des Gehirns wahrgenommen wird, nunmehr ein neuer Bewußtseinsbestandteil, der überdies alle gleichen Empfindungsrückstände von früher her hebt und mit ihnen zu einer größeren Gesamtkraft verschmilzt. Es ist also, so zu sagen, die Seele hierdurch wieder um einen Bestandteil bereichert: daher das Lustgefühl. — Dagegen macht die vergebliche Anstrengung des Nerven, den nach Menge und innerer Beschaffenheit unangemessenen Sinneseindruck völlig zu bewältigen und anzueignen, auch im Bewußtsein den Eindruck als Abgang, als Verminderung der Kraft; daher das Unlustgefühl.

Nunmehr handelt es sich noch darum, die aufgestellte Annahme mit der Erfahrung in Einklang zu bringen und durch sie möglichst als richtig zu erweisen.

Dazu eignen sich besonders die an operierten Blinden gemachten Erfahrungen, bei denen der Sinneseindruck ein ursprünglicher war, ungeschwächt durch Gewohnheit, unverfälscht durch fremdartige Einflüsse. — Und hier bleibt denn die Tatsache merkwürdig, daß sich beinahe bei allen Operierten eine besondre Vorliebe für klar ausgesprochene Farben, insbesondre für solche der aktiven Seite kundgibt, während gegen verschwommene, vollends gegen dunkle Farben meist ein entschiedner Widerwille bekundet wird. Vorzüglich finden sie an Gelb und Rot (zumal etwas verdünnt zu Rosa und Hellrot) Wohlgefallen, wohl deshalb, weil eben nur diese schärferen, deutlich hervortretenden Eindrücke ihr noch ungeübtes, für feinere Schattierungen noch unempfängliches Sehwerkzeug hingänglich sättigen. Dagegen die matten, verschwommenen, ineinander überfließenden, vollends erst die das Licht aufsaugenden dunklen Farben vermögen sie trotz aller Anstrengung und Aufmerksamkeit lange nicht scharf genug zu unterscheiden und verwechseln sie immer wieder: daher die Unlust, der Widerwille gegen sie.

In der Tat geschieht es sehr häufig, daß solche Operierte Hellgrau mit Weiß, Dunkelgrau mit Blau verwechseln; wie sie denn auch dunkles Blau oder Violett oder Braun längere Zeit nicht vom Schwarz zu unterscheiden vermögen. Auffallend ist besonders die Abneigung der genannten Personen gegen Schwarz und die sich diesem nähernden Farben. Es scheint das darin begründet, daß diese Art Eindrücke der sich vorfindenden Nervenstimmung schroff entgegentreten. Der Gesichtsnerv, dem sich mit der Operation eine neue Welt eröffnete, verlangt gierig nach Licht und Farbe; das Schwarz aber, und was ihm nahe steht, ist eine Verneinung beider.

Mitunter kommen freilich auch Ausnahmen vor, die uns aber nicht beirren dürfen. Wo etwa eine allzugroße Schwäche oder Überreizbarkeit des Sehnervs nach der Operation zurückblieb, da wird allerdings ein Mittelding zwischen Licht und Dunkel sich als der angemessenste Eindruck herausstellen. So erzählt Franz[1] von einem durch ihn glücklich Operierten, dem von allen Farben die graue am besten gefiel. — Offenbar war hier noch eine gewisse Schwäche des Augennervs zurückgeblieben und deshalb der Sättigungspunkt so tief herabgedrückt. Das verraten die weiteren Angaben, daß ihm Rot, Orange, Gelb zwar auch gefielen, obwohl sie ihn schmerzten. Violett aber und Braun fand er sehr häßlich, wahrscheinlich darum, weil sie ihm bei aller Anstrengung keine deutlich geschiedene Vorstellung zurückließen.

---

[1] Philosophical Transactions 1841 (angeführt bei Waitz, Psychologie, S. 340).

Es mag noch beigefügt werden, daß hier der Unterschied der Personen mancherlei Abarten erzeugt. Manche Natur verträgt nicht nur, sondern sucht sogar stärkere Reize, während eine andre nur mildere liebt und verträgt. — Sanfte Blondinen z. B. werden in der Regel für sanftes Himmelblau, Rosa, Meergrün, Lila, insbesondre aber für ersteres Vorliebe zeigen; lebhafte, feurige Brünetten mehr an gesättigten Farben Wohlgefallen finden.

Was nun endlich die rein seelischen Bedingungen des Entstehens sinnlicher Lust- und Unlustgefühle betrifft, so liegen sie vorzüglich in der Assoziation der Vorstellungen, und es kommt hier einmal darauf an, wie starke, wie viele und welcherlei Vorstellungen eine betonte Empfindung reproduziert, und sodann, in welches Verhältnis sie sich zu den letzteren und zu der gerade vorhandenen Gemütsstimmung setzt.

Häufig haben schon in unsrer frühesten Jugend und uns selber unbewußt an gewisse Empfindungen geknüpfte Assoziationen (Nebenvorstellungen) Anteil daran, daß der oder jener Sinneseindruck uns angenehm oder widrig ist. Solche Nebenvorstellungen machen dann gewisse betonte Empfindungen zu Leitern der Lust oder Unlust und hiermit zugleich eines leiser oder lauter ausgesprochenen Verlangens oder Verabscheuens, ohne daß wir uns selbst nähere Rechenschaft zu geben wüßten, warum uns dieser oder jener Eindruck lieb oder zuwider ist. Oft ist ein derartiger Sinneseindruck an und für sich höchst unbedeutend; aber jene Nebenvorstellungen machen ihn anziehend und dienen ihm gewissermaßen als Hintergrund. Der eintönige Finkenschlag z. B. oder der noch einfachere Ruf des Kuckucks sagt an und für sich wenig, aber dennoch erfreuen wir uns daran, weil der erstere uns ein Frühlingsbote ist, der letztere aber uns an die Zeit mahnt, da die Natur mit ihrem vollen Brautschmucke ausgestattet ist. So stimmt uns der volle Glockenton, zumal das Zusammenläuten mehrerer, wenn auch keineswegs harmonischer Glocken lediglich deshalb feierlich, weil wir von Jugend an gewohnt sind, daran Vorstellungen von festlicher und religiöser Feier anzuknüpfen, wogegen uns das Sterbeglöcklein unwillkürlich in eine wehmütige Stimmung versetzt, weil sich daran Vorstellungen von Tod, Trennung, Verlust unsrer Lieben reihen. — Und so können uns denn auch einzelne Farben, Töne, Gerüche usw. bloß oder doch vorherrschend um solcher

Nebenvorstellungen willen lieb und wert, andere dagegen widerlich werden. — Hofbauer erzählt in seinen mit dem berühmten Irrenarzte Reil herausgegebenen psychologischen Beiträgen[1] von einer durch ihn operierten Blinden, mit der er betreffs ihres Farbensinnes mancherlei Versuche vornahm, daß ihr von allen Farben am meisten das Rosenrot gefallen habe, demnächst Orange und Scharlach, und fügt auch bei, daß man ihr die Binde gerade zu jener Zeit von den Augen nahm, als im Garten die Rosenbüsche eben in ihrer vollsten Blüte standen. Gewiß war dieser erste Farbeneindruck maßgebend für die ganze Folge. Dieses Rosenrot war ja für ihr eben geöffnetes Auge der erste Farbengruß gewesen; mit ihm nahm sie Besitz von der ihr neuen Lichtwelt. — Hingegen mag jener Widerwille, den die Operierten gegen das Schwarz äußern, außer körperlichen Gründen noch nebenbei von den lästigen Rückerinnerungen an jenes Dunkel, jene Finsternis getragen sein, in der sie während ihrer frühern Blindheit schmachteten.

Schließlich mag noch erwähnt werden, daß der Ton der Empfindung mit dem Ton des hierdurch erregten Gefühls keineswegs immer im Einklang steht, sondern daß die an sich angenehme Empfindung, die auf eine ihr entgegengesetzte Gemütsstimmung trifft, auch mitunter in Unlust umschlagen kann. Wer in tiefen Schmerz versunken ist, den wird z. B. ein lustiges Lied keineswegs aufheitern, sondern vielmehr noch düsterer stimmen; sowie, dem ähnlich, innerhalb des körperlichen Gebiets das Lachen den Schmerz einer Wunde nur noch vermehrt[2]. Über diesen Punkt spricht sich Salomo so äußerst treffend in den Sprüchen folgendermaßen aus:

> „Wie der, welcher einem das Kleid an einem kalten Tage nimmt, oder Essig auf die Wunde gießt, ist derjenige, der einem Bekümmerten (heitere) Lieder singt“ (XXV, 20).

b) Die höheren oder ideellen Gefühle.

§ 16. Die intellektuellen Gefühle.

Die intellektuellen Gefühle haben mit den übrigen, gleichfalls den höhern oder ideellen Gefühlen angehörigen Gemütszuständen

[1] Bd. II, S. 171, 173.

[2] Domrich, a. a. O. S 245.

(den ästhetischen, ethischen und religiösen Gefühlen) das Gemeinsame, daß sie der höhern Erkenntnis als Vorläufer dienen, aber auch der erlangten als Begleiter folgen. Daß sie in einer engen Beziehung zum Denken stehen, haben wir bereits dargetan.[1] Eben wegen ihrer engen Beziehung zum spekulativen Denken können sie es denn auch ausnahmsweise ergänzen. Das Gefühl tritt nämlich hier als eine Art vorwegnehmendes Denken auf, das seinen Gegenstand nicht mit dem klaren Bewußtsein aller diesem wesentlich zukommenden Merkmale und Beziehungen, sondern bloß im ganzen, nach einem allgemeinen Gesamteindrucke erfaßt. Daher haftet dem Gefühl im Vergleich zum Denken immer eine gewisse Unklarheit an. Die intellektuellen Gefühle kommen da vorzugsweise dann vor, wenn das Denken unvermögend ist, zum Abschlusse zu gelangen. Das Gefühl befragen wir nur dann, wenn es für eine Ansicht, Behauptung oder Entschließung überhaupt an genügenden Gründen fehlt, oder wenn wir zwar der Gründe im allgemeinen und im ganzen uns bewußt sind, sie aber nicht einzeln und in logischer Reihenfolge anzugeben vermögen. (So lassen sich meist die Frauen in ihren Ansichten und Entschlüssen durch das Gefühl leiten.)

In letzterem Falle wirken die, wenn auch dunkeln Vorstellungsreihen dennoch mächtig auf das Bewußtsein. Keiner der einzelnen Gründe tritt zwar deutlich hervor, aber sie wirken doch in Masse als dunkle Gesamtkraft, halten den fraglichen theoretischen Satz oder die praktische Wahrheit hoch im Bewußtsein empor und drücken durch ihr Gegengewicht alle Zweifel und Bedenken nieder, die sich dagegen erheben wollen; daher die im Augenblick überzeugende Gewalt, die das Gefühl übt. In diesem Massendrucke ist aber auch zugleich die Hartnäckigkeit und der Starrsinn subjektiver, d. h. auf dem Gefühl beruhender Überzeugungen begründet. Deshalb sind denn auch Frauen von dem, was ihrem Gefühle widerstrebt, so schwer zu überzeugen.

Was insbesondere das Wahrheitsgefühl und sein Gegenteil anlangt, so können wir es bestimmen als das Gefühl, das beruht auf der dunklen Vorstellung der Übereinstimmung oder des Widerstreites eines uns eben aufstoßenden Satzes oder einer Begriffsverbindung mit unsern

[1] I. Buch § 7.

anderweitigen, bereits gefestigten Ansichten und Überzeugungen.

Ist der uns aufstoßende (neue) Satz mit unsern sonstigen, in dieselbe Klasse gehörigen Ansichten und Überzeugungen verträglich, so regt sich in uns das Gefühl von seiner Wahrheit (oder innerhalb des bloß formalen Gebiets das Gefühl der Richtigkeit). Steht der neue Satz dagegen zu unsern befestigten Ansichten und Überzeugungen im schroffen Gegensatz, so bildet sich in uns das Gefühl seiner Unwahrheit (oder, je nachdem, seiner formalen Unrichtigkeit).

Der ganze Vorgang beruht lediglich auf der Apperzeption des Neuen durch das Alte. Der Vorgang der Apperzeption gelangt uns jedoch, wohlgemerkt, nicht zum Bewußtsein, sondern lediglich sein Ergebnis, denn die ganze Verrichtung geht ungemein schnell vor sich. Der neue Satz oder die neue Begriffsverbindung reproduziert unsere ältern zu einem förmlichen System (oder bei geringer formaler Ausbildung wenigstens zu einer Gesamtmasse) verbundener Ansichten und Überzeugungen, die sich auf den fraglichen oder verwandten Gegenstand beziehen, und wird nun von diesen angeeignet oder ausgeschieden. Das Ergebnis der Aneignung ist das Wahrheits- (oder je nachdem das Richtigkeitsgefühl), das der Ausscheidung das Unwahrheits- (oder je nachdem Unrichtigkeits-) Gefühls.

Diese Wahrheitsgefühle spielen in unserem ganzen Bildungsgange deshalb eine wichtige Rolle, weil sie das noch nicht völlig durchgebildete Denken vertreten. Sehr oft geschieht es nämlich, und insbesondere vor erlangter Reife des Denkens, daß wir eine Wahrheit bloß fühlen, aber nicht im stande sind, sie begrifflich klar und scharf zu erfassen. So wird z. B. ein Charakter in einem Drama oder dessen Darstellung durch einen Schauspieler dann als psychologisch wahr anerkannt, wenn die einzelnen Charakterzüge, im ganzen erfaßt, mit der in uns nach Maßgabe unserer bisherigen Erfahrungen in allgemeinen Umrissen ausgeprägten Grundform oder dem Gemeinbilde eines menschlichen Charakters und seiner Äußerung in ähnlichen Lebenslagen übereinstimmen. (Zum Wissen, zur klaren Einsicht in dessen Wahrheit würde mehr als das, würde genaue Zergliederung der einzelnen Züge, deren sorgfältige Vergleichung unter sich und ihre Zurückführung auf psychologische Grundwahrheiten nötig sein.)

In ähnlicher Weise wird oft die Richtigkeit eines Ausdrucks, der einer fremden Sprache entlehnt ist oder einem Fache angehört, in dem man keineswegs heimisch ist, lediglich gefühlt. Man hat sich nämlich aus unzähligen Fällen, in denen dieser Ausdruck zur Anwendung kam, eine dunkle Gesamtvorstellung dafür gebildet, wann er überhaupt anwendbar ist und wann nicht, und ist hierdurch allenfalls vor groben Verwechslungen mit andern verwandten Ausdrücken gesichert; allein an der tieferen Einsicht in das Wesen des durch jenen Ausdruck bezeichneten Begriffs und an der klaren Vorstellung seiner innern Beziehungen fehlt es trotzdem. Ebenso kann man oft auf den ersten Blick hin das Trügerische eines künstlich angelegten Sophismas erkennen, ohne daß man jedoch im stande wäre, das formal Unrichtige oder gedanklich Unhaltbare daran näher nachzuweisen. Dann hat man kein Wissen von der Verkehrtheit oder Unrichtigkeit, sondern hat bloß erfühlt. Das Gefühl stützt sich hier lediglich auf die dunkle Vorstellung der Unvereinbarkeit des Gefolgerten mit unsern sonstigen, als wahr anerkannten Grundgedanken, vielleicht auch selbst auf den Widerspruch mit der Erfahrung, oder auch auf die dunkle Vorstellung eines irgendwo in der Zusammenstellung der Folgerungsgründe vorkommenden Verstoßes gegen die logische Form. Nicht minder fühlt man oft den Unterschied zweier Dinge richtig heraus, ohne sich selbst und andern darüber genauere Rechenschaft geben zu können, worin denn eigentlich die Unterscheidungsmerkmale liegen? Endlich: wie viele Menschen gibt es, die von den höchsten Wahrheiten, von Gottes Dasein, Willensfreiheit, Seelenunsterblichkeit innigst überzeugt sind, ohne ihre Überzeugung gedanklich begründen zu können! Da ist nur ein subjektives Durchdrungensein von jenen Wahrheiten (ein Gefühl), aber keine objektive Erkenntnis, ein Glaube an sie, aber kein Wissen um sie vorhanden.

Ähnlich verhält es sich mit der Wahrscheinlichkeit und Unwahrscheinlichkeit; doch ist hierbei zwischen der mathematischen und der philosophischen Wahrscheinlichkeit schärfer zu unterscheiden.

Die mathematische Wahrscheinlichkeit beruht auf einer klaren, in festen Zahlenverhältnissen ausdrückbaren Berechnung sämtlicher, ein gewisses Ergebnis bedingender Umstände; da kann füglich kein Gefühl entstehen. Wohl aber kann die sogenannte philosophische Wahrscheinlichkeit ein solches ergeben; denn hier werden die Gründe, die für oder wider eine Sache sprechen, nur in Bausch und Bogen einander gegenüber gehalten. Überwiegen die erstern, so entsteht das Gefühl der Wahrscheinlichkeit, überwiegen die letztern, das Gefühl der Unwahrscheinlichkeit. In einem wie im andern Falle werden die Gründe nur nach dem gesamten Drucke, den sie auf das Bewußtsein üben, abgeschätzt; bei der mathematischen Berechnung dagegen müssen sie einzeln zum Bewußtsein gelangen, und jeder, sowohl für sich als in seinem Verhältnisse zu den andern, gehörig erwogen werden.

Der vorliegende Abschnitt wies mehrfach auf den Unterschied zwischen Wahrheitsgefühl und Wahrheitserkenntnis hin. Hierüber nur noch einige Worte. Beim Wahrheitsgefühl wirken die Gründe, die für eine gewisse Ansicht sprechen, nur in ihrer unentwickelten Gesamtheit; zur Wahrheitskenntnis ist dagegen abwägendes Bewußtsein derselben und hierzu vollständige, reihenweise Entwicklung erforderlich, denn es will hier jeder Grund einzeln und nach seinem besondren gedanklichen Werte erwogen sein.

Dieser Gegensatz fällt so ziemlich zusammen mit dem, den man zwischen der bloß subjektiven Überzeugung oder dem Glauben und der objektiven, d. h. dem Wissen, zu ziehen pflegt. Auch soll, wie das Wahrheitsgefühl in die Wahrheitserkenntnis, ebenso der Glaube, soweit tunlich, in das Wissen hinübergeführt werden. Damit wird ein doppelter Vorteil erzielt. Einmal wird hierdurch die eigne Überzeugung gesteigert und gefestigt, indem wir in das Wesen und die innern Beziehungen des Fürwahrgehaltenen tiefer eindringen; sodann sind wir aber nebenbei im stande, andern die gleiche Überzeugung einzuflößen. An die Stelle des dunklen Gefühls ist ja jetzt der klare Begriff getreten, uud diesen kann ein Zweiter genau so nachdenken, wie wir ihn vorgedacht haben. Anders aber steht es um die Gefühle. Diese kann ein Zweiter wohl erraten, aber keineswegs gerade so in sich nachbilden, wie sie sich in uns unter besondern Bedingungen vordem erzeugt haben; ja in uns selber wiederholt sich das Gefühl ein zweites Mal nicht immer ganz genau so wie früher.

§ 17. Die ästhetischen Gefühle.
(Vorerörterungen.)

Die ästhetischen Gefühle können wir gleich vorläufig bezeichnen als Gefühle des absoluten, von jedem fremdartigen Nebeninteresse freien Beifalls oder Mißfallens. Den Gegenstand, der in uns einen derartigen, in ihm selbst begründeten Beifall hervorruft, nennen wir schön, den, der ohne alle Nebenrücksicht an und für sich mißfällt, nennen wir häßlich.

1. Allemal, wenn wir ein ästhetisches Urteil fällen, d. h. wenn wir uns in der Lage befinden, einem Gegenstande die Bezeichnungen „schön" oder „häßlich" beizulegen, kann dies nicht geschehen ohne gemütliche Erregung, und wäre sie auch noch so gelind. Sobald uns nämlich ein schöner Gegenstand vor die Sinne tritt, wird das Gemüt in eine solche Stimmung versetzt, als ob uns etwas Angenehmes widerführe; sobald wir aber etwas Häßliches wahrnehmen, regt sich in uns ein nicht zurückzuhaltender Widerwille.

2. Umgekehrt: hat uns irgend ein Gegenstand in jenes innere Wohlbehagen versetzt, so wird sich unwillkürlich das Gefühl durch eine Beurteilung des Gegenstandes äußern; das erregte Gefühl wird sich in der Bezeichnung „schön", „herrlich" Luft machen. Im entgegengesetzten Falle wird sich hingegen jenes Mißfallen, jener Widerwille durch die Bezeichnung „häßlich" kundgeben. Nur mit Überwindung werden wir das eine wie das andre Urteil zurückzuhalten vermögen. Weil das ästhetische Gefühl einerseits in der engsten Beziehung zum ästhetischen Urteil steht, anderseits zwischen ihm und dem sinnlichen Gefühle des Angenehmen und Unangenehmen sich eine gewisse Verwandtschaft kundgibt, so muß es von dem einen wie von dem andern bei der nähern Erörterung genau unterschieden werden.

I. Zunächst darf man das Gefühl des ästhetischen Beifalls oder Mißfallens ja nicht mit der sinnlichen Lust oder Unlust, oder, was auf dasselbe hinausläuft, man darf nicht Schönes und Häßliches mit dem Angenehmen und Unangenehmen verwechseln. Diese beiden unterscheiden sich in folgenden Punkten:

1. Das Angenehme haftet am einzelnen, sinnlichen Reize, an dem Stoffe des Empfundenen, weshalb Drobisch diese Art

Gefühle „materiale Gefühle“ genannt hat. Das Schöne dagegen ergibt sich aus der Form, d. h. aus der Zusammenfassung eines mehrfachen Gleichartigen. Der einzelne Ton, die einzelne Farbe sind ästhetisch gleichgültig; sie können bloß sinnlich angenehm oder unangenehm sein. Ein ästhetisches Wohlgefallen erzeugt erst die passende Verbindung mehrerer Töne zu einem Akkord, die passende Verbindung mehrerer Linien zu einer Figur, die Zusammenstellung mehrerer Farben zu reizender Schattierung oder wirkungsvollem Unterschiede u. dgl. m. Damit hängt dann ein weitrer Unterschied zusammen.

2. Beim Gefühl des sinnlich Angenehmen ist der Inhalt gar nicht, die Quelle nur selten und dann nicht mit Genauigkeit nachweisbar; bei dem ästhetischen Gefühl aber kann man sich über beides Rechenschaft geben. Was zunächst den Inhalt betrifft, läßt er sich bei dem sinnlichen Gefühl des Angenehmen (oder seines Gegenteils) schon deshalb nicht nachweisen, weil letzteres nur in einzelnen einfachen Reizen beruht, die als solche nicht weiter zerlegbar sind. Wir können uns selber nicht klar machen, worin denn das Angenehme eines bestimmten Reizes besteht, denn der Reiz und seine Wirkung, das Angenehme, sind hier gar nicht zu trennen. Das Angenehme ist ja nichts weiter als das Dasein eben dieses Reizes. Es kommt mit ihm, hört mit seinem Schwinden auf. Anders beim Gefühl des Schönen (oder dem ästhetischen Gefühl). Hier liegt stets ein genau benennbares Was zu Grunde; die Vorstellung des Gegenstandes läßt sich absondern von dem innern Behagen, das er erzeugte. Der Grund liegt darin, daß der Gegenstand des ästhetischen Gefühls nicht etwas Einfaches ist, wie dort, sondern etwas Zusammengesetztes — ein Verhältnis, ja, wo es sich um die Auffassung eines ganzen Kunstwerkes handelt, sogar ein System von Verhältnissen. Hier also kann Zergliederung und durch sie Verdeutlichung des Gegenstandes nach seinem Inhalte allerdings Platz greifen.

Ähnlich steht es auch um die Angabe der Quellen und Gründe der sinnlichen Lust und Unlust und des ästhetischen Beifalls und Mißfallens in bestimmten Fällen. Weshalb uns ein bestimmter sinnlicher Eindruck angenehm oder zuwider ist, darüber vermögen wir uns nur höchst selten einige Rechenschaft zu geben; denn es hängt dies ja körperlicherseits von dem nach Zeit und Person verschiedenen Sättigungspunkte des Sinneswerkzeugs oder des betreffenden Nervs ab; nach seelischer Seite aber ist dies von den an eine gewisse Empfindung sich anknüpfenden Vorstellungsassoziationen abhängig. Den ersteren Umstand aber kennen wir so gut wie gar nicht, und selbst in den andern, in das Gefüge der Vorstellungsassoziationen, deren Ursprung oft bis ins Dunkel früher Kindheitstage zurückgeht, haben wir keinen genügenden Einblick.[1]

Bei den ästhetischen Gefühlen hingegen sind die Quellen und Gründe des Wohlgefallens nachweisbar; denn hier handelt es sich um Verhältnisse, und diese lassen sich in ihre Glieder zerlegen, z. B. ein Akkord in seine einzelnen Töne. Es lassen sich die Intervalle zwischen den einzelnen Tönen prüfen, und in der eigentümlichen Natur dieser Intervalle läßt sich der Grund des Wohlgefallens daran entdecken. Ebenso ist das bei Figuren, Farbenzusammenstellungen, taktmäßigen Gliederbewegungen usw. der Fall.

Aus dem eben Entwickelten folgt, daß das Gefühl des Sinnlich-Angenehmen immer eine subjektive und nach der Person verschiedene Färbung behält, so nämlich, daß dem einen etwas angenehm sein kann, was den andern gleichgültig läßt oder anwidert, ja daß derselben Person der gleiche Reiz zu verschiedener Zeit bald angenehm, bald unangenehm sein kann. Das Schöne dagegen hat eine objektive und allgemeine Geltung.

3. Endlich ist das Wohlgefühl, das durch das Angenehme erzeugt wird, bloß relativ und flüchtig; jenes aber, das dem Schönen entstammt, ist absolut und unwandelbar sich gleich bleibend. — Im Angenehmen liegt immer nur ein relatives, im Schönen ein absolutes Vorziehen. Das Angenehme hat einen vorübergehenden, das Schöne einen bleibenden, in ihm selbst ruhenden Wert. Das Angenehme ist überdies zumeist bedingt durch eine ihm vorangehende Begierde, die es stillt; das Schöne dagegen ist darüber erhaben, ein bloß sinnliches Bedürfnis zu stillen.

Ähnlich ist das Verhältnis des Schönen zum Nützlichen. Das Schöne ist an sich wertvoll (ist Selbstzweck); das Nützliche erhält seinen Wert erst durch ein andres, für das es ein geeignetes Mittel abgibt. Dasselbe Ding ist somit in letzter Beziehung nach Maßgabe

[1] Siehe III § 15.

verschiedner Zwecke einmal wertvoll, ein andermal wertlos; das Schöne aber behält immer seinen Wert, eben weil es keinen außer ihm selbst liegenden Beziehungspunkt hat.

II. Ebenso notwendig ist aber auch weiter die Unterscheidung jener beiden seelischen Vorgänge; des einen, da man dem Gegenstande sozusagen leidend gegenüber steht und durch ihn ergriffen wird, und des andern, da man frei über den Gegenstand sein Urteil fällt. Diese Unterscheidung ist um so wichtiger, als am ästhetischen Urteil das Gefühl einen wesentlichen Anteil hat und beide in eins zusammenzufallen scheinen. — Aber wie man schon im gemeinen Leben zwischen dem bloßen Liebhaber des Schönen und dem Kenner und Kritiker unterscheidet, von denen ersterer auf dem Standpunkte des bloßen Gefühls, letzterer auf dem des Urteils steht, so müssen um so mehr in der Wissenschaft diese beiden Stufen unterschieden werden. Die Unterscheidungsmerkmale lassen sich in folgende Punkte zusammenfassen:

1) Das Gefühl nimmt das Ganze in Bausch und Bogen, das Urteil wägt im einzelnen ab; ersteres ist unklar zusammenfassender, letzteres klar sondernder Natur. Auf der Stufe des vorwaltenden Gefühls gibt sich der Mensch lediglich dem Gesamteindrucke hin, den die einzelnen, neben- oder nacheinander geordneten Verhältnisse erzeugen. Die Seele verhält sich da mehr leidend und empfangend, überwältigt vom Eindruck, hingerissen vom Wechsel. Das ästhetische Urteil dagegen bleibt nicht bei der Gesamtauffassung stehen, sondern löst den schönen Natur- oder Kunstgegenstand in seine Grundverhältnisse auf, prüft diese einzeln und achtet weiter auch darauf, ob sie sich zum Ganzen abrunden oder nicht. Wo es sich aber bloß um einfache Verhältnisse handelt, da sucht es die einzelnen Verhältnisglieder und deren Beziehung zu einander zu ermitteln.

2) Wie das Gefühl gar häufig der vollendeten Auffassung des Gegenstandes vorgreift, so baut das Urteil häufig wesentlich wieder auf. Das Gefühl hält sich häufig nur an einzelne, der betreffenden Person zusagende Umstände und springt hervor, noch ehe die Auffassung des Ganzen abgeschlossen ist. Das Urteil ist aber erst dann begründet, wenn die Auffassung abgeschlossen und der Auffassende in der Lage ist, die einzelnen Umstände, die das Schöne ausmachen, wiederholend zu überblicken. — Was auf diese Weise das Urteil erst nach langer,

eingehender Prüfung feststellt, das hat man im Gefühle wie mit einem Schlage beisammen. Sehen, Hören, sich in ein erhöhtes Spiel von Vorstellungen versetzt finden, von dem schönen Gegenstande angemutet, von dem häßlichen angewidert sein, ist hier eben nur eins.

3) Endlich folgt aus dem eben Erörterten, daß zwar das Gefühl überwältigender ist, aber minder verläßlich; das Urteil hingegen ist seiner Natur nach kühler, aber um ebensoviel verläßlicher. Das Gefühl ist deshalb so überwältigend, weil es die Sache in ihrer Gesamtheit nimmt und dem Urteil vorgreift, weil es mithin in einem Zeitpunkte verdichtet beisammen hat, was sich dem abwägenden, zergliedernden und wieder aufbauenden Urteile auf mehrere Zeitpunkte verteilt. Das Urteil aber ist deshalb sicherer, weil bei der eingehenden Zergliederung, die es erheischt, nicht so leicht ein wesentlicher Umstand übersehen wird und man sich über die Grundverhältnisse, auf denen das Schöne beruht, genauere Rechenschaft zu geben vermag.

Über den Wert oder Unwert eines Kunstwerkes nach dem bloßen Gefühle, nach der flüchtigen Gesamtauffassung sich zu entscheiden, bleibt immer ein Wagnis; denn die subjektive Stimmung kann oft irre leiten. Das Gefühl läßt sich oft blenden durch zufälliges Beiwerk, das nur auf die augenblickliche Wirkung berechnet ist; es hält sich überdies nur an einzelne hervorstechende Einzelheiten und gleitet über andere hinweg, die vielleicht nicht minder für den Wert oder Unwert des Ganzen entscheidend sind. Dann muß es sich aber auch bisweilen gefallen lassen, durch das nachfolgende Urteil Lügen gestraft und berichtigt zu werden

Freilich trifft dies wohl mehr das kurzlebige Schöne, nicht die reine, keusche, klassische Schönheit, die fremdartigen, der Sinnlichkeit, der Selbstsucht oder gewissen Zeitströmungen frönenden Zusatz verschmäht. Die reine unverfälschte Schönheit hat nämlich das Eigentümliche, daß sie gleich beim ersten Eindruck überwältigt, aber zugleich bei näherer Zergliederung nur um so dauernder fesselt. Selbst das, was daran beim ersten Eindrucke befremdete, vielleicht sogar störte und als ein Mangel erschien, ordnet sich bei eingehender Beurteilung als ein harmonisches Glied dem Ganzen ein, und es ergeht hier dem Kritiker gar oft wie dem Astronomen, dem sich die vermeintlichen Nebelflecke vor dem Fernrohr in glänzende Sternenhaufen auflösen.

III. Nach den bisher gegebenen Andeutungen ist aber weiter noch ein Unterschied zu machen, einerseits zwischen dem ästhetischen Teil- (Elementar- und Gruppen-) und Gesamtgefühl, anderseits zwischen dem ästhetischen Teil- (Elementar-, Gruppen-) und Gesamturteil.

Im ästhetischen Teilgefühl gibt sich unmittelbar die fördernde oder hemmende Wirkung kund, die das Verhältnis einfacher, gleichartiger Glieder auf das Gemüt übt, ohne daß diese Glieder klar und gesondert vorgestellt würden.

Zum ästhetischen Teilurteile ist dagegen notwendig die gesonderte Vorstellung der einzelnen Glieder und nicht minder ihrer besondern Beziehung zueinander, die eben das Besondere des vorliegenden Verhältnisses bildet. — Dieselbe Bewandtnis hat es auch mit dem ästhetischen Gesamtgefühl und dem Gesamturteil.

Das ästhetische Gesamt-(Total-)Gefühl beruht auf der Massenwirkung, auf einer Auffassung des Gegenstandes in seiner Gesamtheit. Die in irgend einem schönen Natur- oder Kunsterzeugnis enthaltenen ästhetischen Grundverhältnisse werden hier nur nach ihrer Gesamtwirkung auf das Gemüt gewürdigt. Ebenso wird das Häßliche nur nach seiner Gesamtwirkung erfaßt.

Zum ästhetischen Gesamturteil über ein zusammengesetztes Natur- oder Kunsterzeugnis gehört dagegen eine reine und vollendete Vorstellung des zu beurteilenden Gegenstandes. Die reine Auffassung erheischt, daß zuvörderst alles fremdartige Beiwerk, aller unnütze Schmuck, alle subjektive Erregungszutat, wodurch das Urteil bestochen werden könnte, ausgeschieden werde. Die vollendete Auffassung des Gegenstandes aber begreift zweierlei in sich. Erstens müssen die in dem zu beurteilenden Gegenstande enthaltenen gefallenden oder mißfallenden Grundverhältnisse einzeln (jedes für sich), klar, nach ihrer artlichen Eigenheit, und vollständig (ohne eines oder das andere zu übersehen) erfaßt werden. — Zweitens aber ist es ebenso nötig, alle diese einzelnen Grundverhältnisse in ihrer gegenseitigen Durchdringung zu einem Gesamtbilde rückschauend zusammenzufassen. Erst dann ist das Urteil Schön oder Häßlich zur Genüge begründet.

Im ästhetischen Urteil beruht das Subjekt auf einem Denkvorgang, nämlich auf der Zergliederung des beurteilten Gegenstandes;

das Prädikat ist dagegen der Ausspruch eines Gefühls, der vermöge seiner Eigentümlichkeit auch auf die Zergliederung des beurteilten Gegenstandes hinweist. Das Wohlgefallen, das sich im Prädikat ausspricht, entspringt ja unmittelbar aus der vollendeten Vorstellung des betreffenden Gegenstandes. Der Beifall haftet an diesem selbst als dessen Attribut. Es treffen hier also Vorstellungen (Subjekt) und Gefühl (Prädikat) zusammen, und eben in diesem Zusammentreffen liegt zugleich die Gewißheit des ästhetischen Urteils.

Diese Gewißheit ist selbstverständlich um so größer, je einfacher der zu beurteilende Gegenstand ist. Wo es sich um die einfachen Grundverhältnisse des Schönen handelt, werden daher die Urteile übereinstimmend lauten. (Konsonierende Intervalle wird jeder schön, dissonierende dagegen häßlich finden; gewisse Farbenzusammenstellungen, wie die der komplementären Farben, werden allgemein gefallen, andre, wie etwa die von unreinem Gelb und verwaschenem Grün, von Orange und Violett, das mehr ins Rote als Blaue fällt u. dgl., mißfallen; ebenso wie symmetrische Anordnung gefällt, Verletzung der Symmetrie dagege mißfällt.[1]

Abweichungen in den Urteilen verschiedener Personen werden allenfalls nur dann entstehen, wenn es sich um Beurteilung eines zusammengesetzten Natur- oder Kunstgegenstandes oder um die eines ganzen menschlichen Charakters handelt. Darunter aber leidet nicht im geringsten die Gewißheit des Urteils selbst und ebensowenig die Objektivität des Schönen; ja es wäre vielmehr zu verwundern, wenn derlei Unterschiede — nicht stattfänden.

Wenn da das Prädikat nicht gleichlautend ausfällt, so liegt der Grund hierfür darin, daß schon die Subjekts-Vorstellung bei den verschiedenen Beurteilern nicht völlig gleich war, und so konnten es denn auch die Prädikate nicht sein. So sehr die Verschiedenen in diesem Falle das gleiche zu sehen, zu hören, zu denken schienen: war es in der Tat doch nicht das gleiche. Gleich war wohl der Gegenstand, aber ungleich die Vorstellung von ihm. Es ist in solchem Falle gewiß von dem einen oder dem andern in die Subjektsvorstellung entweder zu viel oder zu wenig aufgenommen worden: zu viel,

---

[1] Wie maßgebend die Symmetrie bei der Anordnung von Punkten, Linien, Maßen für uns ist (indem sie die Auffassung der Formen wesentlich erleichtert), das zeigt sich sogar an den Wilden. Betrachten wir z. B. nur die Figuren ihrer Tätowierung, und wir werden auch bei solchen rohen Naturkindern fast durchweg die Zeichnung von diesem Gesetze beherrscht finden.

weil er den fremdartigen Zusatz nicht ausgeschieden hat, also das Urteil kein rein ästhetisches war; zu wenig, weil schon die einzelnen Grundverhätnisse nicht genau und vollständig genug erfaßt, oder wenigstens nicht zu einem völlig entsprechenden Gesamtbilde gehörig zusammengefaßt wurden und mithin die Beurteilung einseitig ausfiel.

§ 18. Das ästhetische Elementar- und Gruppengefühl. Die einzelnen Grundbestandteile und Seiten des Schönen.

Das ästhetische Elementargefühl als unmittelbare Wirkung der einzelnen gefallenden oder mißfallenden Grundverhältnisse kann höchst mannigfaltige Formen annehmen; denn erstens hat (abgesehen selbst von dem Schönen, das in Naturgegenständen und Naturerscheinungen oder in sozialen Lebensverhältnissen liegt) jede einzelne Kunst ihre eignen ästhetischen Elemente, und zweitens gibt es innerhalb jeder einzelnen Kunst eigentümliche Gliederungen der Form, die ihre besondern Verhältnisse mit umfassen. So bewegt sich z. B. die lyrische Dichtung in andern Formen als die epische und die dramatische, die Symphonie in andern als die Oper oder das Oratorium, die Landschaftsmalerei in andern als die Geschichts- oder die Genremalerei.

Um in den großen Reichtum der ästhetischen Grundverhältnisse und deren unübersehbare, mannigfaltige Verflechtung zu Gruppenwirkungen auch nur einen beiläufigen Einblick zu gewinnen, müssen wir einen Gesamtüberblick über die einzelnen Künste versuchen.

Hierbei ist der Umstand entscheidend, daß nur die beiden edelsten Sinne, Auge und Ohr, zu Eingangstoren des Schönen geeignet sind. Das Schöne ist also nach Maßgabe seiner sinnlichen Vermittlung entweder auf den Raumsinn (das Auge) oder auf den Zeitsinn (das Gehör) berechnet.

A) Im erstern Falle kann es sich entweder darum handeln, eine ewige Idee oder wenigstens einen bedeutsamen Gedanken a) an unorganischen Stoffen, wie Leinwand, Holz, Erz, Gestein, zur angemessenen und gefälligen Darstellung zu bringen. Dies geschieht in der Malerei durch Darstellung von Formen und Gestalten in der Fläche, aber mit Benutzung von Farben-, Licht- und Schattenwirkungen, unter Anwendung der Regeln der Perspektive; in der Bildhauerei mit Benutzung der dreifachen Ausdehnung des Raumes, unter Verzicht auf Licht und Farbenwirkungen, in der Baukunst, die gleichfalls die dreifache Ausdehnung benutzt, dadurch, daß selbst der starren Masse eine Regel, ein Gesetz der Anordnung angebildet wird, das zuletzt auf den leitenden Grundgedanken des Künstlers zurückweist.

Oder es kann innerhalb der ersten Hauptgruppe sich weiter darum handeln, einen an sich gefälligen Gedanken b) in den lebendigen Formen des menschlichen Körpers zu versinnlichen. Das geschieht in der höheren Tanzkunst und in der Schauspielkunst.

B) Ist dagegen das Schöne für den Zeitsinn (das Gehör) berechnet, so handelt es sich wieder entweder a) um Darstellung von Gedanken, teils in taktmäßig gegliederten Lauten (Dichtung), oder b) um Darstellungen von Gefühlsregungen in taktmäßig gegliederten melodischen und harmonischen Tonfolgen (Musik).[1]

Um nun vollständig alle ästhetischen Elementar- und Gruppengefühle zu erschöpfen, müßten wir, dieser Einleitung Schritt für Schritt folgend, innerhalb einer jeden einzelnen Kunst die ihr artlich eigenen Grundverhältnisse aufsuchen und deren seelische Wirkung gesondert darlegen. Allein einmal ist dies bei dem gegenwärtigen Stande der Ästhetik überhaupt unausführbar, und es würde überdies weit über die Grenzen des vorliegenden Abschnittes hinausgehen. — Bis jetzt finden sich leider nur wenige zerstreute, unvollständige Anläufe zu einer derartigen Feststellung der gesamten ästhetischen Grundverhältnisse.[2]

Es ist die große Aufgabe einer Ästhetik der Zukunft, auf das ABC der einzelnen Künste zurückzugehen und innerhalb jeder einzelnen Kunst deren spezifische Grundverhältnisse nachzuweisen nach dem Muster der Harmonielehre, die Herbart mit Recht als das Urbild für die übrigen Kunstlehren betrachtete. Das wird aber nur dann möglich sein, wenn sich viele Kräfte vereinigen,

---

[1] Die Dichtung erzeugt Gedanken und führt durch sie zu Gefühlen; die Musik weckt Gefühle und führt durch sie zu Gedanken.

[2] Vgl. Eduard Bobriks Ästhetik. Zürich 1834. — Hermann Lotze, Bedingungen der Kunstschönheit. Göttingen 1847. — Psychologie von Th. Waitz. Braunschweig 1849. — Gustav Schillings Psychologie. Leipzig 1851 (§ 76). — Oersted, Naturlehre des Schönen. Deutsch von Zeise. Hamburg 1852. — Zeising, Ästhetische Forschungen. Frankfurt 1855.

so zwar, daß Denker, die nebenbei der eine in dieser, der andre in jener Kunst heimisch sind, die einzelnen Kunstgebiete technisch durchforschen, und daß sodann ein ordnender Geist diesen massenhaften Stoff in ein System bringt. Wie lange wird dieses aber noch ein frommer Wunsch bleiben!

So erübrigt uns denn, bezüglich der Elementargefühle bloß auf die trefflichen Winke hinzuweisen, die Waitz in seinem Lehrbuche der Psychologie betreffs des räumlich Schönen über die ästhetische Wirkung der Gestalten und betreffs des zeitlich Schönen über Rhythmus, Harmonie und Melodie gegeben hat.

Es sei nun noch erwähnt, daß die einzelnen Grundverhältnisse sich weiter in Gruppen zusammenordnen, die, untereinander planvoll verbunden, sich endlich zur harmonischen Gesamtform zusammenschließen. Diese Verbindungen der Grundverhältnisse zu Gruppen sind nicht mehr bloße Elemente, aber sie sind auch noch keineswegs ein abgeschlossenes Ganze; deshalb wollen wir sie, zur Unterscheidung von jenen und vom Ganzen selbst, Seiten (Momente) des Schönen nennen. Ihnen entsprechen eigene Gruppengefühle als Übergang zum Gesamtgefühl.

Auch hierüber kann bei dem gegenwärtigen Stande der Wissenschaft nur einiges wenige andeutungsweise gesagt werden, indem wir zum Zwecke der Verdeutlichung des Satzes, daß, wie jede Kunst ihre eignen ästhetischen Elemente, so auch ihre besondern ästhetischen Momente hat, auf die beiden zugänglichsten Künste, die Malerei und die Dichtung, und zwar in ihren wichtigsten Formen, geschichtliches Gemälde und Schauspiel, einige Streiflichter fallen lassen.

Denken wir uns also zunächst ein größeres geschichtliches Gemälde. Welche ästhetischen Seiten kommen da in Betracht?

1) In erster Linie handelt es sich um die glückliche Wahl des Stoffes und dessen lebensvolle Auffassung von seiten des Künstlers. Es kommt hier wesentlich darauf an, ob er das dargestellte Ereignis in seiner geschichtlichen Bedeutung klar und vorurteilsfrei erfaßt und den bezeichnenden Zeitpunkt richtig aufgegriffen hat. Auf die Festhaltung des bezeichnenden Zeitpunkts kommt es hier deshalb an, weil die Handlung nicht in ihrem Nacheinander, sondern eben nur in einem Zeitpunkte dargestellt werden kann; so muß dieser Punkt in der ganzen Reihe des Geschehens der bedeutsamste und bezeich-

nendste sein. (Das Interesse am Stoffe selbst ist gar oft für das Wohlgefallen entscheidend.)

2) Einen weitern Gesichtspunkt bildet sodann die Anlage, die Gruppierung der Gestalten, ihre Verteilung in Haupt- und Nebengruppen. Die Gruppierung erregt dann Wohlgefallen, wenn sie natürlich, bezeichnend und übersichtlich ist. Die natürliche Anordnung bringt es mit sich, daß der oder die Hauptträger der Handlung in den Vordergrund und in die Mitte des Gesichtsfeldes gestellt werden. Von dieser Forderung abzugehen, kann jedoch bisweilen die Art der Handlung erheischen. Übersichtlichkeit der Gruppen, die einer Hauptbedingung des Schönen, der Faßlichkeit entspricht, wird besonders durch symmetrische Anordnung erzielt. In dieser Beziehung macht z. B. Bendemanns Jeremias einen sehr vorteilhaften Eindruck. Der Prophet, als Hauptträger des Schmerzes, der über sein Volk hereingebrochen, lagert in der Mitte des Gesichtsfeldes auf den Trümmern der heiligen Stätte; rechts und links neben ihn, aber etwas tiefer, sind die Vertreter der verschiedenen Lebensalter gestellt, und in ihnen spiegelt sich in verschiedenen Abstufungen und Schattierungen der Schmerz der Hauptperson. — Selbstverständlich kann jedoch dem Maler die Symmetrie niemals jene engen Fesseln anlegen wie dem Baumeister, ja es kann sogar die Handlung selber sehr beträchtliche Abweichungen hiervon erheischen.

3) Weiter fällt das Augenmerk auf die psychologische und physiognomische Charakterzeichnung, wozu als untergeordneter Umstand auch die Richtigkeit der Kleidung gehört; denn Verstöße dagegen stören und schmälern die Wirkung, wie etwa da, wo ein alter Maler das biblisch-morgenländische Gleichnis vom verlorenen Sohne darstellt und die Hauptpersonen im altfränkischen Gewande erscheinen läßt.

4) Wesentlich zu beachten ist ferner die Ausführung der Zeichnung. Diese muß, um zu gefallen, richtig und fließend, alles Steife, Trockne, Eckige muß vermieden sein. Die Haltung der Gestalten muß lebensvoll, bewegt sein, aber ohne theatralische Effekthascherei wie in manchen Gemälden der französischen Schule.

5) Beachtenswert ist weiter auch die Farbe. Die Farbentöne müssen vor allem naturwahr sein, ferner wirksam und unter sich harmonisch, endlich auch der dargestellten Handlung angemessen. Heitere Festszenen z. B. erheischen eine frischere, lichtere Farben-

gebung; ein düsteres, verhängnisvolles Ereignis dagegen fordert einen dunklern Farbenton.

6) Endlich muß aus dem Ganzen die sittliche Weltanschauung des Künstlers uns entgegentreten; es muß auch in der dargestellten Handlung sich irgend ein bedeutsamer Gedanke aussprechen, irgend eine ewige Idee sich darin abspiegeln. Das bildet dann zu dem formschönen Körper die die Form durchwehende und belebende Seele.

Jeder dieser hervorgehobenen Punkte ergibt seine eigenen ästhetischen Gruppengefühle; erst wo sie alle zusammenstimmen, sind wir vollkommen befriedigt und ist das Urteil Schön vollständig begründet. So stimmen z. B. alle die genannten Seiten in dem herrlichen Jüngsten Gericht des Meisters Cornelius zusammen. Die Auffassung ist großartig, die Gruppierung machtvoll, harmonisch und trotz der Massen übersichtlich, die Charakteristik des Weltrichters, der himmlischen Heerscharen, der Gerechten und Verurteilten psychologisch wahr und ergreifend, die Zeichnung technisch vollendet, die Farbe (obgleich die schwächere Seite dieser Schule) wirksam und der Lage angepaßt, die sich allenthalben abspiegelnde sittliche Idee der Vergeltung durch ihre majestätische Größe überwältigend.

Ähnliche Seiten machen sich auch im Schauspiel geltend.

1) Zuvörderst handelt es sich auch hier um die Wahl einer interessanten, bedeutungsvollen und stetig fortschreitenden Handlung, um deren organische Entwicklung, Gliederung in Teilhandlungen, geschickte Verwicklung der Verhältnisse und psychologische Begründung des Wendepunktes in dem Geschicke der Hauptpersonen. Je natürlicher, obwohl bei alledem überraschend, der Ausgang ist, desto größer ist die Wirkung. Darin sind besonders Shakespeare und Sophokles Meister.

2) Eine zweite, nicht minder wichtige Seite bildet die Charakterzeichnung. Die Charaktere müssen psychologisch wahr und voll persönlichen Lebens sein, nicht Gemeinbilder ihres Volkes, Standes und Alters. Von den Hauptpersonen im höheren Schauspiel fordert man überdies geschichtliche und ethische Bedeutsamkeit. Auch hierin ist vor allen Shakespeare durch die unerschöpfliche Fülle seiner bis in die kleinsten Züge herab eigenartig ausgezeichneten Gestalten unnachahmlich und wahrhaft bewundernswert. Nicht bloß, daß seine Personen, nach einem bekannten Goetheschen Ausspruche, Uhren mit kristallenem

Gehäuse gleichen, einen Einblick in das innerste Triebwerk gestattend; er weiß auch durch Ähnlichkeiten und Gegensätze in den Persönlichkeiten, die er gegenüberstellt, ja oft selbst durch hingeworfene Äußerungen von Nebenpersonen über die Träger der Handlung seinen Schilderungen eine pragmatische, ja körperliche Anschaulichkeit zu geben.

3) Ferner kommt es darauf an, in welche wirksamen, ansprechenden (entweder unterhaltenden oder erschütternden) Lagen der Dichter die handelnden Personen einzuführen versteht. Die Lage ist im Schauspiel das, was im Bilde die Gruppierung. Sie soll ungezwungen aus der Handlung selbst hervorgehen und sie beleuchten, den Charakteren Gelegenheit bieten, vor uns ihr Innerstes zu erschließen, und endlich schon an und für sich Interesse erregen. Auch da steht wieder Shakespeare oben an. Wollte man alle die genial ersonnenen Lagen seiner einzelnen Schauspiele verzeichnen, so wüßte man nicht, wo zu enden; darum mögen nur einige angedeutet werden. Namentlich verweisen wir auf den 6. Auftritt des III. Aufzugs in König Lear, in dem drei Narren, der wirkliche (Lear), der vorgetäuschte (Edgar) und der Hofnarr, über die undankbaren Töchter zu Gericht sitzen, sowie auf die unvergleichliche Schlußszene mit Lear über Kordelias Leiche; ferner im Hamlet auf das Drama im Drama und die nachfolgende Szene, wo Hamlet dem Güldenstern die Flöte aufnötigt (III, 2); auf Ophelias, der Wahnsinnigen, Erscheinen amHofe (IV, 5); auf den Auftritt mit den Totengräbern (V, 1); auf die tiefbedeutsame Gartenszene in Richard II. (III, 4); in Richard III. auf den Auftritt zwischen Richard und Anna am Sarge Heinrichs VI. (I, 2), dann den 4. Auftritt des IV. Aufzugs, der die pathetischen Worte der mit in das tragische Geschick hineingerissenen Fürstinnen, den Mutterfluch und die mit glänzender Beredsamkeit ausgestattete Werbungsszene enthält, und endlich auf die erschütternde Zeltszene (V, 3), wo dem Wüterich im Traume all die Geister der von ihm Erschlagenen erscheinen mit der herrlichen Antithese (Segnung Richmonds) und dem psychologisch unvergleichlichen Selbstgespräch Richards beim Erwachen.

4) Dazu kommt dann, wie zur Zeichnung die Farbe, hier der sprachliche Ausdruck. Bei ihm kommt es darauf an, wie genau und sinnlich, formvollendet und sachlich bezeichnend er ist. Hier sind abermals Shakespeares dialektische Wendungen,

seine eigenartigen Bilder, sein sprudelnder Humor und die prickelnden Endreime seiner Selbst- und Zwiegespräche (die wie der Orgelpunkt in der Fuge einen harmonischen Abschluß bieten) hervorzuheben. Eigentümlich wirkt ferner Lessings logische Schärfe, Schillers hinreißende Rhetorik und der glatte, abgerundete, kristallinisch-durchsichtige Stil Goethes. Was des letzteren sprachlichen Ausdruck betrifft, so dürfte in dieser Hinsicht Tasso obenan stehen. Es weht uns da aus dem Zwiegespräch (Tasso und die beiden Leonoren) ordentlich ein feiner, vornehm-fremder Gewächshausduft an.

5) Endlich muß sich Stoff und Form durchdringen und aus dem Ganzen ein bedeutsamer Grundgedanke oder eine sittliche Idee hervorgehen. Jedes klassische Schauspiel (so erwarten wir mit Recht) soll in unsrer Seele irgend eine ethische Wahrheit zurücklassen. Das leisten vorzüglich die Sophokleischen und Shakespeareschen Dramen. Beide Dichter waren in das Menschenherz und Menschenlos tief eingeweiht; beide haben die ethischen Ideen in ihrer vollen Bedeutung zu erfassen verstanden, und das eben ist es, was ihren Werken die Weihe des Genius erteilt.

Hiermit sind jedoch nur die allgemeinsten, die Hauptseiten des Schönen und die wesentlichsten Gruppengefühle, die daraus hervorgehen, angedeutet. Bei der Zergliederung einzelner bestimmter Dramen würden sich noch die und jene besondern Seiten herausstellen.

Im Vorstehenden war neben den andern, lediglich in der Form beruhenden Seiten des Schönen auch von einem den Künstler bei seiner Schöpfung leitenden Grundgedanken und bei höhern Kunstwerken von einer übersinnlichen (metaphysischen oder praktischen) Idee die Rede. Sie wurden nur deshalb schon hier erwähnt, um die Hauptseiten des Schönen im geschichtlichen Gemälde und im Schauspiel vollständig anzuführen; sonst hätte die Idee, da sie aus der gegenseitigen Durchdringung von Stoff und Form hervorgeht, erst im folgenden Abschnitt, wo von dem ästhetischen Gesamtgefühl die Rede sein wird, ihren angemessenen Platz finden müssen.

Noch eins ist hier zu bemerken. Der Verfasser kann bei aller Verehrung, die er dem seltenen Geiste Herbarts zollt, doch nicht so ganz dessen Ansicht beipflichten, daß das Schöne nur in der Form begründet sei.[1] — Was insbesondre die Musik betrifft, die vorzüglich unserm großen Denker zu jener Behauptung den Antrieb gab, so hat sich der Verfasser längst, und zwar schon in einer Jugendschrift, bei Gelegenheit einer Besprechung der „Beethovener“ von W. R. Griepenkerl, in abweichendem Sinne geäußert.[2]

Der Herbartsche Grundgedanke, das Schöne sei lediglich in der Form zu suchen, wäre wohl dahin abzuändern, daß man ihn erstens nur auf die Grundbestandteile des Schönen, auf die ästhetischen Grundverhältnisse, beschränkte — diese hatte ja auch Herbart selbst vorzüglich im Sinne, als er jenen Ausspruch fällte; zweitens wäre

[1] Es bleibt ein strahlendes Verdienst Herbarts, daß er dem Hegeltum gegenüber, das durch seine blendende Taschenspielerei mit Begriffen und sein unklares Gerede vom ewigen Denkinhalt und der absoluten Idee auch in die Kunst Unklarheit und Formlosigkeit zu bringen drohte, gerade auf die exakter Forschung völlig zugängige Form den Nachdruck gelegt hat. Sein Grundgedanke, das Schöne beruhe auf Verhältnissen, und es sei die Aufgabe der Ästhetik, bis auf die einfachsten, auf die Grundverhältnisse (als die Grundbestandteile des Schönen) zurückzugehen und dieselben genau nachzuweisen, ist ein königlich Vermächtnis für alle Zukunft.

Es steht fest, daß am Schönen eben die Form eigentlich das ist, was sich genau fixieren, vorzeichnen, nachweisen läßt. Die künstlerischen Absichten und ideellen Beziehungen können meist nur mehr erfühlt als klar erkannt werden.

Es ist ebenso wahr, daß die Form das *A* ist, von dem der Künstler in seinen Untersuchungen, der Kritiker bei seiner Zergliederung ausgehen muß; aber ist sie auch das *Ω*, ist sie die ganze Schönheit?

Kaum, denn einmal sind Form und Gehalt Beziehungsbegriffe. Ferner ist, wie die Harmonie überhaupt, so insbesondre die Harmonie von Gehalt und Form ein ästhetisches Verhältnis, also eine wesentliche Bedingung des Schönen. Dieses Verhältnis aber ist vorweg zerstört, wenn man nur auf die Form achtet und vom Gehalt völlig absieht. — Endlich findet sich in der Wirklichkeit eine gewisse Form stets als Ausgestaltung eines bestimmten Gedankengehalts vor. Sie ist aus ihm hervorgewachsen, ihm sozusagen angebildet. Noch mehr, letzterer tritt mit ihr zugleich als ein völlig berechtigter Wertmesser auf. Dafür sprechen schlagende Belege.

Einerseits nämlich kann uns ein Werk, wenn es auch seiner Form nach keineswegs mustergültig ist (wie z. B. Goethes Faust als Drama), dennoch gefallen, sobald es uns dafür durch Tiefe und Fülle der Gedanken entschädigt. Andrerseits wird bei aller Tadellosigkeit der Form ein Gedicht oder Tonstück, dem der Gedankengehalt, das Gepräge des Genius abgeht, kalt lassen.

Es ist also neben der Form als zweiter Hauptumstand der Gehalt mit zu berücksichtigen.

[2] Österreichische Blätter für Literatur und Kunst. Wien 1845. Nr. 143 und 144.

er (im Hinblick auf die Gruppen- und Massenschönheit) dahin zu umschreiben: Das Schöne vermittelt sich zunächst durch die Form.

Wo es sich nicht rein um die Grundbestandteile des Schönen, sondern schon um ein ganzes Kunstwerk handelt, da ist die Form nur ein Gefäß, wohl an sich wichtig und wertvoll, aber nicht alles in allem, sondern nur bedeutsam durch das, was sie in sich faßt oder andeutet. Auch der menschliche Gesichtsausdruck ist in diesem Sinne Form. Aber nicht allein das bestimmte Knochengerüst, nicht die Fleischhülle, nicht die Farbentöne der Haut sind es, was wir schön finden, sondern vielmehr die Seele, die hinter dieser Hülle hervorschaut und uns daraus anspricht. Alles andre hat nur seine Bedeutung als Träger und Vermittler für den geistigen Gehalt und Ausdruck. Ebenso in der Kunst. Die Form ist Gefäß, Hülle, Träger, Vermittler des sich in ihr aussprechenden Gedankens, der letztere aber die eigentliche Seele des Ganzen. Friedrich Thiersch leitet in seiner Ästhetik das Schöne vom Scheinen ab und mit Recht. Es ist hierin eigentlich eine doppelte Beziehung, einmal die auf die sinnlich wohlgefällige Erscheinung, sodann auf das Durchscheinen eines Höhern, Übersinnlichen gesetzt.

Hinsichtlich der übrigen Künste und ganz vorzüglich in Bezug auf die Dichtung ist man wohl so ziemlich darüber einig, daß sich das Schöne in dem Durchscheinen einer Idee oder wenigstens eines bedeutsamen Gedankens in der wohlgefälligen Form kundgebe. Betreffs der Musik ist von Hanslick[1] mit großem Aufgebot von Scharfsinn und technischer Sachkenntnis nachdrücklich behauptet worden, das Musikalisch-Schöne liege lediglich in der Form. — Ja, wohl das Elementar-Schöne, das Schöne der einzelnen rhythmischen Gliederungen der einzelnen Akkorde, der einzelnen harmonischen Figuren; ob aber auch der Sonate, der Symphonie, der Oper? das steht in Frage. Wir teilen keineswegs die übertriebenen Ansichten der Zukunftsmusiker, die da in der Musik „malen und meißeln“ möchten; wir lächeln über die phantastischen Darlegungen eines Franz Liszt, der in jedes Notenköpfchen seiner Tonwerke eigne Eingebungen und inneres Schauen hineingelegt wissen möchte; in einer Beethovenschen Symphonie däucht uns denn doch etwas mehr als eine bloße Verbindung von Rhythmen, Intervallen und musikalischen Perioden zu liegen. Das ist

[1] Siehe Eduard Hanslicks Büchlein vom Musikalisch-Schönen. 5. Auflage, Leipzig 1876; wobei zugleich die geistreiche Gegenschrift von W. Ambros Über die Grenzen der Musik und Poesie zu beachten ist.

mindestens nicht in Abrede zu stellen, daß darin ein Stück des eignen reichen Seelenlebens des Meisters niedergelegt ist; ein Stück Lebensbeschreibung, ein wenn auch nicht durch Schrift oder Sprache genau darstellbares Bild des Strebens und Ringens, der Gefühle und Gedanken, die diesen gewaltigen Geist vor und während des Schaffens bewegten. Sein Geist ist's also, der durch das Werk zu uns spricht, und wenn sich überhaupt der Geist auf andre, zum Teil gröbere Weise, durch den Blick des Auges, das Beben der Stimme usw. zu verraten vermag, warum sollte er (und geschehe dies auch nicht so klar und bestimmt, wie durch die Wortsprache) sich durch musikalische Töne nicht irgendwie vermitteln können?

In stumpfer gedankenarmer Stimmung ist man nicht im stande, Schönes zu erfassen, viel weniger noch solches zu schaffen. Wenn nun aber die Seele des Künstlers ein großer Gedanke durchzuckte, wenn dieser sein ganzes Gefühl und Streben beherrschte, und die Gesamtstimmung, in der er schuf, ihm gerade diese und keine andern Tonfolgen eingab, können dann diese nicht eine Brücke zwischen Geist und Geist bilden, und können wir, die Hörenden, uns nicht teilweise, d. h. in ähnlichen Gefühlen, mit dem Urheber jener Töne begegnen? So scheint es; denn wäre seine Stimmung eine andre gewesen, er hätte andre Akkorde gegriffen, andre Fortschreitungen gewählt, und wir, die wir alsdann andre Tonformen vernommen hätten, wären umgekehrt in eine andre Stimmung versetzt worden. Es ist hier in der Tat eine Art Begegnung der Geister zwischen dem Schöpfer und Empfänger. Der letztere muß dem erstern entgegenkommen, und die Wirkungen nehmen in seiner Seele stets die entgegengesetzte Richtung.

Dort bei dem schaffenden Geiste war zuerst der Gedanke, dieser erzeugte die Gefühlsstimmung, und diese wiederum gab ihm das Thema und dessen eigentümliche Durchführung, kurz eben diese Tongebilde ein. Wir vernehmen umgekehrt zuerst die Tongebilde; diese versetzen uns in gewisse Gefühlsstimmungen, und diese endlich werden sofort wieder zu Weckern entsprechender Gedanken.

Wenn mithin überhaupt gewisse Tonverbindungen gewisse Stimmungen zu erzeugen vermögen, so kann durch die erstern eine gewisse Wahlverwandtschaft der Gemütsstimmung zwischen uns und dem Urheber dieser Töne und dadurch abgeleiteterweise auch eine Gedankenverwandtschaft geschaffen werden. Nur darf man freilich nicht übersehen, daß die Gemütsstimmungen meist auf dunklen, halbentwickelten Gedanken beruhen und demnach selber zwar mitunter viele, aber selten völlig entfaltete Gedanken wachzurufen vermögen. Wenn also überhaupt die Stimmung nur ganz im allgemeinen das Gedankengebiet andeutet, auf das sie sich bezieht und von dem sie getragen ist, so weisen dementsprechend auch die durch gewisse Tongebilde hervorgerufenen Stimmungen eben nur auf ein gewisses, nicht bis ins einzelne verfolgbares Gebiet von Gedanken hin, und wir können so eigentlich nur durch die verwandte Stimmung hindurch uns mit dem Tondichter begegnen und seine Gedanken höchstens annähernd erraten, keineswegs aber wie aus einem Buche herauslesen. — Also wie sehr wir einerseits den Gedanken ablehnen, die Töne hätten gar nichts zu bedeuten, so müssen wir es anderseits auch wieder als ein vergebliches Unterfangen erklären, aus einer Tondichtung mehr als die Gefühlsgruppe und das dieser etwa zu Grunde liegende Gedankengebiet erraten, vielmehr eine Takt für Takt erläuternde Auslegung eines Instrumentalwerkes versuchen und jede einzelne Tonfigur auf einen ganz bestimmten Gedanken zurückführen zu wollen. — Daß übrigens die Musik im stande sei, innere seelische Vorgänge, „den Fluß der menschlichen Bewegungen, Vorstellungen und Empfindungen nachzuahmen", hat ja Herbart selbst zugestanden und eben deshalb dem Künstler „genaues Studium des psychischen Mechanismus" empfohlen.[1]

[1] Das ist eine beachtenswerte Äußerung, aus der sich nicht unerhebliche Folgerungen ziehen lassen.

Erstens. Sobald der Musik überhaupt das Vermögen zugestanden wird, „den Fluß der menschlichen Bewegungen, Vorstellungen, Empfindungen nachzuahmen", so ist mittelbar eingeräumt, daß die Töne (wenigstens unter Umständen und im Gesang wohl ausnahmslos) nicht lediglich um ihrer selbst willen da sind, sondern zugleich um eines andern willen, das sie andeuten oder ausdrücken. — Dadurch erscheinen sie als eine Sprache (obgleich ganz eigentümlicher Art) und weisen hiermit auf ein Auszusprechendes (einen Gehalt) hin.

Zweitens. Wenn nun Herbart weiter jedem Künstler das Studium des seelischen Mechanismus angelegentlich anempfiehlt, so ist damit gleichzeitig gesagt, daß denn doch an der Kunst die Form nicht alles ist, und deren noch so geschickte Handhabung noch nicht den vollendeten Künstler ausmacht. Denn was sollte ihm sonst das Studium der Psychologie frommen? Die Formen seiner Kunst kann sie ihn ja doch nicht lehren, und vermöchte sie es auch, Konservatorium, Antikensaal und Bauhütte täten es ihr in dem Punkte jedenfalls zuvor. So ist es aber auch gar nicht gemeint. Herbart sagt ja ganz klar, dieses Studium diene dem Künstler dazu, „das Natürliche hervorbringen" zu lernen. — Gewiß, denn der Künstler kommt gar oft in die Lage, Seelengemälde zu entwerfen, und das vermag er nur,

Wie unmittelbar, tief und eindringlich die Musik in das gesamte Seelenleben einzugreifen und selbst auf die Charakterbildung einzuwirken vermag, haben schon die Alten wohl eingesehen. Man weiß ja, welches wichtige Mittel der Seelenlenkung sie für Pythagoras war, und welche Aufmerksamkeit ihr Platon, ja, fast noch mehr Aristoteles widmete, der in seiner Politik die einzelnen in der Jugenderziehung und dem öffentlichen Leben zulässigen und unzulässigen Tonweisen genauer bespricht. — Demgemäß läßt sich behaupten, daß sich in den Volksmelodien die seelische Eigenart der einzelnen Stämme viel anschaulicher ausspricht als in andern Kunst- und sonstigen Denkmälern, höchstens etwa die Rechtsdenkmäler, die sittlichen Überlieferungen und Glaubenssysteme ausgenommen. Ja, man darf sogar behaupten, daß das gebräuchliche Zeitmaß schon ein gewisses Zeitalter kennzeichnen könne. Man denke z. B. an die gemessenen Menuetts des vorigen und die schnellen Polkas und Galopps unsres Jahrhunderts. So schafft sich jede Zeit die Musik, die ihrem Geiste angemessen ist. In die bewegte Zeit des ersten Napoleon gehörte ganz ein so gewaltiger Geist wie Beethoven, und sie war es denn auch, die ihm eine „Eroica" eingab. Auch den Tonschmetterer Spontini, der selbst den Kanonenlärm nicht verschmähte, gebar dieses Zeitalter der Eroberung; der weiblich zarte, tieffühlende Spohr dagegen stand in ihr, ähnlich seinem Geistesverwandten Chateaubriand, nur mehr wie ein ehrwürdiges Denkmal friedlicherer Tage und griff deshalb mit seinen Stoffen (wie dieser) bald in die Vorzeit (Faust, Alchymist, Berggeist) zurück, bald wandte er sich dem Morgenlande zu (Jessonda). — Immer werden wir auch eine gewisse Ähnlichkeit zwischen der dichterischen und der musikalischen Grundrichtung entdecken. Dafür gibt Riehl in seinen Kulturstudien einen treffenden Beleg. Er sagt

---

wenn er praktischer Psycholog ist. — Was ihn demnach die Psychologie lehrt, ist dies: sein eignes Innere und ebenso das anderer zu begreifen, die Wirkung auf ihr Gemüt im voraus zu berechnen, das bunte Spiel der innern Kräfte naturgetreu und scharf wiederzugeben. Sie hilft ihm also das, was sein eignes Innere bewegt, wahr und wirksam auszusprechen; sie hilft ihm, in die (allerdings bis ins einzelne sorgfältigst auszugestaltende) Form, wie sie ihn der Meister und seine Vorbilder gelehrt, seine Anschauung, sein Gefühl hineinzubilden und dadurch selbst Meister zu werden. — Damit sind wir abermals (nur von einer andern Seite) über die bloße Form hinausgelangt zum andern (allerdings nicht mit gleichem Maße meßbaren) Faktor des Schönen: dem Denk- und Gefühlsinhalt, der als Vorrat in der Seele des Künstlers liegt und ihn nicht eher ruhen läßt, bis er ihn in der angemessensten Form, die er überhaupt zu finden vermag, ausgeboren hat.

von dem gerade in der Sigwart- und Werther-Zeit in Schwung gekommenen Adagio: „Der ganze Sigwart ist ja nichts andres als ein zerfließendes Pleyelsches Adagio in breite Worte übersetzt." — Ja, wie sogar selbst die herrschende Instrumentalstimmung eine bestimmte Zeit zu kennzeichnen vermag, bezeugt der eben genannte geistreiche Kulturhistoriker, indem er bemerkt: „Vergleichen wir die Orchesterstimmung des achtzehnten und neunzehnten Jahrhunderts. In dem Maße wie die europäische Menschheit leidenschaftlicher, bewegter im öffentlichen und Privatleben wurde, wie sich unsre geistige Stimmung erhöhte, hat sich auch unsre Orchesterstimmung hinaufgeschraubt."

Und eine Kunst, die mit dem Leben des Einzelnen wie der Völker und Zeitalter so innig verwachsen ist, sollte in der Form, — nur in der Form liegen? — Wäre die Form alles, dann könnte man vielleicht mitunter ein nach der sogenannten Tabulatur der Meistersänger verfaßtes Gedicht manchem andern vorziehen und mit dem Generalbaß in der Hand ein regelrechter Komponist werden. — Aber die (bloße) Form tötet, der Geist belebt.

§ 19. Das ästhetische Gesamtgefühl und seine Koeffizienten.

Blickt man zurück auf die verschiedenen Grund- und Gruppengefühle, und erwägt man, wie schon die letztern mannigfaltig und verwickelt sind, — so ist leicht einzusehen, daß dies noch in weit größerm Umfange von dem ästhetischen Gesamtgefühl gelten muß. Es ist höchst verwickelt, und nach Maßgabe der Kunstgattungen und besondern Wertklassen der einzelnen Erzeugnisse sind seine Koeffizienten höchst verschieden. In jeder einzelnen Kunst tragen ja eigne Koeffizienten zur Gesamtwirkung bei, und sodann ist selbst innerhalb derselben Gattung die Grundform der einzelnen ihr angehörigen Kunstschöpfungen verschieden, und die Kräfte, die da auf unser Gemüt wirken, unterscheiden sich wesentlich. So wirkt z. B. eine Mozartsche Symphonie mehr durch den Farbenschmelz und leichten Fluß ihrer sangbaren Melodien, eine Beethovensche mehr durch ihre geniale Rhythmik und die eigentümliche harmonische Führung ihrer Instrumente, deren jedes sich als besondrer Charakter geltend macht, sich selbständig zu bewegen scheint, aber doch, von der Idee des Ganzen beherrscht, sich den übrigen Tongewalten harmonisch ein- und unterordnet. Dort liegt das Übergewicht der Wirkung mehr auf der sinnlichen Seite und innerhalb der vollendeten Form; hier mehr auf seiten der sieghaft durchbrechenden Idee. — Dem ähnlich reißt Schiller mehr hin durch seine überwältigende Rhetorik, seine kühnen Bilder, seinen idealen Schwung und die breite, mächtige Anlage seiner Dramen; Goethe fesselt dagegen durch seine krystallinisch-klare und durchsichtige Form nicht minder, als durch den klaren und besonnenen Blick, der ebensosehr in die innern Tiefen des menschlichen Herzens eindringt, wie er die äußern Lebensverhältnisse ruhig und sachlich überschaut, mehr sich an das Wirkliche und Bestehende haltend, während der andre der Dioskuren in seinem Idealismus nicht selten dagegen anstürmt.

Wenn man nun so auf die verschiedenen Kunstgattungen und Kunstrichtungen, ja endlich noch innerhalb ihrer auf die unendliche Fülle der einzelnen Kunstwerke hinblickt, so möchte man fast daran zweifeln, ob sich die im Schönen wirkenden Kräfte im allgemeinen übersehen und einigermaßen vollständig angeben lassen. — Eine erschöpfende Angabe ist allerdings kaum zu erzielen; nichtsdestoweniger aber wollen wir es versuchen, wenigstens die hervorstechendsten Koeffizienten jenes Gesamtgefühls, das uns bei der ersten Gesamtauffassung eines größern Kunstwerkes ergreift und sich als ein unmittelbares und unwiderstehliches Wohlgefallen kundgibt, näher anzugeben, Sie scheinen uns in folgendem zu bestehen:

1. Es kommen schon die einzelnen sinnlichen Reize in Betracht, die auf unser Auge und Ohr ausgeübt werden und einen wenn auch noch so flüchtigen Eindruck des Angenehmen erzeugen.

2. Hierzu tritt sofort die Verbindung der einzelnen Grundbestandteile, der Töne, Linien, Farben, Bewegungen usw., zu ästhetischen, d. h. an und für sich wohlgefälligen Grundverhältnissen.

3. Weiter reihen sich die ästhetischen Grundverhältnisse selber wieder in bald größeren, bald kleineren Gruppen aneinander (zusammengesetze Figuren, musikalische Perioden) und bedingen die vorhin erwähnten Gruppengefühle. Je faßlicher, übersichtlicher die Gruppierung der Grundverhältnisse, desto lebhafter das Wohlgefühl daran.

4. Erst dann aber, wenn die einzelnen Gruppen, die ebenfalls, eine jede für sich, wohlgefällig sein müssen, zugleich wieder untereinander so angeordnet sind, daß keine die Wirkung der

andern stört, vielmehr sie alle sich zu einem harmonischen Ganzen abrunden; erst dann springt das reine Wohlgefallen an der Form als solcher hervor.

Ist aber damit schon alles abgetan? Wirken sonst keine Kräfte in dem Schönen mit? — Gewiß finden sich noch andre Kräfte vor, und darin liegt denn der beste Fingerzeig dafür, daß zwar die Form das Erste ist, was an einem Kunstwerke zu beachten ist, aber nicht das Einzige; mit andern Worten, daß sich das Schöne zunächst durch die Form vermittelt, aber nicht lediglich in ihr besteht, wie wir bereits in der Anmerkung des vorhergehenden Abschnittes bemerkten.

Bei aufmerksamer Zergliederung dessen, was bei der Auffassung schöner Werke im Innern vorgeht, werden wir finden, daß neben dem objektiven Wohlgefallen, das durch die Form des Werkes selbst in uns erzeugt wurde, sich auch noch andre, zwar formale, aber nicht in der Form des Werkes, sondern vielmehr im eignen seelischen Mechanismus des Menschen begründete Gefühle einstellen. (Vergl. Punkt 6.) Nicht minder werden wir dabei qualitativen Gefühlen der verschiedensten Art begegnen. Ein solches ist gleich die intellektuelle Freude an der Wahrheit der Charaktere, an den passenden Lagen, an der verständigen Schürzung und Lösung des Knotens im Schauspiel. Dahin gehören weiter die sympathetischen Gefühle (z. B. bei Betrachtung der Laokoon- oder der Niobegruppe, die Teilnahme am traurigen Geschicke des untergehenden Helden); ferner die ethische Billigung der Grundsätze und Beweggründe der handelnden Personen, ja selbst religiöse Interessen kommen oft (wie z. B. im Nathan oder im Ödipus auf Kolonos) in Betracht. — Doch setzen wir nach dieser nötigen Zwischenbemerkung unsere nähere Untersuchung fort.

5. Nebenbei kommt auch schon der Umstand in Betracht, daß alles Schöne in eigentümlicher Weise anregend auf unsre Einbildungskraft wirkt. „Jedes Werk der schönen Kunst und Natur", wie Herbart so sinnig bemerkt, „erhebt uns über das Gemeine und unterbricht den gewöhnlichen Lauf des psychischen Mechanismus." — Das tut es aber auf doppelte Weise: einmal dadurch, daß es in das geheime Tastwerk unsrer Gedankenverbindungen eingreift und eine Masse Reproduktionen auf und ab wogen macht; nicht minder aber auch durch Erregung von Affekten, die sich an jene Gedankenzüge anreihen und unsere Alltags-

stimmung mit ihrem Wechsel unterbrechen, die Stumpfheit und Langweile bannend.

6. Hierzu kommen noch mancherlei formale Gefühle, teils allgemeiner, teils besondrer Art, wie etwa das Gefühl der Leichtigkeit, das aus der Auffassuug regelmäßiger Gestalten und ihrer symmetrischen Anordnung entspringt, oder jene eigentümliche Art teils von Beklemmung, teils von unbestimmter Erwartung, die in uns z. B. die leeren Quinten des ersten Satzes der neunten Beethovenschen Symphonie erzeugen, die so spannend auf den Eintritt des gigantischen Themas vorbereiten. — Gefühle des Suchens und Findens schwanken in uns bei der Auffassung von Wellen- und Schlangenlinien, wenn auch kaum bemerkbar. Erwartungen und Überraschungen sind zumal im Schönen des Nacheinander vielfach begründet. Erstere werden besonders „in guten Sonaten vor dem Eintritt des Hauptthemas und wo das ganze Stück seinem völligen Abschlusse entgegengeht", angeregt. „Auch innerhalb einzelner Perioden stellt sich dieses Gefühl mit den mannigfaltigsten Schattierungen ein, und es ist leicht genug in jedem guten Musikstücke nachzuweisen."[1] Das Gefühl der Überraschung dagegen bereiten uns namentlich die künstlichen Tonführungen, die uns (wie insbesondre bei Spohr) plötzlich in ungewöhnlichere Tonarten hinüberleiten, oder die überraschend eintretende Wiederkehr des Themas und die oft so keck und entschieden eintretenden Satzschlüsse bei Beethoven, die nach den mannigfaltigsten harmonischen Wendungen gerade dann kommen, wenn wir sie am wenigsten erwarten. — Das Gefühl des Gegensatzes erzeugen die noch unaufgelösten Dissonanzen; die Fuge mit ihren kontrapunktischen Bewegungen gibt das wohltuende Gefühl unendlicher Fülle, die sich vor uns ausbreitet, aber auch das Gefühl eines Streites der Massen, den endlich der Orgelpunkt wie ein allaussöhnender Friedensschluß ausgleicht. Eigentümlich ist unter andrem auch noch die Wirkung des Reims. Waitz sucht sie, und nicht ohne Berechtigung, vorzüglich darin, „daß er einen matten Schluß verhindert". Das bestätigen namentlich die Shakespeareschen, durch ihre epigrammatische Kürze so kräftig wirkenden Reime am Schlusse der Selbst- und Zwiegespräche. — Aber es gesellt sich hierzu

[1] Th. Waitz, Lehrbuch der Psychologie S. 387.

noch eine weitere Wirkung, nämlich die der schärfern Einprägung und der Reproduktionserleichterung. Gereimte Verse haben sowohl an den Anfangs- als an den Endgliedern Hilfen. Während reimlose Verse nur von einer Seite, von den Vordergliedern, Hilfe erhalten und sich bloß nach dem Gesetze der Reihenproduktion entwickeln, werden die gereimten zugleich auch nach dem Gesetze der Ähnlichkeit durch den Gleichklang der Endsilben gehoben.

7. Aber wie sehr uns auch die Form zu fesseln, wie stark uns auch die angeregte Einbildungskraft mit ihren reichen Assoziationen und den bald leiser, bald lauter angeschlagenen Gefühlen zu beschäftigen vermag, es wäre diese Beschäftigung mit dem Schönen immer noch ein bloßes Spiel, obgleich ein würdiges, wenn nicht noch weitere Umstände hinzukämen, wenn das Schöne nicht mehr als das zu leisten vermöchte. Ein echtes Kunstwerk leistet aber in der Tat mehr. Es wird nicht bloß die Sinne beschäftigen, das Spiel der Phantasie beleben und uns nur unterhalten, sondern auch unsern Verstand und endlich selbst die Vernunft auf die wohltuendste Weise in Anspruch nehmen. Lotze[1] sagt sehr treffend: „Jedes echte Kunstwerk ist eine Eroberung einer neuen Erfahrungswelt; es spricht für die Erkenntnis keine Lehre aus, die diese selbst zu finden unfähig wäre, aber die breite zerstreute Welt menschlicher Erfahrung sammelt es in einem Bilde, an dem die Erkenntnis als an einem neuen, aber alle Elemente seiner Lösung in sich tragenden Rätsel wiederum sich versuchen vermag." — Das gediegene Kunstwerk gibt uns auch Stoff zum ernsteren Nachdenken. Es dringt mit seiner Wirkung durch das ganze Vorstellungsgewebe hindurch bis zu den apperzipierenden Vorstellungsmassen, den theoretischen Grundauffassungen und praktischen Grundsätzen. Es ruft in uns allgemeine Gedanken über Welt, Leben, Menschenschicksal wach, befestigt manche Einsicht, belebt manchen Vorsatz, bringt manchen sittlichen Entschluß zur völligen Reife und macht uns so besser und edler.

8. Zu alledem kommt als ein mächtig wirkender Umstand noch hinzu, daß jedes echte Kunstwerk, ungeachtet seiner Vielgliedrigkeit, sich dennoch als wohlabgeschlossene Einheit darstellt;

---

[1] Bedingungen der Kunstschönheit S. 20.

daß sich in diesem wohlgegliederten Gebilde Stoff und Form durchdringen; daß endlich den ganzen Gliedbau als dessen belebende Seele eine Grundidee (oder wenigstens ein leitender Gedanke) beherrscht.

Das alles zusammengefaßt, liegt also die Wirkung des Schönen darin, daß es, harmonisch, wie es selber ist, auch unsre gesamten Seelenkräfte, Sinn, Erinnerung, Einbildungskraft, Verstand, Vernunft, unter Umständen auch den Willen, in harmonische Tätigkeit versetzt. — Nicht jedes Schöne ragt freilich an jenen Gipfelpunkt hinan, aber es werden sich doch wenigstens einige der genannten Kräfte an ihm erkennen lassen. In den großen Meisterwerken der Dichtung, als der klarsten Kunst, werden sie sich so ziemlich alle beisammen finden.

Wenn aber hier so viele Bächlein zu dem breiten Strome der Begeisterung zusammenfließen, die große Kunstwerke in uns zu wecken pflegen, so ist eben hieraus die gewaltige Wirkung des Schönen auf die Gesinnung und Gesittung der Menschheit — (man denke nur an den ungeheuren Einfluß, den Homer auf die gesamte griechische Kultur übte) — leicht erklärlich. Durch diese weit und tief greifende Wirkung stellen sich große Dichter an die Seite der großen Gesetzgeber und Religionsstifter.

Nunmehr können wir das ästhetische Gesamtgefühl oder das eigentliche Schönheitsgefühl näher bestimmen, indem wir es bezeichnen als jenes tiefgehende, starke und nachhaltige Wohlbehagen, das in uns durch die sinnige Auffassung eines Gegenstandes hervorgerufen wird, an dem in sinnlich-vollendeter Form sich eine höhere, übersinnliche Idee (oder wenigstens ein bedeutsamer Gedanke) kundgibt.

Demnach sind zum Entstehen des Schönheitsgefühls folgende Bedingungen erforderlich:

I. Seitens des auffassenden Subjekts Sinn und Empfänglichkeit für eben die besondre Art des Schönen, ein geübtes Auge, ein gebildetes Gehör, lebhafte Einbildungskraft, ein gewisser Reichtum an Gedanken, die dem, was von außen geboten wird, aufnehmend entgegenkommen, und endlich eine gewisse Vertrautheit mit höheren Interessen. Alles das ist in unsrer Begriffsbestimmung in dem Ausdrucke „sinnige Erfassung" zusammengefaßt. Wer ein ungeübtes Auge, ein ungebildetes Gehör, eine lahme Einbildungskraft hat, wer gedankenarm ist und keine höhern Interessen kennt, für den ist das

Schöne so gut wie gar nicht vorhanden. Es handelt sich immer darum, was man zur Auffassung eines Kunstwerkes von Eigenem mit hinzubringt. Danach richtet es sich, ob die Auffassung eine tiefe oder oberflächliche, sichere oder unsicher umhertappende ist; wie rein man die Form erfaßt, wie leicht man die Idee errät. Sehr wahr bemerkt Herbart (Enzyklopädie § 70): „In jedes Kunstwerk ohne Ausnahme muß unendlich viel hineingedacht werden; seine Wirkung kommt beim Beschauer weit mehr von innen heraus, als von außen hinein." Wo also aus Eigenem nichts herzugebracht wird, da wird auch im Werke nichts oder wenig gefunden.

II. Betreffs des aufgefaßten Gegenstandes dagegen wird vorausgesetzt: erstens formelle Vollendung und zweitens ideeller Gehalt. Formfehler machen das Werk stümperhaft, Mangel an ideellem Gehalt macht es seelenlos. Wo vollends die Form mangelhaft, die Gesinnung des Urhebers niedrig und gemein ist, wo uns anstatt der Verklärung einer höhern Idee deren Zerrbild entgegentritt und in solcher Weise unsere höchsten Interessen, statt gehoben, verletzt werden, da ist vollendete Häßlichkeit vorhanden, und wir wenden uns von einem derartigen Werke mit Abscheu weg.

§ 20. Die moralischen Gefühle.

I. Die moralischen Gefühle hängen mit den ästhetischen innig zusammen, denn das Sittliche ist, wie schon die sinnigen Griechen einsahen (namentlich Platon), nur eine nähere Begrenzung des Schönen; es ist das Schöne, das am Wollen des Menschen, an seiner Gesinnungs- und Handlungsweise haftet. Bei verwandten Begriffen ist es immer wichtig, sich des Gemeinsamen und Unterscheidenden genau bewußt zu werden; so auch hier.

Das Gemeinsame beider Begriffe besteht darin, daß 1) sowohl das Schöne wie das Sittliche unbedingt, um seiner selbst willen, gefällt, während das Gegenteil davon (das Häßliche und Unsittliche) unbedingt mißfällt.

2) Beide Begriffe beruhen auf Verhältnissen gleichartiger Glieder; nur handelt es sich dort um äußerlich feststellbare Verhältnisse, um Verhältnisse zwischen Sichtbarem und Hörbarem, hier um innere, um Verhältnisse zwischen Willensakten.

3) Beide Begriffe führen auf Musterbilder, beide stellen sich dar als etwas, das da sein soll. Das Schöne und Sittliche

soll erzeugt, das Häßliche und Unsittliche ferngehalten werden. Deshalb gehen von der Kunstlehre wie von der Sittenlehre Forderungen, praktische Weisungen aus.

Trotz dieser engen Beziehung gibt es aber auch wesentliche Unterscheidungspunkte zwischen ihnen, die wohl zu beachten sind. Sie beruhen in folgendem:

1) Die Schönheit hat vorherrschend äußere Dinge und unpersönliches Geschehen zum Gegenstande; die Sittlichkeit dagegen hat zu ihrer notwendigen und wesentlichen Voraussetzung die Persönlichkeit. Schön können Dinge, sittlich können nur Personen sein.

2) Das schöne Werk, das Ergebnis künstlerischer Tätigkeit, läßt sich abgesondert von der Person seines Erzeugers betrachten. Es steht für sich selbst da und gibt höchstens mittelbar Zeugnis vom innern Werte dessen, der es geschaffen. — Anders das Sittliche; das gestattet dieses Absehen von der Person nicht. Es ist mit ihr so verwebt und verwachsen, daß sich sein Wert auf die Person, an der es sich findet, überträgt. Es entscheidet unmittelbar über den Wert der Person selber.

3) Die Forderungen, die von dem ästhetischen Geschmack ausgehen, sind bedingter, diejenigen, die von der sittlichen Instanz, dem Gewissen, ausgehen, sind unbedingt gültiger Natur. Dort (in der Ästhetik) heißt es: Wenn du ein Gebäude aufführen willst, so berücksichtige das rechte Verhältnis von Lasten und Trägern, beachte die Symmetrie in der Anordnung der Massen usw., oder wenn du ein Tonwerk schaffen willst, so vermeide falsche Quinten, oder bediene dich der Quintenfortschreitungen nur als eines Übergangs; wenn du ein Gedicht verfassen willst, so beachte wohl die Quantität der Silben usw. — Hier dagegen (auf dem Gebiet der Ethik) gilt kein Wenn und kein Aber; da heißt es schlechthin und unwiderruflich: Du sollst nicht ungerecht, nicht unbillig, nicht selbstsüchtig, nicht feige, nicht ein Sklave deiner Lüste sein. — Von den Forderungen der Ethik kann sich niemand, wie hoch er auch stehe, entbinden; es liegt in ihnen eine innerlich zwingende Macht. Die sittliche Beurteilung nämlich trifft jeden mit der Macht des Verhängnisses, und wo sie einen, seinen Urbildern widerstreitenden, schlechten Willen findet, da schweigt sie so lange nicht, bis die Qualen des innern Zwiespalts (die Spaltung in ein besseres und schlechteres

Selbst) die betreffende Person zur Umkehr und Anspannung an das Urbild bestimmen.[1] — Also so lange man Mensch bleibt, d. h. wollendes Wesen, unterliegt man der moralischen Kritik, der ästhetischen aber nur dann, wenn man mit irgend einem Kunstgebilde sich hinauswagt in die Öffentlichkeit und so sich ihr selbst aussetzt.

Die Forderungen der Ethik sind unbedingt gültig, weil jeder Mensch als solcher den Beruf hat, sich zur Sittlichkeit zu erheben; die Forderungen der Ästhetik aber haben eine bloß bedingungsweise Form, weil nur der sich zur Kunstschöpfung entschließen soll, der hierzu die volle Mission, Anlage und Fachbildung hat. Hat er aber einmal den Künstlerberuf gewählt, dann fordert es von ihm sein Künstlergewissen, seinen Idealen treu zu bleiben, als wären sie ewige Gebote.

II. Nun handelt es sich weiter um den Ursprung des sittlichen Gefühls. Der Entwicklungsgang ist etwa folgender:

1) Vor allem muß sich im Menschen, angeregt durch Erziehung, Religionsunterricht, Umgang, Lesestoff, Nachdenken über eigene und fremde Handlungen und Schicksale, eine gewisse Welt- und Lebensansicht ausgebildet haben. Man muß sich wenigstens einigermaßen darüber klar geworden sein, was als der Zweck und die Aufgabe des menschlichen Lebens zu betrachten sei. Man muß sich weiter, wenigstens in allgemeinen Umrissen, Musterbilder entworfen haben, wie das Wollen in der oder jener Lebenslage beschaffen sein soll.

2) Aus diesen bei fortschreitender Kultur sich immer mehr abklärenden und vervollständigenden Musterbildern muß sich weiter ein Allgemeinwille hervorbilden, d. h. der allgemeine Vorsatz, dem, was man als gut, recht, mustergültig anerkannt hat, fortan sein einzelnes Wollen in jeglicher Lebenslage anzupassen.

3) Ist aber einmal die innere Bildung bis dahin gediehen, daß man sich zu derartigen sittlichen Richtlinien erhoben hat und zugleich zu dem Entschlusse, ihnen gemäß zu handeln, dann braucht nur entweder der innere Sinn (die Apperzeption seelischer

---

[1] Das Allgemeingültige und Unabweisliche des sittlichen Urteils kann nicht treffender ausgedrückt werden, als in Shakespeares Worten (Othello V, 1):

— — „ein bös' Gewissen spricht,
Und wären alle Sprachen ausgestorben."

Vorgänge) uns das Bild eines **eignen**, oder der äußere Sinn uns das Bild eines **fremden Einzelwillens** vorzuführen, und es wird sich unaufhaltsam und unwillkürlich ein **sittliches Gefühl** regen.

4) Es erfolgt nämlich jetzt ein Zusammenstoß zweier Vorstellungsmassen, der apperzipierenden, in der der **Allgemeinwille** seinen Sitz hat, und der zu apperzipierenden, aus der jener **Einzelwille** entsprang.

5) Ist nun der **Einzel**-(oder Sonder-)**Wille** so beschaffen, daß er mit dem aus den Musterbildern entsprungenen **Allgemeinwillen** übereinstimmt, so unterstützen und kräftigen sich diese beiden Vorstellungsmassen, indem sie miteinander verschmelzen, und es macht sich in eben dem Augenblicke ihrer Vereinigung eine **Förderung** seelischer **Lebenstätigkeit**, mithin ein **Wohlgefühl** geltend. Dieses ist das Wohlgefühl **des sittlichen Beifalls, der sittlichen Billigung**.

Stellt sich dagegen ein **Widerstreit des Sonderwillens** dem Allgemeinwillen gegenüber heraus, so ist die notwendige Folge dieses innern Widerstreits, daß eine **Hemmung** die beiden Vorstellungsmassen (wenngleich in verschiedenem Maße) trifft und sich mithin eine **Herabstimmung der seelischen Lebenstätigkeit**, ein **Wehegefühl** geltend macht. — Das ist das Wehe- oder Schmerzgefühl **des sittlichen Tadels, der unbedingten Mißbilligung und Verurteilung** (gleichviel, ob seiner selbst oder eines andern).

Das wären also die beiden **Grundformen** des sittlichen Gefühls, das selbstverständlich noch weit ergreifender ist als das ästhetische. Die Gründe sind leicht einzusehen. Während bei jenem die Grundlagen des Ich, der Persönlichkeit, des Charakters bloß **mittelbar** berührt werden, trifft sie das sittliche Gefühl **unmittelbar**. Es erhebt entweder **das Ich**, enthüllt seinen Vollwert, oder erniedrigt es und zeigt es in seiner Nichtswürdigkeit. Es **rührt** und **bewegt** mithin das **Seelenleben** in **seinem innersten Kern**, im Ichbewußtsein.

Die sittliche **Selbstbilligung** ist die Hauptquelle innerer **Seligkeit**, die sittliche **Selbstverurteilung** die der **Unseligkeit**; erstere der Segen der guten, letztere der unausbleibliche Fluch der bösen Tat, ja schon des bloßen Vorsatzes dazu. Die Selbstbilligung gibt Ruhe, wie ein Friedensschluß; Selbstverurteilung ist eine Herausforderung, die auf weitere innere Kämpfe hinweist.

Ob die Mißbilligung in Scham oder Reue übergeht, in beiden liegt ein Zwiespalt, eine Scheidung zwischen edlerem und schlechterem Selbst, eine innere Anklage, ein Wunsch, daß man sich doch anders als so gefunden hätte! — Die erstere bahnt meist der andern den Weg, ist wohl bisweilen innerlich, vorherrschend aber von außen veranlaßt, bald eine Folge des Ertapptwerdens über sittlicher Unlauterkeit, bald aus dem Bewußtsein eines Verstoßes gegen das Schickliche, ja selbst des Widerspruchs von Denken und Handeln entspringend. — Die Reue ist dagegen innerlicher, tiefer einschneidend und nachhaltiger. Schafft die Scham vorzüglich der Hinblick auf andere, der Verkehr, so gebiert die Reue vorzüglich die Einkehr in sich selbst. Erstere hat mehr Triebhaftes an sich, letztere mehr Freiheit. Deshalb sind denn auch bei der erstern die Rückstrahlungen auf den Körper augenfälliger als bei der letztern. — In ersterer liegt nur die Mahnung, daß „etwas faul" sei im eignen Innern; in der letztern, wenn sie ernst und tief genug ist, ist der sittliche Umschwung, die Umkehr zum Bessern begründet.

III. Wie mächtig und einflußreich aber auch das sittliche Gefühl ist, so haftet ihm doch, wie überhaupt jedem Gefühl, eine gewisse Unklarheit an, und man kann sich demnach seiner Führung nicht mit voller Beruhigung überlassen, sondern muß vielmehr zum klaren, sittlichen Urteil durchzudringen suchen, indem man allemal, wenn man innerlich auf eine Billigung oder Mißbilligung stößt, deren Grundlagen, d. h. die gebilligten oder mißbilligten Willensverhältnisse genau festzustellen sucht, bei jedem einzelnen Verhältnisse sich dessen Glieder, ihre Beziehung zueinander, sowie endlich auch den eigentümlichen Beifall (oder das eigentümliche Mißfallen) vollkommen klar macht und sodann jedes einzelne Grundverhältnis auf seinen Musterbegriff, d. h. auf die entsprechende praktische Idee zurückführt und hiermit die unverbrüchlichen Richtlinien alles Wollens und Handelns gewinnt.

Es ist zwar hier nicht der Ort, diese Musterbilder näher zu entwickeln und zu begründen, das ist die Aufgabe der praktischen Philosophie; aber wenigstens im allgemeinen und in volkstümlicher Fassung müssen sie angedeutet werden, weil durch sie das Wollen zu einem sittlichen gestaltet wird.

Hierbei muß vor allem ins Auge gefaßt werden, daß alle Sittlichkeit in der Hingabe an ein Höheres, in der Anerkennung einer übergeordneten Autorität liegt. Des Kindes höchste sittliche Instanz ist das Gebot seiner Eltern; der reife, entwickelte Mensch beugt sich vor der Autorität der Vernunft und fügt sich (anfänglich mit, später ohne Widerstreben) ihrer Herrschaft. Bisweilen rückt er die sittliche Instanz noch höher hinauf und sieht in den Forderungen des Gewissens das Walten einer Allvernunft, die sich durch die innere Stimme vernehmlich mache und der man darum gehorchen müsse. Deshalb ist die erste der sittlichen Ideen die der innern Freiheit. Sie ist sozusagen die Seele der Sittlichkeit; die andern bezeichnen besondere Formen ihrer Verkörperung. Innerlich frei ist der Mensch, wenn er, trotz äußerer und innerer Versuchungen zum Bösen, dem treu bleibt, was er als das Gute und Rechte erkannt hat; wenn er in jeglicher Lebenslage weder auf Genuß noch auf Vorteil, sondern lediglich darauf achtet, was von ihm das Gewissen (oder die praktische Einsicht) verlangt, und dieser Forderung, was für Opfer es auch kosten mag, unbedingt gehorcht. — Hierauf kommt die Idee der Vollkommenheit (gestützt auf ein bloßes Mengeverhältnis, nämlich das Größer- oder Kleinersein eines Willens gegenüber einem zweiten) an die Reihe. Diese dringt auf ein starkes, vielseitiges und nach einer herrschenden Hauptrichtung sich vereinigendes Wollen. — Die dritte ist die Idee des Wohlwollens. Sie ist die Huldgöttin des sittlichen Lebens und könnte auch Idee der Menschlichkeit oder der reinen Nächstenliebe heißen. Sie zeigt sich da verwirklicht, wo jemand ohne alle selbstsüchtige Nebenrücksicht, ja sogar mit Aufopferung seiner selbst, sich dem Wohle seines Nebenmenschen widmet, Unheil von ihm abzuwehren, und was für ihn ersprießlich dünkt, ihm zuzuwenden sucht. — Die vierte ist die Idee des Rechts, die den drohenden Streit fern gehalten, den bereits ausgebrochenen aber sobald wie möglich geschlichtet wissen will und deshalb auf Feststellung und Heilighaltung der natürlichen sowohl als der vereinbarten Schranken der äußern Tätigkeit der Menschen in ihrem Wechselverkehre dringt. Die fünfte endlich ist die Idee der Billigkeit (oder Vergeltung), die einen angemessenen Rückgang von Wohl auf den Wohltäter, von Wehe auf den Übeltäter, d. h. Belohnung des Verdienstes, Bestrafung der Schuld verlangt.

Diese fünf praktischen Ideen erschöpfen das gesamte Gebiet sittlicher Richtlinien derart, daß jede besondre Forderung (jede aus besondern Verhältnissen hervorgegangene Pflicht) auf sie zurückzubeziehen und aus ihnen zu begründen ist. Sie, und nur sie allein, sind die Strebepfeiler des gesamten sittlichen Lebens des Einzelnen wie der Gesellschaft.

Die innere Freiheit gibt dem Streben des Menschen Einheit und Selbständigkeit, die Vollkommenheit Kraft, Fülle, Abrundung. Das Wohlwollen führt zur eignen Glückseligkeit durch Begründung der Glückseligkeit andrer. Das Recht erzeugt das Gefühl äußerer Sicherheit, das da beruht auf der gegenseitigen Abgrenzung der Tätigkeitsgebiete, vermöge derer jeder weiß, was ihm von andern zu fordern erlaubt, was dagegen ihm selber zuzumuten jenen verwehrt ist. Die Billigkeit endlich dient dem strengen Recht zur Berichtigung; sie mildert und ebnet alle schroffen Folgen rechtlicher Einrichtungen, gleicht womöglich alle Verschiedenheiten in den gegenseitigen Forderungen und Leistungen aus und sucht so das äußere Gleichgewicht unter den Personen herzustellen, wie ihr Gegenpol, die innere Freiheit, das innere Gleichgewicht unter den einzelnen Entschließungen herstellt.

Nur wer diese fünf praktischen Ideen genau kennt, vermag sich selbst und andern gründlich darüber Rechenschaft zu geben, ob und warum ein Wollen, eine Lebenslage, eine Unternehmung, ein Charakter sittlich ist oder nicht. Im Hinblick auf sie werden wir demnach nur den als völlig sittlich erklären können, der, ein Herr seiner eignen Entschlüsse, sich nie durch subjektive Regungen (Launen, Lüste, Leidenschaften) bestimmen läßt, sondern lediglich den Forderungen des Gewissens folgt; dessen Wollen durchweg stark, entschieden, reich, planvoll ist; der, von reiner Menschlichkeit beseelt, sich lebhaft um das Wohl seines Nächsten kümmert, und der sich endlich nie ein Unrecht, nie eine Unbilligkeit erlaubt.

Mit der klaren Einsicht in die berührten sittlichen Grundverhältnisse gewinnt dann das Sittlichkeitsgefühl seine besondere Ausprägung; es äußert sich als Billigkeits-, Rechts-, sittliches Kraftgfühl usw. — Unter diesen entwickelt sich das Rechtsgefühl meist am frühesten und ist auch eines der stärksten, so daß es sich leicht bis zum Affekt steigert. Natürlich, das Recht verleiht Sicherheit des Eigentums und der Person für den Einzelnen und begründet nicht minder auch die Beständigkeit der Gesellschaft, indem es den Streit und die Zuchtlosigkeit bannt. Das Mißfallen am Streit und der Wunsch, sich nicht bloß für den Augenblick, sondern für die Dauer alle nötigen

Lebensgüter zu sichern, führt daher die Menschen schon in der Kindheit ihres Vereinslebens zur Schaffung rechtlicher Einrichtungen. (Man denke z. B. an den Rechtsvertrag zwischen Abraham und Lot, Genesis XIII, oder an das Tabu in Ozeanien.) Die Bedrohung des bestehenden Rechts aber ist zugleich Bedrohung aller äußern Lebensgüter, und darum ist das Mißfallen am Streit und an der Rechtsverletzung so lebhaft; darum ist der Eifer der Einzelnen wie der Völker so groß, wenn es gilt, ihr Recht zu wahren.

Das Rechtsgefühl äußert sich vorherrschend als sittliches Unlustgefühl, und zwar da, wo wohlbegründete Ansprüche nicht berücksichtigt, eingeräumte Befugnisse mißbraucht werden, wo jemand uns widerrechtlich Zwang antut, unsern guten Namen antastet, sein gegebenes Wort zurückzieht, u. dgl. mehr.

In der Form eines sittlichen Lustgefühls erscheint es dagegen namentlich, wo ein lang unterdrücktes Recht endlich doch zu seinem Siege gelangt, wo ein lang und immer lauter drohender Streit oder sogar der wirkliche Kampf, zumal der Massen, endlich friedlich beglichen wird. Man denke hier z. B. an den beklemmenden Alpdruck, der vor und bei Beginn eines Krieges auf allen Schichten der Gesellschaft lastet, und an das Gefühl der Erlösung hiervon beim endlichen Friedensabschlusse, der fortan ruhigen Genuß aller äußern Lebensgüter sichert.

§ 21. Die religiösen Gefühle.

Die religiösen Gefühle schließen sich den drei zuletzt besprochenen höhern Gefühlen unmittelbar an, indem sich an ihnen eine intellektuelle, eine ästhetische und eine ethische Seite erkennen läßt, die vereint den Anstoß zur Ausbildung der Gottidee geben, bei der Wahrheit, Schönheit und Güte sich harmonisch durchdringen. In besonders enger Verbindung aber stehen sie mit den sittlichen Gefühlen, und zwar so, daß sich die Doppelbehauptung aufstellen läßt, es könne einerseits in einem sittlich verkommenen und verwahrlosten Gemüte kein rechtes Gottbewußtsein, keine religiöse Erhebung aufkommen, wie anderseits wieder ein irreligiöser Mensch nie einen höhern Grad von Sittlichkeit zu erlangen vermöge. Dem Irreligiösen fehlt ja mit der entsprechenden Vorstellung von Gott zugleich die von einer sittlichen Weltordnung und nicht minder die sichere Aussicht auf ein besseres Jenseits.

Ohne die Ideen einer sittlichen Weltordnung und der Seelenunsterblichkeit gibt es aber keinen ausreichenden Antrieb zur Aufopferung für höhere, über dieses Leben hinausragende Zwecke und für ein stetiges, auch in einer ferneren Daseinsform fortzusetzendes Vervollkommnungsstreben. Es leidet also hierunter sowohl die Reinheit wie die Kraft des Strebens, zumal dem Menschen mit der fehlenden oder verworrenen Vorstellung von Gott zugleich das höchste sittliche Ideal, daran er seinen innern Blick emporrichten könnte, abgeht. Die Grundsätze des Irreligiösen sind deshalb meist nur die der ausgeklügelten Selbstsucht, Grundsätze der Klugheit und nichts weiter. Das zeigen die Sophisten, die französischen Enzyklopädisten und unsre modernen Materialisten.

Fragen wir nun nach der Grundquelle des religiösen Gefühls, so ist's keine andre als das Bewußtsein der eignen Endlichkeit, Abhängigkeit, Beschränktheit, das den Menschen zur Vorstellung eines unbeschränkten, allwaltenden Urwesens hinführt, das ihm auf der Stufe der Barbarei bloß als eine geheimnis- und verhängnisvoll wirkende Macht erscheint, die er sklavisch fürchtet (und deshalb, wie der Fetischdiener, durch allerlei eingebildete Geheimmittel zu gewinnen und zu versöhnen sucht); das ihm dagegen, sobald er es mit ethischen Merkmalen denken gelernt hat, Ehrfurcht, Liebe und Anbetung einflößt.

Versuchen wir es nun, die Entstehung des religiösen Gefühls nach seinem Entwicklungsgange in den wesentlichsten Punkten näher darzulegen.

1. Nehmen wir an, der Mensch habe, durch den Weltlauf und eigenen Lebensgang zum Nachdenken angeregt, es schon mehrfach versucht, das Welträtsel, den Ursprung der Sinnendinge und seines eigenen Geschlechts zu lösen, so verwickelt er sich hiermit in eine unabsehbare Kette von Ursächlichkeiten. Jedes Glied in dieser Kette von Ursachen und Wirkungen ist bedingt durch ein früheres; dieses hat wieder seine Bedingungen, und so geht es immer weiter zurück. Das Denken schweift hinaus ins Unendliche, keinen Halt findend außer in dem Gedanken, diese ganze unabsehbare Reihe von Bedingungen müsse zuletzt in einem Unbedingten begründet sein, und von diesem, als dem Urgrunde aller Dinge, müsse für die ganze, eng zusammenhängende Kette von Vorgängen der erste Anstoß herstammen. — So treibt also den Menschen sein Nachdenken zur Annahme eines unbedingten, allgewaltigen Urwesens hin.

2. Denselben Weg weist ihm aber auch sein Gefühl. — Hat er nämlich bei fortschreitender Geistesentwicklung sich weiter dahin erhoben, die Welt auch von ihrer ästhetischen Seite zu erfassen; hat er die in ihr allenthalben waltende Harmonie, Schönheit und Zweckmäßigkeit begriffen; ist ihm die Ahnung eines das Weltall durchdringenden und die Erscheinungen wenigstens im großen und ganzen beherrschenden Weltplanes aufgegangen: so führt ihn diese Vorstellung des Zwecks weiter auf die Idee einer zwecksetzenden Intelligenz. Das früher noch nicht näher bestimmte Unbedingte, jene früher mehr fatalistisch gedachte Urmacht, rückt nun höher hinauf und wird näher bestimmt als eine geistige Macht, als die das All durchdringende, schaffende, regierende Weisheit.

3. Auch manche Willensstreitigkeiten führen zu Gott. — Gesetzt, der Mensch, wie früher (auf dem Boden der Erkenntnis) in unlösbare Zweifel und Widersprüche verwickelt, sei auch weiter innerhalb des Willensgebiets in manches innere Zerwürfnis hineingeraten, sei in Schuld und Sünde verfallen, habe den Stachel der Reue gefühlt, die schwere Bürde verschuldeter und unverschuldeter Leiden getragen und sich so lebhaft nach einem Retter in seinen Nöten gesehnt; endlich sei ihm auch noch in stiller, weihevoller Stunde die ganze Herrlichkeit und Erhabenheit des Sittengesetzes aufgegangen (das ihm auf früherer, niederer Stufe mehr nur als eine zwingende Macht, ja vielleicht sogar als ein unwillkommener Mahner erschien), so lernt er dann auch jenes Gesetz, das ihm die eigne Vernunft auferlegt, auf das Urwesen, auf die höchste Intelligenz zurückbeziehen. Damit nimmt das Nachdenken seinen letzten Anlauf und erhebt sich zur dritten und höchsten Stufe, zur Vorstellung einer obersten sittlichen Regierung als Stifter und Bürge des Sittengesetzes. — Jenes unbedingte Urwesen, jene zwecksetzende Intelligenz erscheint nun zugleich als der höchstheilige Wille, als das Ideal sittlicher Vollendung. Damit erst ist die Gottidee, die, als die wesentlichen und Grundeigenschaften, Macht, Weisheit und Heiligkeit in sich vereinigt.

4. Das Ergebnis dieses, und sei es auch nur ahnungsweise, im Innern auftauchenden Gedankens ist ein Gefühl eigentümlicher, unnennbarer Befriedigung, die in dem Bewußtsein liegt, mit jener höchsten Idee endlich für das gesamte Geistesleben (die Erkenntnis, das Gefühl und das Streben) den

letzten, verläßlichen Ruhe- und Schwerpunkt gefunden zu haben.

Eben dieses Gefühl innerer Beruhigung und Beseligung, die in dem Gedanken an Gott liegt, ist denn auch die reinste Form des religiösen Gefühls, nämlich die Frömmigkeit. In dieser liegt eben so sehr Demut wie Erhebung. Die erstere wurzelt in dem Bewußtsein der eignen Abhängigkeit und Schwäche; letztere führt das Denken des Höchsten von selbst mit sich.

5. Das sich anfänglich nur als dunkle Unterordnung unter ein Höheres, als Ahnung einer obersten metaphysischen und sittlichen Macht äußernde religiöse Gefühl nimmt bei seiner Fortbildung allmählich die schärfer ausgeprägten Formen des religiösen Glaubens, der religiösen Hoffnung und Liebe an. Je mehr nämlich der Mensch in der Gottidee den letzten und verläßlichsten Stützpunkt für seine gesamten theoretischen und praktischen Interessen anerkennt, desto lebhafter prägt sich in ihm die Überzeugung aus, jenes von seiner Vernunft geforderte Wesen sei nicht bloß sein eigner Gedanke, sondern es habe notwendige Wirklichkeit; es sei, es müsse sein, wenn sich nicht unser ganzes Dasein, unser Denken, Fühlen und Streben in unlösbare Widersprüche verwickeln und die Welt nicht alles innern Zusammenhanges entbehren solle. Diese innere Überzeugung ist der religiöse Glaube. — Ferner: da der Mensch sich Gott als den Urheber, wie der physischen, so auch der sittlichen Weltordnung denkt, so erwartet er (so gewiß von Gott der Zweck der Welt und mithin auch die menschliche Bestimmung herrührt) von ihm zugleich die Gewährung der Mittel, die zur Erreichung seiner Bestimmung führen und ebenso auch die sehnlichst gewünschte, seinem sittlichen Streben angemessene Glückseligkeit; dieses Vorwegnehmen der göttlichen Gnade schafft die Hoffnung. — Endlich, da in der Gottidee immer entschiedener das Merkmal der Persönlichkeit und allumfassenden Güte hervortritt, so entwickelt sich hieraus ganz natürlich das Gefühl der Liebe und Anhänglichkeit.

Obwohl die Stammform des religiösen Gefühls, wie oben (Punkt 4) gezeigt wurde, die der innern Beseligung und Beruhigung ist, so kann es sich doch auch unter Umständen in der Form eines ideellen Unlustgefühls äußern. Das geschieht dann, wenn wir z. B. etwas gewahr werden, was mit unsrer innersten religiösen Überzeugung im

Widerspruch steht. In diesem Falle kann sich dieses Gefühl in seiner Stärke bis zum Affekte der Entrüstung steigern. So war dies bei Moses der Fall, als er, mit den Tafeln des Gesetzes vom Berge Sinai herabkommend, erfüllt von der Erhabenheit Gottes, begeistert von seinem hohen Auftrage, sein Volk auf einen höhern sittlich-religiösen Standpunkt zu stellen, gerade nun es in seinem Rückfalle und seiner Erniedrigung gewahrte, gerade nun sehen mußte, wie es, statt Jehovah zu dienen, dem von Menschenhand gefertigten Götzenbilde frönte. Denkt man sich in die Seele des großen Gesetzgebers hinein, so ist es kein Wunder, daß ihn in dem Augenblick ein heiliger Zorn durchzuckt und er im Angesichte des unwürdigen Volkes die Tafeln der Verheißung zerschmettert.

Die Entrüstung ist da um so größer, als sich in dem besondern Falle mit dem verletzten religiösen Gefühl noch das verletzte Rechtsgefühl vereinigt; denn der Monotheismus erscheint nach mosaisch-theokratischen Begriffen zugleich als ein Rechtsbund, als ein Staatsvertrag zwischen Jehovah und dem Volke Israel. In des letztern Rückfall in den Götzendienst erblickt daher Moses nicht bloß eine Versündigung an der monotheistischen Gottidee, nicht bloß Vereitelung seines eifrig angestrebten Kulturzweckes, sondern überdies noch einen schmählichen Rechts- und Treubruch, und so ist sein Affekt doppelt und dreifach begründet.

Nicht immer jedoch nimmt das religiöse Unlustgefühl die Form einer höhern, sittlich vermittelten Entrüstung an. Wo der Begriff von Gott nicht geläutert ist und sich mit den übrigen theoretischen Ansichten und praktischen Grundsätzen des Menschen nicht in das gehörige Verhältnis gesetzt hat, da kann das trübe religiöse Gefühl, durch äußere Einflüsse aufgestachelt, leicht in Fanatismus ausarten, der im Wahne, Gott und der Religion zu dienen, Andersdenkende verfolgt. Das bleibt aber immer eine traurige Verirrung, die um so mehr zu bedauern ist, als sie das Heiligste betrifft.

Anhang.

Vorbemerkung.

Hierher haben wir einzelne Gemütszustände verwiesen, die sich der Gliederung des Ganzen nirgends passender einfügen lassen, als eben hier. Das gilt zunächst von den sympathetischen Gefühlen, die zwar in das Gebiet der qualitativen gehören, aber weder den niedern, noch den höhern Gefühlen sich entschieden anreihen lassen; denn sie gehören teils diesen, teils jenen an. Zu den niedern gehören sie insofern, als sie in der Sinnlichkeit wurzeln; zu den höhern aber, insofern sie fast unvermerkt in das sittliche Gefühl des Wohlwollens übergehen und es vorbereiten. — Hierher war auch die Liebe zu verweisen, die, sofern man sie in ihrer besondern Form als Geschlechtsliebe erfaßt, auf leiblichen Grundlagen ruht, im allgemeinen betrachtet aber sich nicht mehr als ein bloßes Gefühl darstellt, sondern als ein Gefühl, das mit einem Begehren verbunden ist. — Hierher gehört auch ganz entschieden der Affekt, den man zwar vom Gefühl wohl unterscheiden muß, der aber doch aus ihm unter dem Miteinflusse körperlicher Wirkungen zu entspringen pflegt. Dem Affekt aber, als einer Gemütserschütterung, schicken wir dem natürlichen Gange der Untersuchung gemäß die Betrachtung der bald länger, bald kürzer währenden und über das gesamte Bewußtsein gleichmäßig verbreiteten Temperatur und Färbung des Seelenlebens, nämlich die Gemütsstimmung voraus.

Demnach gliedert sich uns der noch übrig bleibende Stoff in folgende zwei Abteilungen:

Erste Abteilung: Gemütszustände, die mit dem Streben (Verlangen oder Verabscheuen) innigst zusammenhängen. Dahin gehören:

a) das Mitgefühl und
b) die dazu in enger Beziehung stehende Liebe.

Zweite Abteilung: Zustände, die wesentlich auf körperlicher Grundlage beruhen. Dahin gehören:

a) die Gemütsstimmung,
b) die Gemütserschütterung (der Affekt).

Erste Abteilung.

§ 22. Die sympathetischen Gefühle oder das Mitgefühl.

Hier ist zunächst daran zu erinnern, daß man sich durch die verwandte Bezeichnung nicht verleiten lassen darf, die sympathetischen Gefühle (Mitleid, Mitfreude) mit den unklaren Gefühlsregungen zu verwechseln, die im gemeinen Leben als Sympathie und Antipathie bezeichnet werden. — Unter der Sympathie versteht man ein dunkles Gefühl des Angemutetseins von und des Hingezogenwerdens zu einer fremden Persönlichkeit vermöge des ersten flüchtigen Gesamteindrucks, den deren Erscheinung auf uns macht. Wir sagen oft gleich bei der ersten Begegnung: die Person hat etwas an sich, daß man ihr gut sein muß, ohne uns hierüber nähere Rechenschaft geben zu können; natürlich, denn jenes Gefühl ist lediglich von dunklen, halbentwickelten Reproduktionen getragen. Die flüchtige Neigung zu einer andern Person beruht darauf, daß diese uns entweder vermöge gewisser ähnlicher Züge im Gesichtsausdruck oder durch den Klang der Stimme, durch Haltung, Benehmen u. dgl. an andere, uns werte Personen erinnert, oder daß etwas in ihrem ganzen Wesen liegt, das in uns die dunkle Vermutung erzeugt, es scheine zwischen uns und ihr eine gewisse Wahlverwandtschaft in der Denk- und Gefühlsweise zu bestehen.

Die Antipathie dagegen ist ein dunkles Gefühl des Angewidert- und Abgestoßenwerdens von einer fremden Persönlichkeit schon vermöge ihrer äußern Erscheinung. Sie beruht wieder darauf, daß uns in dem Äußern des Andern eine gewisse Ähnlichkeit mit dritten Personen aufstößt, an die wir wegen ihres zweideutigen Charakters oder ihrer Feindseligkeit gegen uns nur mit Widerwillen zurückdenken, mit einem Widerwillen, der sich sofort unbewußt auf die fremde Person überträgt; oder weil wir aus ihrem ganzen Wesen einen gewissen Gegensatz zu unsrer Denk- und Gefühlsweise herausfühlen. — So werden sich Schwärmer und Freigeist, Geck und Pedant, Idealist und Genußmensch, die anspruchslose züchtige Hausfrau und die durchtriebene Gefallsüchtige, der rohe Plebejer und der feine Aristokrat gleich beim ersten Begegnen gegenseitig abstoßen.

Solche dunklen Sympathien und Antipathien können oft zutreffend und für unser künftiges Verhalten gegen eine Person entscheidend sein. Namentlich die Frauen zeigen oft einen eignen Takt im Erraten fremder Menschen. Man denke z. B. an Gretchens unüberwindliche Abneigung gegen Mephisto, die sich höchst bezeichnend in den Worten ausspricht: „Seine Gegenwart schnürt mir das Innere zu.“ — Im ganzen sind aber beide, Sympathie sowohl wie Antipathie, höchst unverläßliche Stützen der Beurteilung fremder Personen, und es ist keineswegs rätlich, ihnen blindlings zu folgen. — Nun zu dem Unterscheidenden.

Bei der Sympathie und Antipathie handelt es sich fürs erste nicht um einen besondern Gemütszustand des Andern, sondern es kommt dabei seine ganze Besonderheit im Bausch und Bogen in Betracht; fürs zweite sind wir da nicht einmal so sehr mit der fremden Persönlichkeit, wie vielmehr mit unserm eignen Mögen oder Nichtmögen ihm gegenüber beschäftigt. — Eine andre Bewandtnis dagegen hat es mit den sympathetischen Gefühlen oder dem Mitgefühl. Da erfolgt eine Aneignung des besondern augenblicklichen Gemütszustandes (ausnahmsweise auch des Empfindungszustandes); es findet hier eine derartige Abspiegelung und Nachahmung dieses Zustandes in unserm eignen Innern statt, daß wir, eine Zeitlang zwischen uns und dem andern gar nicht unterscheidend, das fremde Leid oder die fremde Lust völlig als eigne fühlen. — Wie wir also dort unbewußt unsre eigne Denk- und Gefühlsweise auf den andern als Maßstab übertragen und ihn danach angenehm oder widrig finden, so überträgt sich hier der fremde Zustand unwillkürlich und unmerklich auf uns, und wir betrachten Glück und Unglück, Lust und Schmerz von seinem Standpunkte aus.

Wir können gemäß dieser Erörterung die sympathetischen Gefühle bestimmen als die unwillkürliche Nachbildung der Gemütszustände andrer und eine solche Aneignung dieser Zustände, daß wir annähernd dieselbe Lust (Freude) oder dasselbe Wehe (Leid) fühlen, das sich in jenen ausspricht.

In dem sympathetischen Gefühle machen sich demnach zwei Umstände bemerklich: erstens die lebhafte Vergegenwärtigung dessen, was in der Seele des andern vorgeht, und zweitens das Entstehen eines gleichen oder ähnlichen Zustandes in uns selbst. Seine Grundformen sind die Mitfreude, angeregt durch fremde Freudenäußerung, und das Mitleid, angeregt durch den Anblick fremder Leiden oder durch die lebhafte Schilderung dieser Leiden seitens dritter Personen.

Zu ihrem Entstehen gehört vor allem Kenntnisnahme fremder Zustände, sowie die richtige Deutung der Zeichen, durch die sich der fremde Zustand verrät. Hierzu ist aber wieder nötig, daß in uns die fremde Gefühlsäußerung die Reproduktion ähnlicher Zustände und Erlebnisse veranlasse, damit wir die Lage des Andern zu verstehen im stande seien. Endlich aber müssen die in uns durch die Wahrnehmung des fremden Zustandes angeregten Vorstellungen unter sich in ein ähnliches Hemmungs- oder Förderungsverhältnis geraten wie bei dem Andern, damit unser und sein Gefühl dem Tone nach gleich seien.

Sind die Vorstellungen, die wir uns von dem Zustande des Andern machen, unrichtig, so daß wir ihn nicht verstehen, oder regen sich in uns der Wahrnehmung völlig entgegengesetzte Reproduktionen: so entsteht in uns entweder gar kein Mitgefühl, oder dessen Gegenteil, der Neid (als Leid über fremde Freude), oder die Schadenfreude (als Lust an fremdem Leid). — So können denn nach Maßgabe verschiedenartiger Reproduktionen, die die Wahrnehmung des fremden Zustandes hervorruft, in verschiedenen Personen höchst verschiedenartige Gefühle entstehen. Darüber bemerkt Domrich[1] sehr richtig: „Ein und derselbe Anblick läßt den einen kalt, erregt einem andern Grausen, einem dritten Ekel, einem vierten Schadenfreude, einem fünften wahrhaftes Mitgefühl.“

Das Mitgefühl wird natürlich um so stärker sein, einmal je gefühlvoller überhaupt ein gewisser Mensch schon von Natur ist, und eine je feinere Ausbildung durch Erziehung und Erlebnisse sein Gefühlsleben erlangt hat. Doch gibt es in letzterer Beziehung auch krankhafte Übertreibungen, die weichen „blassen Mondscheinseelen“, die mit jedem geknickten Grashalm fühlen. Sodann übt hierauf einen entscheidenden Einfluß die Verwandtschaft der beiderseitigen Gedankenkreise und die Ähnlichkeit des Bildungsgrades bei dem, der die Lust und das Leid ursprünglich fühlt, und bei dem, der hieran teilnehmen soll; denn dies bedingt ja wesentlich das Verständnis. Nicht minder steigert sich das Mitgefühl durch die größere Ähnlichkeit

[1] a. a. O. S. 220.

zwischen fremdem Freud oder Leid und dem, das man selber erlebt hat. Eine Mutter z. B., die früher selber ihr geliebtes, vielleicht einziges Kind verlor, wird den Schmerz, den eine andre in gleicher Lage fühlt, mehr zu würdigen wissen und ein regeres Mitleid fühlen als jeder Dritte. Endlich gibt unter gleichen Umständen die lebhaftere Einbildungskraft den Ausschlag; denn mit ihr bildet man den Zustand, in dem sich der Andre befindet, leichter in sich nach.

Dagegen sind dem Entstehen und der lebhafteren Ausprägung der sympathetischen Gefühle hinderlich: einmal der völlige Mangel an Einbildungskraft, denn Menschen dieser Art versetzen sich nicht leicht in die Lage andrer, kein Ereignis wirkt tief auf sie; ferner eingewurzelte Selbstsucht, denn der Selbstsüchtige denkt sich bei den Leiden andrer: Gut, daß mich's nicht traf, und bei der Freude andrer: Was hab' denn ich davon? — Ein weiteres Hindernis bildet ferner die große Verschiedenheit der Gedankenkreise und des Bildungsgrades zweier Personen. Je weiter ihre Gedankenkreise auseinander liegen, desto mehr ist ja das Verständnis erschwert. Endlich ist die Antipathie oder gar der Haß, den man gegen einen andern Menschen hegt, dem Entstehen des sympathetischen Gefühls hinderlich, ja der letztere ruft leicht sogar dessen Gegensatz hervor.

Die sympathetischen Gefühle haben für das menschliche Leben eine doppelte und große Bedeutung, denn einmal dienen sie dazu, uns das Leben zu verschönern und das Herbe zu versüßen; sodann aber sind sie deshalb wichtig, weil sie die Grundlage der reinsten und edelsten Willenseigenschaft, des Wohlwollens, bilden.

Was den ersten Punkt betrifft, so ist unverkennbar, daß die sympathetischen Gefühle wesentlich zu unserm Lebensglücke beitragen; denn sie vermehren unsre Freuden und mildern unsre Leiden. Das erstere leisten sie auf doppelte Weise: wir eignen uns durch sie die Freuden eines Zweiten an und genießen sie mit; sodann aber, wenn wir selber die Glücklichen sind und andre sich mit uns freuen, bringt uns die Widerspiegelung der eignen Lust im Andern das eigne Glück nur noch lebhafter zum Bewußtsein. Hat uns dagegen ein Kummer getroffen, und es findet sich ein zweites Wesen, das mit uns fühlt, so ist uns, als hätte es einen Teil der Bürde von uns genommen. Schon die bloße Teilnahme (abgesehen von dem tröstlichen

Zuspruche und wirklicher Hilfe) ist für uns eine Art Erleichterung. Das drückt Tiedge in seiner Urania so schön aus:

„Sei fröhlich oder leide,
Das Herz bedarf ein zweites Herz;
Geteilte Freude ist doppelt Freude,
Geteilter Schmerz nur halber Schmerz."

Bemerkenswert ist übrigens, daß sich im gewöhnlichen Leben das Mitleid weit ausgebildeter zeigt als die reine Mitfreude. Natürlich, die Mitfreude fordert ein zarteres, neidfreies Gemüt; das Mitleid bloß Freisein von Stumpfsinn. Das Mitleid ist mehr triebhafter Art, und schon das Nervensystem hat einen wesentlichen Anteil an seinem Entstehen. Die ganze körperliche Natur lehnt sich in uns auf, z. B. bei dem Anblicke einer klaffenden Wunde oder der Zuckungen eines Epileptischen, und ruft bei überaus empfindlichen Personen sogar ähnliche körperliche Reflexe hervor, oder es entstehen krankhafte Zustände in andren überreizten Organen. Die Mitfreude dagegen ist geistiger und setzt schon eine Art hingebender Gesinnung, einen gewissen Grad von Wohlwollen oder mindestens ein völlig harmloses Gemüt voraus. Das hat sehr schön und sinnig Jean Paul in seinem Hesperus angedeutet, indem er sagt: „Zum Mitleiden genügt ein Mensch; zur Mitfreude gehört ein Engel."

Noch wichtiger ist die andre Beziehung der sympathetischen Gefühle, nämlich die zur Sittlichkeit. Dieser leisten sie einen wichtigen Dienst, indem sie die Selbstsucht bannen und durch gemeinsame Freuden und Leiden um die Menschen ein vereinigendes Band schlingen. Sie vorzüglich sind es, auf deren Veranlassung sich im Menschen neben und gegenüber dem vereinzelnden, trennenden „Ich" das vereinigende „Wir" ausbildet; sie sind es, die die Entwickelung des Wohlwollens oder der selbstlosen Liebe vorbereiten. An sich sind sie zwar nichts weiter als Gefühlsverdoppelungen. Was ein andrer vor uns fühlte, fühlen wir ihm nach; aber so, daß wir anfänglich zwischen ihm und uns gar nicht unterscheiden, sondern sein Zustand unvermerkt zugleich der unsre wird. Bis dahin kann nur von einer Gemütsstimmung, aber von keinem Gesinnungsverhältnis die Rede sein. Zu letzterm gehören ja zwei gesonderte Verhältnisglieder. Diese kommen jedoch sehr bald zum Vorschein. Gewisse, die unwillkürliche Erregung begleitende Nebenumstände veranlassen nämlich allmählich in uns das Nachdenken über deren Ursprung und führen so zu der Entdeckung, daß unser Gefühl in diesem Falle eigentlich nichts als der Reflex eines fremden sei;

daß es sich nicht um unser, sondern um fremdes Wohl oder Wehe handelt.

Wenn wir nun so, zwischen eignem und fremdem Gemüts- und Willenszustande unterscheidend, uns nichtsdestoweniger noch um die fremde Lust und das fremde Leid weiter kümmern, erstere dem andern (ohne dabei mitbeteiligt zu sein) zu erhalten, letzteres von ihm abzuwenden oder wenigstens nach Tunlichkeit zu mildern suchen, erst dann und nur dann ist das eigentliche Wohlwollen vorhanden; denn es ist erst dann ein Wille da, der sich dem Wohle eines andern widmet. Das Mitgefühl hatte bei jenem ganzen Vorgang das wesentliche Verdienst, dem Wohlwollen als Wecker gedient, den fremden Zustand aufgedeckt und so gewissermaßen dem Wohlwollen den Weg seiner Betätigung gewiesen zu haben.

2. Wie sehr das Mitleid bisweilen selbst rauhe, harte Herzen zu erweichen vermag, hat Shakespeare so eindringlich in seinem König Johann (IV, 1) dargetan. Der ganze Auftritt kann überhaupt als eine Verherrlichung des Mitgefühls betrachtet werden.

Jenes, die ganze belebte und leblose Natur umfassende Mitgefühl aber, das sich nur bei besondrer dichterischer Stimmung einstellt, ist mit eigentümlicher indischer Anmut und Innigkeit in der lieblichen Sakuntala von Kalidasa verherrlicht, und zwar namentlich in der Stelle, wo Sakuntala von dem heiligen Haine ihres Pflegevaters Kanna Abschied nimmt, um sich an Duschantas Hof zu begeben.

§ 23. Die Liebe.

Von der Liebe läßt sich ebensoschwer eine Begriffsbestimmung geben wie von der Schönheit, und zwar aus doppeltem Grunde: einmal, weil es ebenso unendlich verschiedne Formen der Liebe wie der Schönheit gibt, und fürs zweite, weil das Liebesgefühl ebenso verwickelter Natur ist wie das Gefühl der Schönheit. Die Liebe ist nicht bloß verschieden, je nachdem ihr dieser oder jener Gegenstand zu Grunde liegt, sondern auch verschieden nach der Eigenart, der Richtung und dem Grade der Bildung des von ihr ergriffenen Menschen. C. G. Carus, der in seiner „Psyche" diesem Gefühl eine besondre Aufmerksamkeit widmet, sagt sehr richtig: „Durch unbewußten Zug und bewußte Erkenntnis kann die Liebe das Geringste und hinwiederum das Höchste umfassen; vom Hangen am Boden und an der Wohnstätte, am Stein und Metall, von der Liebe zu Pflanzen und Tieren wendet sie sich, als zum eigentlichen Mittelpunkte ihrer Existenz, zur Liebe zum Menschen, der Liebe zu sich selbst, zu Freunden, Eltern, Geschwistern, Kindern und meist zur Liebe des andern Geschlechts, und steigert sich endlich zur Liebe zu Gott." — „Nach diesen verschiedenen Gegenständen nimmt sie selbst unendlich verschiedene Nuancen an und breitet einen Reichtum und eine Mannigfaltigkeit von Zuständen aus, welche erschöpfend zu beschreiben und zu erklären gänzlich unmöglich wird."

Nicht minder aber wie nach den Gegenständen ist die Liebe auch nach der Eigenart der sich ihr hingebenden Personen verschieden. Schon die Liebe im engern Sinne (nämlich der eigentümliche magnetische Zug der Geschlechter zueinander) zeigt die größten Abweichungen. Je edler sie ist, um so eigenartiger ausgeprägt erscheint sie; denn nicht das Geschlecht als solches, nicht die Gattung, sondern der Einzelne, der ergänzende Teil der eignen Persönlichkeit ist es, was sie sucht und verlangt. Jedoch hält sie sich sogar bei derselben Person nicht immer auf gleicher Höhe, sondern zeigt je nach der obwaltenden Stimmung mehr oder minder Innigkeit, und die Magnetnadel des Gefühls neigt bald mehr der idealen, bald mehr der realen, sinnlichen Seite zu.

Daß kaum ein zweites Gefühl sich wie dieses in unendlichen Abarten äußert, ist zunächst schon darin begründet, daß es in der ganzen seelisch-körperlichen Eigenart der Persönlichkeit wurzelt, und daß für sie überdies auch die entsprechende seelisch-körperliche Eigenart einer zweiten Person, wie nicht minder die eigentümliche Weise ihres Entgegenkommens maßgebend ist. Welcher gewaltige Unterschied besteht in der ersten Hinsicht beispielsweise zwischen der tändelnden, träumerischen Liebesschwärmerei des unreifen Jünglings und der ernsten Liebe des gereiften Mannes, der sich darüber klar ist, was ihn zu dem andern Wesen hinzieht; zwischen der Liebe des Mannes und der des Weibes; zwischen der bräutlichen und der Gattenliebe, die, je mehr sie auf fester Grundlage ruht, sich allmählich zum ruhigen und aufopfernden Gefühle unwandelbarer Freundschaft verklärt. In andrer Hinsicht gehen die Äußerungsweisen der Liebe auseinander, je nachdem sie nur einseitig gehegt oder auch von der andern Seite geteilt wird. Die entgegenkommende gleiche Neigung des andern Wesens nährt und steigert das eigne Gefühl und erzeugt, wie jede erfüllte Erwartung, das wohltuende

Gefühl innerer Befriedigung, die jedoch bei aller Stärke nicht das Gleichgewicht der Seele stört, vielmehr diese harmonisch stimmt. — Eine ernste Liebe dagegen, die unerwidert bleibt, ruft allemal im Innern einen schneidenden Mißklang hervor, der um so tiefer und nachhaltiger wirkt, je länger sich der Betreffende mit der schmeichelnden Hoffnung auf Gegenliebe getragen hat, und je mehr er in dem andern Wesen sein Ideal gefunden zu haben vermeinte.

Ist die Neigung noch nicht festgewurzelt, und überwiegt der Zweifel die Hoffnung auf Erwiderung der gleichen Gesinnung, so stirbt ohne harte Rückungen des Gemüts die Liebe allmählich ab, wie ein Keim, dem es an Boden und Triebkraft fehlt. Hatte sich dieselbe jedoch bereits tief eingelebt und schien sie auch von der andern Seite geteilt zu werden, oder war sie es sogar durch längere Zeit wirklich, dann folgen der unvermuteten Täuschung schwere innere Kämpfe, die, je nach der Persönlichkeit und den Umständen, entweder in dumpfe Verzichtleistung übergehen, oder bei der Ausschließlichkeit, die einen wesentlichen Grundzug der Liebe bildet, zu leidenschaftlichen Ausbrüchen führen, infolge deren die Persönlichkeit sich selbst derartig entfremdet wird, daß die frühere glühende Liebe nicht selten in verzehrenden Haß umschlägt, der entweder zu einem Rasen gegen sich selbst oder zur Rachelust gegen das andre Wesen antreibt (Phädra, Medea).

Daß eines der edelsten Gefühle, wie es die Liebe der Geschlechter ist, auch seine krankhaften Auswüchse hat, kann um so weniger befremden, als auch andre Formen der Liebe, in die nicht derartige dunkle Naturgewalten mit hineinspielen, sobald sich zum unklaren Denken noch die leidenschaftliche Erregtheit gesellt, gar absonderliche Schößlinge hervorzutreiben vermögen. Man denke nur an die rücksichtslose Gleichmacherei mit Bezug auf alles Bestehende als krankhaften Auswuchs ungezügelter Freiheitsliebe; an die blinde Befehdung fremder Sprache und fremden Volkstums, wodurch zumeist in der eignen Kultur zurückgebliebene Völker der Liebe zu ihrem Stamme und ihrer Sprache einen förmlichen Ehrenzoll abstatten zu müssen wähnen; oder endlich an das heiligste Gefühl, die Religiosität, die in finstern Zeiten ihren Gott zum Götzen herabwürdigte, indem sie ihm durch Verfolgung oder gar Vertilgung Andersgläubiger ein wohlgefälliges Opfer darzubringen sich einredete.

Das lautere Gold wahrer, selbstloser Liebe erscheint im wirklichen Leben eben nicht selten mit minderwertigem Metall dunkler, sinnlicher Regungen und eigensüchtiger Wünsche verquickt.

Als untrügliche Kennzeichen der Liebe im höhern Stil darf man füglich folgende bezeichnen: erstens, daß sie sich nicht an zufällige, wandelbare Reize heftet, sondern sich auf den klar erkannten innern Vollwert der Person stützt; zweitens, daß sie eben deshalb, weil sie auf fester Grundlage ruht, dauernd und ihrer Wesenheit nach unwandelbar ist, wenngleich ihren Kundgebungen zu verschiedener Zeit verschiedene Grade der Lebhaftigkeit eigen sein mögen. Euripides hat in dieser Beziehung ein großes Wort gesprochen, indem er (in dem Drama „Die Trojanerinnen") die edle, im Feuer der Leiden geläuterte Hekabe sagen läßt:

„Deß Herz hat nicht geliebt, der nicht für immer liebt."

Drittens endlich kennzeichnet sich die hehre Liebe durch die selbstlose Hingabe und Opferwilligkeit, die in ihren höchsten Graden sogar bis zur Selbstdemütigung dem geliebten Wesen gegenüber sich zu erheben mag. Diesen selbstlosen Zug wahrer Liebe kennzeichnet Goethes schöner Spruch in den „Vier Jahreszeiten":

„Das ist die wahre Liebe, die immer und immer sich gleich bleibt,
Wenn man ihr alles versagt, wenn man ihr alles gewährt."

Einen derartig wunderbaren Grad selbstloser Liebe, die bis zur Selbstentäußerung, ja Selbstdemütigung geht, dürfen wir jedoch füglich nur von dem weiblichen Wesen erwarten, das seiner Natur nach mehr zum Dulden neigt, und für das überdies die Liebe den Angelpunkt des ganzen innern Lebens bildet, während der Mann, an den Staat und Gesellschaft noch andre Forderungen stellen, in der Liebe allein nicht die Erfüllung seines ganzen Wesens suchen darf. — Und so ist es denn auch ganz natürlich, daß wir bei dem mehr passiv angelegten Indier, der überhaupt weniger den Heldenmut der Tat als den des Duldens kennt und schätzt (wie dies mit seiner buddhistischen Weltanschauung eng zusammenhängt), gerade diesen Zug der weiblichen Liebe in epischen und dramatischen Dichtungen bis zur Vergötterung verherrlicht finden.

Aber wo immer sich uns eine solche unbedingt selbstlose Liebe offenbart, da müssen wir an ihr das Prägezeichen reinsten Menschentums, ja die Beglaubigung der Gottähnlichkeit anerkennen, und so mag es uns als ein tiefsinniger Gedanke erscheinen, der zumal aus Richard Wagners spätern Tonschöpfungen als deren gemeinsamer Grundakkord immer wiederklingt, daß der selbstlosen, aufopferungsvollen Liebe eine „erlösende Macht" innewohnt — ein Gedanke, den auch schon der geistvolle C. G. Carus ausgesprochen hat: sie sei „die erste Erlösung aus dem Einzelsein."

Während die eben angestellten allgemeinen Betrachtungen uns mancherlei Formen (Arten und Abarten), sowie verschiedene Wertgrade der Liebe erkennen ließen, muß zugleich auch ihre sehr verwickelte Natur noch besonders betont werden, so daß man sie nicht als ein Einzelgefühl, sondern vielmehr als einen Herd von Gefühlen wird bezeichnen müssen.

Um sich in diesem Irrgarten mannigfacher, ineinander verschlungner Zustände leichter zurechtzufinden, müssen wir vor allem zwischen der Liebe im weitern und im engern Sinne unterscheiden und sofort die Grundmerkmale der erstern als Leitfaden für die Entwickelung der letztern benutzen.

I. Die Liebe im weitern Sinne des Wortes vereinigt in sich folgende Hauptumstände: erstens, die Vorstellung des geliebten Gegenstandes macht sich zum Mittelpunkte eines größern Gedankenkreises; zweitens, diese Vorstellung ist zugleich die Trägerin eines Wohlgefallens, das sich der Träger nicht immer erklären kann und das zumeist auch parteiisch ist; drittens endlich verbindet sich mit jeder Liebe ein lebhaftes Begehren nach Besitz und Vereinigung mit ihrem Gegenstande.

Demnach bestimmen wir die Liebe im weitern Sinne des Wortes als das an einer Person, Sache oder Betätigungsform (z. B. Liebe zur Wissenschaft oder zum künstlerischen Schaffen) sich vereinigende Wohlgefallen, das sich bald auf objektive, bald bloß auf subjektive Vorzüge stützt, allemal aber den betreffenden Gegenstand zum Mittelpunkte eines größern Gedankenkreises und zum Ausgangspunkte eines mannigfachen Begehrens macht.

Das mögen folgende Bemerkungen näher erläutern:

1. Jeder Liebe, welchen Namen sie immer haben mag, ist zunächst das eigen, daß die Vorstellung ihres besondern

Gegenstandes mit den übrigen Vorstellungen des Menschen so verwebt und verwachsen ist, daß sie für viele Reihen und Gruppen von Vorstellungen einen gemeinsamen Mittel- und Beziehungspunkt abgibt, so daß sich diese sämtlich in ihr begegnen und durchkreuzen, von ihr aus- und auf sie zurücklaufen. In dieser Verwebung der Vorstellungen liegt der Grund für das unwillkürliche, völlig unfreie, beständige Zurückkehren der Gedanken des Menschen zu seinem Lieblingsgegenstande (mag dieser nun eine Person, eine Sache oder eine Beschäftigung sein).

2. Eine weitere Eigentümlichkeit besteht darin, daß das innere Haften an einem Lieblingsgegenstande, wie kein freiwilliger, so auch keineswegs ein ruhiger ist. Das Bild des geliebten Gegenstandes schwebt dem Liebenden nicht mit jener Objektivität vor, wie etwa dem Denker seine Aufgabe, sondern, wie den Mittelpunkt für eine Masse andrer Vorstellungen, so bildet es zugleich den Knotenpunkt für eine Menge subjektiver Erregungen. Wie oft auch, und das geschieht wegen der vielen Hilfen häufig, die Vorstellung des betreffenden Gegenstandes auftauchen mag, immer wird sie von einem gewissen Wohlgefallen begleitet, immer regt sich mit ihr zugleich ein Anflug von Lust. Aber es ist das nicht das gleichschwebende Interesse des besonnenen Beurteilers, sondern ein affektvolles, und Erinnerungen mancherlei Art verursachen, daß das Gefühl zwischen Lust und Schmerz hin und her schwankt.[1] Nicht mit jener olympischen Ruhe, mit der das Auge des Kenners bei der vollendeten Formschönheit verweilt, vermag der Liebende sich seinem Gegenstande hinzugeben, vielmehr mischt sich in das Behagen an ihm gar häufig die Unruhe und das Bangen vor einem Verlust. Beunruhigt aber den Liebenden schon der Gedanke des bloß möglichen Verlustes des geliebten Gegenstandes, so ist vollends das wirkliche Fehlen im gewohnten Wahrnehmungskreise für ihn mit dem tief einschneidenden Schmerzgefühle des Vermissens und des daraus hervorgehenden Sehnens

[1] Ungemein sinnig ist in dieser Beziehung im Trauerspiel Phädra von Euripides das kurze Zwiegespräch zwischen Phädra und der Amme, da erstere, als die Liebe zu ihrem idealschönen Stiefsohne Hippolytos wie eine Sturzflut sie überrascht und bewältigt hatte, über das sich in ihrem Innern unaufhaltsam emporringende neue Gefühl mit sich selbst noch im Unklaren, die verwunderte Frage aufwirft: „Was ist doch das, was bei den Menschen Liebe heißt?" — und die Amme erwidert: „Das Süßeste, Tochter, und zugleich das Peinlichste."

verknüpft. — Nicht minder verletzt auch nur der leiseste Zweifel an der Vollberechtigung seines Wohlgefallens den Liebenden sehr empfindlich, und er nimmt für den geliebten Gegenstand lebhaft Partei; ja nur der geringste Schatten, der auf sein von dem Zauber der Phantasie angestrahltes Bild, gleichgültig woher, fällt, erregt seinen entschiedenen Unwillen. — Dieses mit einer gewissen Unruhe und Hast verbundene, mehr oder minder befangene Wohlgefallen, sowie das affektvolle Parteinehmen für den Gegenstand ist demnach ein weiteres Merkmal der Liebe.

3. Endlich darf man nicht übersehen, daß die Liebe kein bloßes Gefühl ist, sondern sich zugleich notwendig mit einem Begehren verbindet. Das bloße Bild, die reine Vorstellung ihres Gegenstandes genügt ihr nicht, das reine Wohlgefallen an ihm befriedigt sie nicht (wo das ausreichte, wäre nur Achtung oder Interesse vorhanden); vielmehr strebt sie nach der sinnlichen Gegenwart, nach Besitz, Vereinigung, Beschäftigung mit ihm.

Je größer dann die Hindernisse sind, die sich diesem Besitze entgegenstellen, desto größer ist die Spannung des Begehrens, desto gewisser das Übergehen des Gefühls in Affekt, des Begehrens in Leidenschaft. Das gilt nicht bloß von der Liebe der Geschlechter, sondern von jeder andern einigermaßen starken und bestimmt ausgesprochenen Liebe. Lebensbeschreibungen der Künstler z. B. zeigen uns, wie wenig der Druck eines nüchternen Lebensberufes im stande war, bei echten Genies den schöpferischen Funken, den sie von Jugend in sich trugen, zu ersticken, sondern wie vielmehr gerade der Gegensatz ihrer äußern Verhältnisse und ihrer innern Mission dem Geiste eine wunderbare Spannkraft verlieh und die früher stillgehegte Neigung zu einem bestimmten Kunstberufe bis zur glühenden Leidenschaft steigerte, die sodann, alle Hindernisse überwindend, sie endlich doch ihr ersehntes Ideal erreichen ließ.[1]

II. Die Liebe im engern Sinne des Wortes vereinigt in sich alle diese Grundzüge (das Haften der Gedanken an einem Gegenstande, das befangene Wohlgefallen an ihm, das Begehren und Sehnen nach ihm), nur kommt noch eine eigentümliche Färbung von der Naturseite hinzu; denn ihre Grundlage ist der Gegen-

[1] Vergleiche zu diesem Absatze die klassischen Bemerkungen Herbarts in seiner Allgemeinen praktischen Philosophie, Buch II, Kap. 7, eingestreut bei Gelegenheit der Besprechung der Gesinnungsverhältnisse.

satz (oder, wie die Naturphilosophen gern sagen, die Polarität) der Geschlechter, so wenig der ideale Jüngling und die harmlose Jungfrau sich dessen klar bewußt werden oder es sich auch nur eingestehen mögen. — Mindestens tritt die rein geschlechtliche Seite bei edlern Naturen nicht in den Vordergrund, und es ist mehr die seelische, als die körperliche Eigenart, die hier Anziehungskraft übt. Dem Manne gefällt die schüchterne Anmut und Holdseligkeit des weiblichen, dem Weibe der Mut und die schutzversprechende Kraft des männlichen Wesens. So ergänzen sich gewissermaßen die Geschlechter an- und durcheinander, und ihre Verbindung hat nicht bloß den konkreten Zweck der Erhaltung der Menschheit, sondern auch den ideellen, durch innige Lebensgemeinschaft die innere Persönlichkeit zur größten Mannigfaltigkeit auszugestalten.

Indem wir der geistreichen Bemerkung von C. G. Carus beipflichten, daß das Geheimnis der Liebe in seiner vollen Macht weit mehr von großen Dichtern begriffen und dargestellt, als von der Forschung in genügende Erwägung gezogen worden ist, verzichten auch wir auf eine erschöpfende Schilderung und Erklärung dieses auf so reicher Grundlage ruhenden und bei seiner unendlichen Mannigfaltigkeit unerschöpflichen Zustandes, indem wir uns auf die Angabe der Hauptpunkte seines Ursprungs beschränken.

1. Vor allem ist zu beachten, daß das eigentliche Auftreten der vorerst nur leise und traumartig keimenden Liebe in die Pubertätsperiode fällt, die, wie im Handumdrehen, unvermerkt den Knaben zum Jüngling, das Mädchen zur Jungfrau umgestaltet. Der erhöhte Anlauf, den die Natur zu dieser Frist nimmt, um den zarten jugendlichen Körper zu seiner vollen Entfaltung und Blüte zu bringen, bedingt durchgreifende Umgestaltungen im gesamten körperlichen Lebensvorgange, die entsprechende Umwandlungen im Seelenleben nach sich ziehen. Zunächst wird die gesamte Lebensempfindung gestört, und mit ihr nimmt auch das Lebensgefühl eine frischere Färbung an; denn mit der gesteigerten Spannkraft der Muskeln wächst sofort auch das Kraftgefühl und der Tätigkeitsdrang. — Das raschere Pulsieren der körperlich bildenden Lebenskraft, das notwendig einen beschleunigten Blutumlauf und damit zugleich eine stärkere Innervation mit sich führt, bedingt ferner auch einen regern Vorstellungslauf, und dieser weckt und nährt wieder die Einbildungskraft, die überhaupt

zum Geschlechtsleben in der engsten Beziehung steht. Und die Folge der sehr lebhaften Phantasietätigkeit ist schließlich auch ein rascheres Zeitmaß der Gefühle und zugleich ein rascherer Wechsel der Strebungen. — Aus alledem sind sofort die Hast, Unruhe, Unstetigkeit, die Zerstreutheit, der Flattersinn, die Unklarheit in den mancherlei sich drängenden Wünschen und Plänen, sowie die mancherlei Launen und Widersprüche, die diesen Zeitabschnitt kennzeichnen, leicht zu begreifen.

2. Die Störung der Lebensempfindung und nicht minder des Lebensgefühls lassen die jugendliche Seele mehr oder weniger klar ahnen, daß sie sich einem Wendepunkte naht. Sie fühlt es, daß die harmlose Kinderzeit mit ihren muntern Spielen für immer dahin ist; das neue Leben aber, das erst kommen soll, steht noch nicht in klar erkennbaren Umrissen vor ihr. Die nebelhaften Bilder, die die Einbildungskraft von ihm entwirft, befriedigen die Seele nicht; gleichwohl hängt sie ihnen aber gern nach.

3. Eben der völlige Bruch mit der Vergangenheit einerseits und die noch unklaren Vorstellungen dessen, was da kommen soll, andrerseits wecken im jugendlichen Gemüte ein eigentümliches Gefühl des Mangels und der Leere, eine namenlose und unaussprechliche Wehmut, die bei alledem ihren besondern Reiz hat, und der sich ungestört hingeben zu können, der Jüngling wie die Jungfrau sich so gern der Gesellschaft entziehen und die Einsamkeit aufsuchen, um ungehindert an ihren Luftschlössern zu bauen.

4. Aber gerade die so willkommene Einsamkeit deckt andrerseits den innern Riß nur noch mehr auf, läßt das Gefühl der Leere und des Unbefriedigtseins noch entschiedener hervortreten; und das wird die Hauptquelle der dunklen Sehnsucht nach einem zweiten Wesen, dem man sich anschließen, mitteilen, an dem man die Halbheit seines eignen Seins und Wesens ergänzt finden könne.

5. Diese Sehnsucht nach einem zweiten Wesen lenkt die Aufmerksamkeit auf das andre Geschlecht, zumal hier instinktive Naturantriebe mitwirken, andrerseits auch der Gegensatz der Naturen wechselseitig Interesse erregt. Die beiden Geschlechter, die sich vorher abgestoßen und beinahe angefeindet haben, ziehen sich nunmehr an. — In dieser Zeit phantastischer Vorahnung und jugendlicher Schwärmerei sieht der Jüngling in

jeder einigermaßen anmutigen weiblichen Erscheinung eine Halbgöttin und sucht mit ihrem Bilde seine Träumereien und geheimen Wünsche in eine nähere Beziehung zu bringen. Das sind aber gar häufig bloße Scheinbilder, die, Seifenblasen gleich, bald wieder verfliegen (Romeos Neigung zu Rosalinden).

6. Dieses unbestimmte Schwärmen für das andre Geschlecht verwandelt sich jedoch alsbald in eine tiefgehende besondre Neigung, wenn der jugendlichen Seele der Zufall ein Wesen entgegenführt, in dem sie das Ideal ihrer einsamen Träumereien verwirklicht vor sich zu sehen meint. Das erste Begegnen und die gegenseitige Annäherung der beiden Wesen erscheint dem leicht erregbaren jugendlichen Gemüte wie ein reicher Fund, wie das unerwartete Heben eines Schatzes, und ruft dann nicht selten ein Gefühl der Überraschung, ja eine Art von Wonneschauer hervor, wie er sich in Rückerts Liebesfrühling (IV, 52) so sinnig ausspricht, indem die Geliebte zu sich selber sagt:

„Ich schaudr', in meiner jungen Brust
Nach weggenommener Hülle
Zu finden ungeahnter Lust
Solch' eine tiefe Fülle.

Ein solches Meer, solch einen Schacht
Von Regungen und Trieben,
Solch' eine Himmelsübermacht
Zu fühlen und zu lieben."

7. Äußere, günstige Verhältnisse, sittliche Stützen, innerer Gehalt, um gegenseitig dauerndes Interesse zu begründen, geben erst diesem sonst flüchtigen Seelenbunde Festigkeit und Würde; sie machen ihn zu einem wichtigen Faktor des sozialen Lebens, dessen Grundstein die Familie bildet, die eben auf einer innigen, aber durch höhere, sittliche Zwecke geadelten Geschlechtsgemeinschaft beruht.

1. Die erste reine Jugendliebe ist ein wichtiger Umstand in der geistigen Entwickelung des Menschen. Eine wahre Primula veris, verheißt sie dem jugendlichen Geiste seinen nahenden Lenz. Sie wirkt mittelbar und unmittelbar auf Geist und Gemüt des Menschen; mittelbar, indem sie ihn vor manchen groben Verirrungen schützt, unmittelbar, indem sie, einer elektrischen Wirkung ähnlich, manche in der jugendlichen Seele ruhenden Keime zur rascheren Entfaltung bringt.

Was nämlich zunächst die Erkenntnis betrifft, so nützt sie ihr, indem sie gemäß der erhöhten Kraft des Nervenlebens zugleich die Einbildungskraft in ein regeres Spiel versetzt, von der alles Finden abhängt, das zunächst auf glücklichen Eingebungen des Augenblickes beruht. Der erste Grundgedanke bei den wichtigsten wissenschaftlichen Entdeckungen wie bei künstlerischen Erzeugnissen kommt meist ungesucht, unerwartet, und um ihn, als den Kristallisationspunkt, sammeln sich erst allmählich andre Gedanken, deren sich dann Methodik und Technik bemächtigen und sie zu einem Ganzen ausgestalten. Außer der Frische der Leistungsfähigkeit ist aber auch noch ferner die Wärme der Begeisterung für Kunst und Wissen, die für das ganze fernere Leben maßgebend bleibt, gar oft das Werk einer idealen Jugendneigung, wie uns abermals manches reiche Künstlerleben lehrt.

Daß eine derartige reine Jugendneigung ferner mächtig auf die Entwickelung des Gefühlslebens einwirkt, daß sie ihm Fülle, Innigkeit, Tiefe verleiht, ist leicht begreiflich; denn wie die Weckerin von Gedanken ist die Phantasie auch die unermüdliche Pflegerin der Gefühle.

Daß endlich, wo Lebhaftigkeit des Vorstellens und Innigkeit des Gefühls sich vorfinden, auch eine größere Kraft den Willen durchströmen und beflügeln wird, ist ebenso natürlich. Die erhöhte seelische Lebenskraft führt nämlich auch Erhöhung körperlicher Lebenskraft mit sich, und umgekehrt. Wo also sofort der lebendige Gedanke, einem elektrischen Funken gleich, den frischen Nerv durchströmt und weiter den spannkräftigen Muskel durchzuckt, da springt auch die kräftige Tat wie gewappnet hervor. (Die Zeit des Minnegesangs war zugleich die Zeit ritterlicher Heldentaten.)

Freilich, wie selbst die Rose, die Königin der Blumen, ihre Verkrüppelungen und Auswüchse hat, so hat deren auch die Liebe. Die allzusehr erregte Einbildungskraft kann allerdings auch zur leeren Phantasterei führen, das Gemütsleben sich in Weichlichkeit und Weltschmerzelei verlieren, der Wille, statt gefestigt zu werden, erschlaffen. Wo sich aber in der Seele ein besserer Gehalt vorfindet, da ist dies kaum zu befürchten, und in Erwägung der anderweitig wohltuenden, veredelnden Wirkung kann man immerhin der jugendlichen Liebe ihren „schwermütigen Leichtsinn", ihre „ernste Tändelei", ihre „verständige Raserei" zu gute halten; sie werden in der Nüchternheit des Lebens schon zu rechter Zeit ihre Berichtigung und Richtschnur finden. Was ein kräftiger Wein werden soll, muß ja vorerst schäumender Most gewesen sein. — Und so schließen wir denn vorstehende Bemerkungen mit den trefflichen Worten von C. G. Carus in seiner „Psyche“: „Wo keine Liebe ist, wo nicht nach irgend einer Richtung die Welt innig mit dem Zuge der Liebe erfaßt wird, da wird auch die Seele unfruchtbar bleiben und nicht zu Kunst und Wissen, nicht zu höherer Entwickelung gelangen, sie kann nur ein tönendes Erz, eine klingende Schelle sein.“

2. Auch das eben besprochene Gefühl läßt sich an einem klassischen Muster studieren, und auch hier bietet sich uns Shakespeare als der beste Führer dar. An seinem von einem eigentümlichen dichterischen Dufte durchwehten Trauerspiel „Romeo und Julia“ werden sich die obigen Hauptpunkte seiner Entstehung leicht verfolgen lassen. Zugleich lernt man an diesem reizenden Seelengemälde, wie aus der edelsten Regung, sobald diese ihr Maß überschreitet und ohne jede Rücksicht sich zum ausschließlichen Interesse aufwirft, nur Unheil zu entkeimen vermag, und wie ungezügelte Leidenschaft sich selber ihr Grab gräbt. Hätte Romeo das Übermaß der Leidenschaft nicht für „der Trübsal süße Milch, Philosophie“, d. h. für Vernunftgründe völlig taub gemacht, so hätte er Bruder Lorenzos weise Warnung: „So wilde Freude nimmt ein wildes Ende“, beherzigt, „der Liebeswürger Tod“ hätte ihn nicht so frühe ereilt, ein furchtbares Verhängnis nicht so bald sein junges Glück getroffen.

Zweite Abteilung.

§ 24. Die Gemütsstimmung.

Unter Stimmung verstehen wir jenen lediglich durch seinen Grundton gekennzeichneten Gesamtzustand des Gemüts, der (in der Regel) weder das Hervortreten bestimmter Sondergefühle, noch das klare Bewußtsein seiner veranlassenden Ursachen gestattet.

I. Die Gemütsstimmung verhält sich zum einzelnen Sondergefühl so, wie die Gemeinempfindung zur Empfindung an einer bestimmten Stelle; denn ebenso wie die Gemeinempfindung eine Gruppe vielfacher und daher nicht gesondert wahrnehmbarer körperlicher Reize ist, so ist auch die Stimmung eine Gruppe vielfacher, teils körperlich-seelischer, teils rein seelischer Anregungen. Die Umstände, die jene gleichmäßig über das ganze Gemüt bald kürzere, bald längere Zeit verbreitete Färbung und größere oder geringere Wärme bedingen, sind folgende:

1. Zuerst klingt schon die Stimmung des Nervensystems und nicht minder der Grundton der Lebensempfindung (die sich aus einer Menge kleiner, jedoch beständiger oder oft wiederkehrender Reizempfindungen aus allen Gebieten des Leibes zusammensetzt), in das Gemütsleben hinein und ruft auch hier einen ähnlichen Grundton hervor.

Das zentrale Nervensystem bildet ja gewissermaßen die Klaviatur und Besaitung für das Spiel der Vorstellungen und der auf diesen beruhenden Gemütszustände. Ob das Nervensystem gesund oder verstimmt ist, davon hängt es demnach zum großen Teil mit ab, wie voll, hell, rein der Ton des Gemütslebens ist, oder ob auch in ihm der Mißklang vorwiegt. Das kann jeder tagtäglich an sich selbst erproben. Bei einigem Aufmerken auf sich selbst wird er nämlich finden, welch einen gewaltigen Einfluß das körperliche Wohl- oder Unwohlsein, die Witterung, Temperatur, Ernährung, das rechte Maß von Schlaf und Wachen u. dgl. mehr, alles, Umstände, die zunächst auf Nervenstimmung und Gemeinempfindung Bezug haben, in zweiter Linie auch auf die Gemütsstimmung ausüben. Haben wir z. B. eine Nacht, sei es infolge äußerer Störungen oder innerer Aufregung, schlaflos zugebracht, so stehen wir sicherlich des Morgens verstimmt auf. Ebenso pflegen Verdauungsstörungen, trübe Nebeltage, dumpfe Zimmerluft u. dgl. verstimmend auf uns einzuwirken, während ein mäßiges, durch gesellige Reize gewürztes Mahl, ein gesunder Schlaf, frische Luft, Bewegung und ein erquickendes Bad mit dem körperlichen Wohlbehagen zugleich eine heitere Gemütsstimmung zu erzeugen pflegen. — So steht denn der Mensch unter einer Menge kleiner, erst in ihrer Summe sich bemerkbar machender körperlicher Einflüsse, die ihn leise beschleichen, trübe oder heiter stimmen, ohne daß er selber weiß, woher der eine oder der andere Zustand gekommen ist.

2. Ein weiterer Umstand, von dem die Stimmung getragen wird, besteht in einer Menge halbentwickelter Reproduktionen, die teils durch Nervenstimmung und Gemeinempfindung angeregt sind, teils freisteigend durch das vielfach verzweigte Gewebe der Vorstellungen hindurchzucken, ohne daß in dem bunten Gedränge eine bestimmte Reihe sich vollständig und entschieden zu entwickeln vermöchte. Von den Bestandteilen des Ganzen

hebt sich keiner hoch genug, um ein klares Bewußtsein zu ergeben; aber nichtsdestoweniger treten sie unter sich in Wechselwirkung, heben und hemmen sich; und nur dieses, den Ton der Gemütsstimmung bedingende Ergebnis ihres Zusammentreffens gelangt uns so zum Bewußtsein, keineswegs aber die Koeffizienten des Ergebnisses, die einzelnen Vorstellungen. Daher die Unklarheit, die der Gemütsstimmung immer anhaftet, und das Unvermögen, sich darüber selbst befriedigende Rechenschaft zu geben.

3. Endlich ist die Gemütsstimmung noch das Ergebnis vieler schwacher Einzelgefühle meist formaler Art, die unbemerkt auftauchen und wieder zurücksinken, jedes an und für sich unvermögend, den Zustand des Bewußtseins nachhaltig zu stören, aber in ihrer Summe mächtig genug, das Seelenleben für einige Zeit in einer bestimmten Temperatur zu erhalten. Es vereinigen sich nämlich hier kleine gegenseitige Hemmungen oder Begünstigungen der sich drängenden Vorstellungen in der Art, daß gleiche Gefühlstöne zu einem stärkern Gesamtton verschmelzen, während entgegengesetzte Gefühlstöne sich aufheben. So ist denn die Stimmung in dieser Beziehung als eine dunkle Gruppe dunkler Einzelgefühle zu betrachten, in der das Eigenartige der einzelnen Regungen verwischt und nur ihr gemeinsamer Grundton enthalten ist.

Bisweilen, aber doch nur ausnahmsweise, tritt wohl auch (falls die Reproduktion bestimmter Reihen eine besondre Begünstigung erfährt) aus dem dunklen Hintergrunde der Stimmung allmählich dies oder jenes Sondergefühl hervor und gibt der Stimmung deutliche Züge und eine ausgesprochene Eigentümlichkeit, bald von ruhiger, sanfter, oder unruhiger, mehr affektvoller Schwermut, bald von gleichmäßiger Heiterkeit oder von schwunghafter Beseligung.

II. Sucht man nach einer Einteilung der Stimmung, so bieten sich hier zwei Einteilungsgründe an: erstens der Ton, zweitens die Beziehung zum Vorstellungslaufe und Streben.

1. In ersterer Hinsicht läßt sich unterscheiden zwischen der heitern und düstern (oder trüben) Gemütsstimmung.

Die heitere Gemütsstimmung ist durch befriedigende Lebensempfindungen, einen gleichmäßigen, durch keinerlei scharfe Gegensätze unterbrochenen Vorstellungslauf, durch Teilnahme und Interesse an der Umgebung, regeres Selbstgefühl und Lust zur Bewegung und Tätigkeit gekennzeichnet.

Wenn diese Stimmung beständig ist oder vorwiegt, heißt sie Frohsinn oder Munterkeit und ist dann meist Temperamentssache. Aus der gleichmäßigen heitern Stimmung können aber auch mancherlei Sondergefühle und Affekte hervorgehen, so wie sie oft umgekehrt selbst deren Nachklang ist. Entwickeln sich nämlich aus der an sich unklaren Stimmung bestimmte Vorstellungen innern oder äußern Glückes, so entsteht die Freude; bei beträchtlicher körperlicher Steigerung aber und unter Nachwirkung besonders günstiger, ja vielleicht sogar komisch-erheiternder Eindrücke entstehen Lustigkeit und Ausgelassenheit. Wo endlich ein unerwartetes und großes Glück die Seele plötzlich überrascht, entsteht Entzücken, das sich bis zur Verzückung, d. h. zum Übersehen und Vergessen der uns umgebenden Welt steigern kann.

Die düstere oder trübe Stimmung (die zumal in ihren nebelhaften Anfängen und wenn sie vorherrschend auf körperlichen Veranlassungen beruht, Verstimmung[1] heißt) kennzeichnet sich hingegen durch unbefriedigende Lebensempfindungen, einen verlangsamten, oft durch Gegensätze unterbrochenen und somit stockenden Vorstellungslauf, durch verminderte Teilnahme, vermindertes Selbstgefühl, ja selbst durch wesentlich herabgesetzte Lust zur Tätigkeit und Bewegung.

Wenn diese Stimmung beständig ist oder vorwiegt, wird sie als Trübsinn, und wenn sie zugleich auch auf den Charakter einwirkt, als mürrisches Wesen bezeichnet. — Auch die trübe Stimmung ist eine reiche Quelle vielfacher Sondergefühle und Affekte. Löst sich die Verstimmung in klare Vorstellungen äußern oder innern Mißgeschicks auf, so wird sie zur Trauer; kommen hierzu noch Vorstellungen von eigner Schwäche und zeitweiliger Hilflosigkeit, so entspringt daraus die Niedergeschlagenheit, die sich bei völlig mangelnder Hoffnung und mithin überhandnehmendem Bewußtsein innerer oder äußerer Rettungslosigkeit bis zur Verzweiflung steigert. — Wo die Gedanken in die Vergangenheit schweifen und der Verlust irgend eines wichtigern Lebensgutes zu beklagen ist, da entwickelt sich der Gram; wo dagegen dieser Verlust als ein bevorstehender vorweggenommen

---

[1] „Offenbar ist der Ausdruck von Instrumenten auf den Menschen übertragen. Das Bild ist glücklich und bezeichnend, denn wie auf einem verstimmten Instrumente jede angeschlagene Saite einen Mißton gibt, so entsteht hier auf jeden das Gehirn durchsetzenden Reiz ein Mißklang des Empfindens."
Ottomar Domrich, Die psychischen Zustände. Jena 1849 (S. 290).

wird, entwickelt sich Besorgnis und, bei höherm Grade derselben und bei der Ungewißheit über den Umfang des erwarteten Übels, die Furcht, die mit dem Näherrücken des Befürchteten sich zur Angst steigert. — Bei einer unverdienten Unbill, die uns um so mehr wurmt, je mehr wir uns außer stande wissen, uns selbst Genugtuung zu verschaffen, kommt der Groll, bei verschuldeten Leiden dagegen und immerwährenden innern Vorwürfen die Reue zum Vorschein. Auch bei allen diesen Zuständen ist die trübe Stimmung bald Vorläufer, bald Begleiter und Echo.

Wo die Stimmung ihrem Tone nach rasch umschlägt und wie eine Wetterfahne sich hin und her bewegt, da nennen wir einen solchen Menschen launenhaft.

Laune in diesem Sinn (nicht in dem andern, wo sie als niedrer Grad von Humor, als Jovialität sich kund gibt) ist nichts andres als ein rasches und grundloses Überspringen aus einer Stimmung in eine andre, ihr entgegengesetzte Stimmung, zugleich verbunden mit einem ebenso raschen und grundlosen Wechsel in den Gegenständen des Verlangens und Verabscheuens. Wo die Laune länger vorherrscht, ist sie mehr oder weniger immer ein krankhaftes Anzeichen, das entweder auf ein Leiden des sympathischen Nervensystems oder des Gehirns hindeutet. Man denke z. B. an die Launen bei Unterleibskrankheiten (die Hypochondrie und Hysterie), an die oft seltsamen Launen der Schwangern und der skrofulösen Kinder. Namentlich der hitzigen Hirnwassersucht bei Kindern und nervösen Fiebern pflegt die launenhafte Verstimmung voranzugehen, und mit Bezug auf Geisteskrankheit ist sie ein sehr böses Zeichen.

2. Der zweite Einteilungsgrund führt zur Unterscheidung der gehobenen und der gedrückten Stimmung. Hier handelt es sich darum, ob durch die vorhandene Stimmung die Entwickelung der Vorstellungen befördert oder behindert, sowie ob durch sie das Streben gehoben oder gedrückt wird.

Beide Stimmungen sind, wie überhaupt jede Gemütsstimmung, wesentlich durch Nervenstimmungen und dunkle Gemeinempfindungen der mannigfaltigsten Art mit getragen; aber im ganzen genommen scheinen erstere doch weit mehr auf die gedrückte, als auf die gehobene Stimmung einzuwirken, die in weit höherm Grade durch sinnliche, intellektuelle, ästhetische, ethische, religiöse und soziale Anregungen geweckt und genährt zu sein pflegt.

Beide unterscheiden sich auch von der schlechtweg heitern oder trüben Stimmung durch den Umstand, daß, während dort nur bisweilen, hier immer (und sei es noch so schwach und dunkel) zugleich die Ichvorstellung mit im Spiele ist; denn sie ist es ja ganz besonders, die schließlich von jenem Gehoben- oder Gedrücktsein getroffen wird.

In der gehobenen Stimmung macht sich ein regerer Fluß, eine größere Kraft, Fülle und Harmonie der Vorstellungen, ein lebhafteres Spiel der Einbildungskraft, eine frischere Färbung und größere Wärme der Gefühle, endlich eine erhöhte Spannkraft der Muskeln und eine gesteigerte Willenskraft bemerklich. — Dazu ist völliges körperliches Wohlsein und die Nachwirkung großer Gedankenmassen nötig. Wir werden daher in gehobene Stimmung ganz besonders versetzt durch große Meisterwerke der Kunst, durch poetische und musikalische Hochgenüsse, deren Eindrücke noch längere Zeit in uns nachhallen, durch große nationale Vorgänge oder glückliche geschichtliche Ereignisse, die auf schwere Tage der Prüfung, ja sogar vielleicht auf Schreckensszenen folgen, und fühlen uns dann in unserm innersten Wesen erfrischt, bisweilen selbst im Charakter gestählt und gefestigt. (Man denke z. B. an die olympischen Spiele, an die Wirkung der Gesänge Pindars und Tyrtäus': an die hochgetragene Stimmung in allen Gauen Deutschlands nach der Leipziger Völkerschlacht.)

Die gedrückte Stimmung dagegen erhält und vergrößert jene Gedankenebbe, der sie zum Teil selbst entspringt, macht die Phantasie lahm, haucht allen Sondergefühlen, die während ihrer Dauer sich entwickeln, eine matte, düstere Färbung an und vermindert nicht selten endlich selbst den Tätigkeitsdrang der Seele bis zur Willenslosigkeit.

Diese Form der Gemütsstimmung entstammt ganz besonders unmerklich sich entwickelnden Körperleiden, dunklen Ahnungen und Besorgnissen, der immerfort sich geltend machenden schroffen Verschiedenheit innerer Strebungen und äußerer Lebensverhältnisse, schmerzhaften, nur in Masse wirkenden Erinnerungen, nagenden Vorwürfen, endlich großen Krisen im persönlichen und im öffentlichen Leben, die lange nicht zur Entscheidung kommen wollen, vielmehr mit ihren unberechenbaren Folgen und der Ungewißheit ihres Ausgangs wie ein Alp auf unsrer Seele lasten.

Bemerkenswert ist noch an der Stimmung ihre eigentümliche Wirkung auf das übrige Seelenleben in der Weise, daß wir unwillkürlich alles, was uns während ihrer Dauer begegnet, mehr oder weniger vorwiegend in ihrem Lichte sehen.[1] Ein und dasselbe Ereignis wirkt anders in heiterer, anders in trüber Stimmung auf uns. Etwas Unangenehmes, das uns in gehobener, heiterer Stimmung kaum berührt, kann uns in trübem, gedrücktem Zustande schon aus der Fassung bringen, uns mit Sorgen und Ahnungen erfüllen; andrerseits können uns wieder in trüber, gedrückter Stimmung ein Kunstgenuß, für den wir in heiterer oder gehobener Stimmung schwärmten, ein Lieblingsbuch, eine Lieblingsbeschäftigung gleichgültig lassen, vielleicht sogar anwidern. — Selbstverständlich hat hierauf das Temperament Einfluß und nicht minder ganz persönliche Lebensverhältnisse. — Wenn z. B. Jessika[2] zu Lorenzo bemerkt: „Nie macht die liebliche Musik mich lustig", und er darauf erwidert: „Der Grund ist, eure Geister sind gespannt", so liegt der Schlüssel hierzu in ihrem ganzen Lebensdrama. Ihr Aufenthalt im elterlichen Hause mußte nach ihrer Eigenart ein fortlaufender Mißklang sein, und auch jetzt fällt auf ihre Seele noch mancher Schatten. Ein leiser ethischer Tadel über die heimliche Flucht, wie über die Beraubung ihres Vaters (wenn auch unter den milderndsten Umständen begangen), sowie nicht minder Scham über den schmählichen Prozeß Shylocks gegen Antonio begründen hinlänglich diesen Anflug von Verstimmung.

Welchen gewaltigen Einfluß eine gedrückte Stimmung, sobald sie sich einmal festgesetzt hat, allmählich über das gesamte Seelenleben zu erlangen, ja, wie sie ihre eigene Färbung selbst den äußern Lebensverhältnissen des Menschen anzuhauchen vermag, hat uns ebenfalls Shakespeare und zwar an seinem Antonio, dem „königlichen" Kaufmann von Venedig, veranschaulicht. Dieser führt sich gleich im Beginn (I, 1) selbst mit den Worten ein:

> „Fürwahr, ich weiß nicht, was mich traurig macht:
> Ich bin es satt; ihr sagt, das seid ihr auch.
> Doch wie ich dran kam, wie mir's angeweht;
> Von was für Stoff es ist, woraus erzeugt,
> Das soll ich erst erfahren,

---

[1] Siehe die schöne Gartenszene in Richard II. (III, 2), wo dem trüben Gemüte der Königin keine der vorgeschlagenen Zerstreuungen behagen will.

[2] Kaufmann von Venedig, V. Akt, 1. Szene.

Und solchen Dummkopf macht aus mir die Schwermut,
Ich kenne mit genauer Not mich selbst.

In dieses Selbstbekenntnis Antonios hat Shakespeare die ganze Begründung seines spätern Auftretens hineingelegt. Es versöhnt uns mit den zwei einzigen Mängeln des herrlichen Mannes, seiner Unduldsamkeit und fast an Übelwollen grenzenden Bitterkeit und Verachtung gegen den Juden und seiner großen Gleichgültigkeit gegen das Leben, schon bei dem sorglosen Eingehen des Vertrags, noch mehr in der Gerichtsszene. Wohl ist es zugleich die sittliche Kraft des edlen Mannes, an dem, wie Bassanio (III, 2) bemerkt, „die alte Römerehre mehr erscheint als sonst an wem, der in Italien lebt", was ihn dem Unvermeidlichen gegenüber mit solcher Geduld wappnet; aber nicht geringern Anteil hat hieran seine, durch die Ereignisse der letzten Zeit gewiß nicht gebesserte, wenn nicht verschlimmerte trübe, gedrückte Stimmung. Er ist offenbar körperlich unwohl, sein Beruf füllt sein hochherziges Gemüt nicht aus, und auch seine Umgebung (die Gratianos, Solanios, Solarinos, die, mit Ausnahme Bassanios, kaum ein Fünkchen seines höher fliegenden Geistes haben und das Leben nur so leicht hinnehmen) vermag ihm die Leere seiner äußern Lebensverhältnisse nicht zu verhüllen.

Für ihn, der weder in seinem Berufe, noch in seiner Gesellschaft den rechten Ankergrund finden kann und hier wie dort unbefriedigt bleibt, hat das Leben wenig Reiz; der Tod dagegen mag ihm in solcher Stimmung wohl als Befreier von den drohenden Bürden des Alters erscheinen. Ohne diese ihn ganz beherrschende Stimmung müßte uns jene verzichtende Gleichgültigkeit gegen das Leben einen Zweifel an seiner innern Freiheit, einen Tadel über seinen Mangel an Selbständigkeit entlocken; denn sie würde auf ihn den Schein werfen, als ob er den tiefern, sittlichen Wert des Lebens nicht begriffen hätte, indem er es so leicht in die Schanze schlägt. Halten wir aber sein edles, wohlwollendes Herz mit seiner peinlichen Stimmung zusammen, so wird er uns zum Gegenstande innigster Teilnahme, und unwillkürlich müssen wir uns selber sagen: eine so „königliche" Seele hätte ein ander Los verdient!

§ 25. Die Gemütserschütterung oder der Affekt.

Der Affekt verhält sich zur Gemütsstimmung wie das (verhältnismäßig) Vorübergehende zum Bleibenden, wie die schnell verlaufende Leidensform zur dauernden. Wie schon der ursprüngliche Sinn des Wortes andeutet, bezeichnet der Affekt einen höhern Grad des Ergriffenseins, und man hat sich hierdurch verleiten lassen, die Affekte als gesteigerte Gefühle zu betrachten. So hat z. B. Kant den Affekt bestimmt als eine Überraschung durch Empfindung, wodurch die Fassung des Gemüts *(animus sui compos)* aufgehoben wird. Dadurch ist zwar der erste Anstoß und die unmittelbare Folge des Affekts richtig hervorgehoben; sein Wesen aber ist verfehlt, indem gleich weiter gesagt wird: „er wächst geschwinde zu einem Grade des Gefühls, der die Überlegung unmöglich macht." — Noch viel verkehrter freilich war Wolffs Erklärung der Affekte als ein heftiges Begehren oder Verabscheuen. Damit war der Verwechslung von Affekt und Leidenschaft Raum gegeben. Die beiden letztern hat die Kantsche Schule wohl näher unterschieden, aber das Verdienst, auf den Unterschied zwischen Affekt und Gefühl hingewiesen zu haben, gebührt erst Herbart. Dieser bekämpfte mit Recht die Ansicht derer, die den Affekt nur für ein gesteigertes Gefühl erklären, für irrig, weil es „sehr starke, dauernde Gefühle gibt, die aufs tiefste in die Grundlage eines menschlichen Charakters hineingewachsen sind (z. B. Anhänglichkeit an die Seinigen und an das Vaterland), mit denen der vollkommenste Gleichmut so lange besteht, als nichts Widriges hinzutritt, das eine Reizung mit sich führt."[1]

In der Tat, die genannten Gefühle und ebenso das Rechts-, Wahrheits-, Ehrgefühl, das religiöse Gefühl usw. stören, wie stark sie auch sein mögen, nicht im geringsten den Gleichmut der Seele, so lange die Vorstellungen, die diesen Gefühlen zu Grunde liegen, nicht durch irgend einen schroffen Gegensatz unvermutet getroffen, gewaltsam aus ihrem Gleichgewichte gebracht werden. Allerdings pflegt der Affekt aus Gefühlen hervorzugehen; er ist aber von ihnen nicht bloß nach dem Umfange, sondern vielmehr nach der innern Beschaffenheit verschieden, d. h. er ist nicht bloß eine Steigerung, sondern eine wesentlich abweichende Neubildung, die eine gewaltsame Störung der Gedankenkreise voraussetzt, in denen die betreffenden Gefühle ihren Sitz haben. Das Rechtsgefühl z. B. verwandelt sich erst bei einem frechen Eingriff in unser oder in fremdes Recht in

[1] Herbarts Lehrbuch der Psychologie. 2. Aufl. S. 82. Vgl. hiermit die ähnliche Stelle in Psychologie als Wissenschaft. II. Bd. S. 104.

einen Affekt sittlicher Entrüstung; das Wahrheitsgefühl wird erst zum Affekt, wenn unsrer innersten Überzeugung schroff und hartnäckig widersprochen wird; das Ehrgefühl flammt erst dann zur Lohe des Zornes auf, wenn uns jemand verspottet oder verhöhnt, wenn uns das Bild der eignen Persönlichkeit durch die Verleumdung entstellt entgegentritt, wenn unsern edlen Absichten unlautere Beweggründe untergeschoben werden usw. — Ebenso verwandelt sich die still gehegte Liebe zu den Unsrigen oder zum Vaterlande erst dann in einen Affekt, wenn sie durch eine ernstliche Gefahr bedroht sind. Da steigt unter Umständen Entrüstung, Kummer, Besorgnis, in unsrer Seele auf, oder es entzündet sich jene Begeisterung, die uns antreibt, Gut und Blut für die Rettung einzusetzen.

Streng genommen ist der Übergang vom Gefühl zum Affekt nur ein Sprung; sein Eintreten hat immer etwas Unvermitteltes. Jeder Affekt trägt den Charakter einer Störung in dem gewohnten Vorstellungslaufe, einer ungewöhnlichen Bewegung der Vorstellungen auf- oder abwärts (daher der Name Gemütsbewegung), einer Unterbrechung der gleichmäßigen Stimmung und Gemütsruhe, sowie endlich den der größern oder geringern Beirrung der besonnenen Überlegung an sich. Die Störung trifft überdies nicht bloß das Bewußsein, sondern sie spiegelt sich auch im Körper in unverkennbaren Merkmalen ab, während Gefühle sich in den innersten Herzensfalten verschließen und verbergen lassen. Man denke z. B. nur an das Erbleichen und Erbeben im Schreck und in der Angst, an die Schamröte, an das gewaltsame schnaubende Ausatmen im Zorn, das häufigere Einatmen in der Furcht, die Spannung der Muskeln bei den aufregenden, die Erschlaffung derselben in den niederdrückenden Affekten, die vermehrten Absonderungen (der Galle, des Speichels usw.) bei den einen, die zurückgedrängten Absonderungen (z. B. des Eiters) bei den andern, und dergleichen mehr.

I. Diesen Fingerzeigen folgend können wir demnach den Affekt bestimmen als die durch einen überraschenden Eindruck bewirkte vorübergehende Verrückung des innern Gleichgewichts, wodurch auch der Körper in Mitleidenschaft gezogen und demgemäß die besonnene Überlegung und freie Selbstbestimmung entweder vermindert, oder sogar zeitweilig aufgehoben wird.

Wir haben demnach beim Affekt folgende Umstände zu beachten:

1. Die veranlassende Ursache des Affekts ist stets in einer Wahrnehmung zu suchen, die plötzlich, mit dem Reize der Neuheit, in das Bewußtsein eintritt und den Fluß der eben im Ablaufe begriffenen Vorstellungen stört. Alles Neue wirkt durch den Gegensatz seines Inhalts zu dem Inhalte der Vorstellungen, die es eben antrifft, auf die letztern überwältigend; es drängt sie im ersten Augenblick zurück und erreicht dadurch im Bewußtsein eine ungewöhnliche Höhe. Diese Wirkung ist ähnlich der des Stoßes körperlicher Dinge, und es können demnach wenige und nicht eben besonders starke Vorstellungen vermöge des Reizes der Neuheit eine Menge an und für sich stärkerer Vorstellungen, wie Drobisch[1] treffend bemerkt, ebenso zurückdrängen, „wie ein Körper von geringer Masse, aber großer Geschwindigkeit durch einen Stoß eine weit größere, ruhende Masse aus ihrem Orte wegzudrängen im stande ist.“ Eben vermöge dieses Stoßes der neuen Vorstellung auf die vorhandenen erhält der Affekt im allerersten Augenblick den Charakter der Überraschung.

Die neue Wahrnehmung kann übrigens von außen oder von innen kommen. Von außen kommt sie etwa als ein unser Dasein bedrohendes Ereignis (Schreck), als eine Verletzung unsrer Persönlichkeit, die das Ich zur Gegenwehr aufruft (Zorn), oder als ein unerwartetes Glück (bei der übermäßigen Freude).

Die Überraschung kann aber auch von innen kommen: als freisteigende, eben jetzt ganz unerwartet auftauchende Vorstellung, sei es in der Form eines Zweifels, der uns plötzlich unsre Hoffnungen und Pläne auf unwillkommene Weise kreuzt und uns hierdurch mutlos und niedergeschlagen macht; oder in der Form eines Vorwurfs, der uns innerlich beschämt; oder als Gedanke an die ungewisse Zukunft, der in uns Sorge, Furcht, Bekümmernis erregt. — „Auch erschrecken können wir infolge innerer Wahrnehmung, z. B. wenn wir plötzlich gewahr werden, daß wir mit unsrem Handeln am Rande eines moralischen Abgrundes schwankten; ebenso ist die Reue in heftigen Gemütern ein Zürnen gegen sich selbst.“[2] (Man denke an Sophokles' rasenden Ajax. Ähnliches gilt auch vom Ödipus.)

[1] Empirische Psychologie S. 81.

[2] Drobisch a. a. O. S. 213.

2. Was zunächst unter diesem Stoße überraschender Wahrnehmung leidet, ist der Gleichmut der Seele, die Gemütsruhe. Völlige Ruhe, unbedingter Stillstand ist zwar, solange uns nicht tiefer Schlaf oder Ohnmacht gefangen hält, im Bewußtsein nie anzutreffen; denn immer befinden sich die Vorstellungen in einer gelinden Schwebe und Bewegung. Vergleichungsweise aber verstehen wir unter Gemütsruhe die mittlere (normale) Stärke, Fülle und Geschwindigkeit des einer gewissen Persönlichkeit eignen Vorstellungslaufes. Man kann auch mit Drobisch[1] sagen: Die Gemütsruhe ist „der mittlere Grad der Spannung der gegenwärtigen Vorstellungen, der von den Gegensätzen der Überfülle und der Leere, der Überspannung und der Abspannung gleich weit entfernt ist und daher dem Gedankenlaufe, dem produktiven wie dem reproduktiven, dem Reflektieren und Phantasieren das freieste Spiel verstattet." — „Die Gemütsruhe gleicht dem Wasserstande des Stromes, der zwischen Seichtigkeit und Überschwellung die Mitte hält, oder der mittlern Höhe des Meeres zwischen Ebbe und Flut." „Der Seichtigkeit und Ebbe wie der Überschwellung und Flut entsprechen Affekte."

Es ist nun aber weiter die Frage: wie wird denn diese Gemütsruhe gestört, wodurch das innere Gleichgewicht zeitweilig aufgehoben? — Die Antwort ist: dadurch, daß infolge der neuen Wahrnehmung entweder ungleich mehr Vorstellungen aus dem Bewußtsein herausgedrängt werden, als der bloße Gegensatz, der unter ihnen obwaltet, nötig macht, oder ungleich mehr in das Bewußtsein eingeführt werden, als sich darin für die Dauer zu erhalten vermögen. — Die neue Wahrnehmung treibt nämlich (wie im Schreck, Erstaunen, in der Furcht) alle eben im Bewußtsein sich entwickelnden Vorstellungen gewaltsam zurück und zwingt sie (unter Beihilfe körperlicher Einwirkung), noch unter ihren statischen Gleichgewichtspunkt herabzusinken, oder sie drückt nur einen Teil der ältern Vorstellungen herab und lockt (ebenfalls unter Begünstigung körperlicher Einflüsse) aus der Seelentiefe eine ungewöhnliche Menge von Vorstellungen hervor, die während ihres Aufsteigens selber wieder als Reproduktionshilfen für ihre Verbündeten tätig sind und so auf kurze Zeit das Bewußtsein überfluten, wie im Zorn, im Entzücken und in der Begeisterung.

[1] a. a. O. S. 208 u. 209.

In dem einen wie im andern Falle wird die Spannung der Vorstellungen ungemein erhöht. Im erstern, weil die plötzlich zum Sinken gezwungenen Vorstellungen aus dem Zustande des tätigen Vorstellens mit einem Mal in den des Strebens versetzt sind und mithin auf das Bewußtsein einen Gesamtdruck ausüben; im letztern, weil unter den auf einmal in das Bewußtsein eingeführten massenhaften Vorstellungen auch mancherlei Gegensätze sich geltend machen müssen.

3. Die weitere Wirkung der erhöhten Spannung unter den Vorstellungen, sowie ihres plötzlichen Steigens und Sinkens ist, daß die Zentralorgane des Gehirns, die bei jeder Seelentätigkeit mitbeteiligt sind, durch die ungewöhnliche Stärke, Fülle und den schnellen Lauf des Vorstellens in ihren eignen innern Zuständen ebenfalls eine Verstärkung und Beschleunigung erleiden, während die ungewöhnliche Hemmung und Verlangsamung des Vorstellungslaufs zugleich auch ihre innern Zustände abschwächen und verzögern muß.

Diese innere Abänderung der Zentralorgane muß dann weiter auch entsprechende Veränderungen in den austretenden (leitenden) Nervenfasern zur Folge haben, und da diese auch mit dem sympathischen Nervengeflecht in Verbindung stehen, so pflanzt sich endlich die Erregtheit oder die Niedergeschlagenheit des Zerebralsystems auch auf die unter der Leitung des Gangliensystems stehenden vegetativen Systeme über, und es wird durch den Affekt sogar die Verarbeitung der Nährstoffe (Vergiftung der Milch durch Ärger), der Blutumlauf (Beschleunigung oder Verzögerung des Herzschlags) und die Atmung (Ein- und Ausatmen) wesentlich gestört. — Damit ist der erste Teil der Affektäußerung zu Ende.

4. Eine neue Stufe für den Affekt aber beginnt, indem sich nunmehr eine rückläufige Wirkung von seiten des Körpers auf das Bewußtsein geltend macht und die zuerst durch die Vorstellungen an- oder abgespannten Zentralorgane jetzt wieder ihrerseits auf die Seele zurückwirken, durch ihre gesteigerte Tätigkeit das regere Auftauchen der Vorstellungen begünstigend, durch ihre Herabstimmung die geistige Ebbe vermehrend und forterhaltend. — Es ereignen sich hier eigentlich ganze Ketten von Tätigkeiten. Wirkten nämlich früher die Vorstellungen auf das Gehirn, dieses auf das Rückenmark, dann auf die Ganglien und vermittels dieser auf die innern Organe: so läuft

jetzt die Wirkung vom Gefäßgebiet zu den Ganglien, von da zum Rückenmark und Gehirn und so zur Seele zurück, in dieser die Aufregung oder Hemmung steigernd und eine Zeitlang forterhaltend.

II. Aus dieser im Körper sich immer weiter fortpflanzenden und in ihm (dessen Grundbestandteile dem Gesetz der Trägheit untertan sind) länger nachschwingenden Wirkung sind besonders folgende Erscheinungen begreiflich, die wir begleitende Folgen des Affekts nennen können.

1. Erstens erklärt sich schon hieraus das Angreifende jedes heftigern Affektes. Jeder stärkere Affekt durchzuckt den Körper nach Art eines Fiebers, und bei nervenschwachen Personen können sogar Anzeichen von Fieber und örtliche Krämpfe augenfällig hervortreten. Das Übermaß unvorbereitet das Gemüt treffender Freude kann durch die ungemein verstärkte Tätigkeit des Herzens, indem durch seine plötzlichen und starken Zusammenziehungen Zerreißungen und Blutaustretungen[1] veranlaßt werden, tödlich wirken. Aulus Gellius erzählt hierzu in seinen Attischen Nächten manchen interessanten Fall. Ebenso wirkt auch der Schreck manchmal tödlich oder verursacht Lähmungen, Irrsinn und Epilepsie. Ferner können Affekte gewisse dauernde Krankheitsanlagen begründen oder im Körper bereits vorhandene Anlagen zur raschern Entwicklung bringen. Die oft sich erneuernden Aufregungen des Zornes z. B. können durch öftere Ergießung der Galle und deren Aufnahme in die Blutmasse dauernde Leiden der Milz oder Leber usw. zur Folge haben.

2. Ferner läßt sich leicht begreifen, weshalb die Vorstellungen ungeachtet des ihnen inwohnenden Zurückstrebens zum Gleichgewicht dieses doch nicht so bald zu erreichen vermögen, vielmehr stoßweise immer von neuem wieder in den regelwidrigen Zustand zurückgeworfen werden.

Man beachte nur einen Zornigen, wie bei ihm nach kurzen Unterbrechungen die Stoßwellen des Affektes wiederkehren und diese steten Schwingungen sich nur langsam legen. Wären die Vorstellungen lediglich seelischen Gesetzen unterworfen, so müßte die Lagerung bald erfolgen; so aber werden sie durch körperliche Umstände daran gehindert. Deshalb hilft im Affekt kein Rat und kein Zureden, kein Ankämpfen wider die Ver-

[1] Ottomar Domrich a. a. O. S. 234.

kehrtheiten, wozu er so oft verleitet, denn nur Vorstellungen lassen sich durch Gegenvorstellungen überwinden, aber keineswegs Nervenzustände und Blutwallungen. Treffend bemerkt in dieser Hinsicht Herbart[1], es passe hier „die Vergleichung mit dem Meere, das, vom Sturme allmählich aufgeregt, noch eine Weile fortbraust und die nächste Luftschicht beunruhigt, während schon die Atmosphäre still ist.“ „So wird vom Geiste zuerst der Leib erschüttert, dann aber dauert in diesem die Bewegung fort und gestattet ihrerseits dem Geiste nicht, sogleich die natürliche Lage und Tätigkeit wiederzugewinnen.“ Und später fügt er hinzu: „Es kann wohl auch nicht anders sein. Denn jede Kraft, die einige Zeit lang fortwirkt, beschleunigt in der Körperwelt die entstandene Bewegung, und in dem Augenblicke, wo die Beschleunigung aufhört, stockt nicht etwa auch die erzeugte Bewegung, sondern nun gerade erreicht sie ihren Höhepunkt, von dem sie nur allmählich durch die vorhandenen Hindernisse zurückgebracht wird.“

Deshalb ist es ein richtiger Takt, der im gemeinen Leben die Menschen anleitet, sich vor niederdrückenden Affekten durch leichte Erregungen (vor Furcht und Mutlosigkeit etwa durch ein Gläschen Wein) zu waffnen, bei aufregenden Affekten dagegen beruhigende Mittel (z. B. Magnesia) zu gebrauchen, denn in letzterm Falle werden die Vorstellungen sich eher lagern, sobald nur erst Blut und Nerven beruhigt sind. — Deshalb ist auch Kants Rat[2] wohl begründet: „Nötigt einen, der zu euch ins Zimmer tritt, um euch in heftiger Entrüstung harte Worte zu sagen, höflich sich zu setzen; wenn es euch hiermit gelingt, so wird sein Schelten schon gelinder, weil die Gemächlichkeit des Sitzens eine Abspannung ist, die mit den drohenden Gebärdungen und dem Schreien im Stehen sich nicht wohl vereinigen läßt.“

Von der seelischen Seite aus dürfte mitunter ein Affekt sich durch einen ihm entgegengesetzten aufheben lassen. So wird gewiß in den meisten Fällen die Glut des Zornes durch eine überraschende und zugleich treffende humoristische Bemerkung gedämpft werden. Gelingt es uns, den Erzürnten zum Lachen zu bringen, die Veranlassung seiner Erhitzung als klein und

[1] Briefe über die Anwendung der Psychologie auf die Pädagogik. Kleinere Schriften, herausgegeben von Hartenstein. II. Band.

[2] Anthropologie. 2. Aufl. Königsberg 1800. S. 204.

komisch erscheinen zu lassen, so ist gewiß seine Leidenschaft entwaffnet. Noch eindringlicher wohl als diese leichtere, sozusagen verstandesmäßige Beschämung pflegt bei den Ausschreitungen des Affekts die moralische Beschämung zu wirken; denn sie hebt plötzlich die Ichvorstellung und mit ihr deren Grundlagen, die apperzipierenden Vorstellungsmassen (die herrschenden Grundsätze des Menschen), und so tritt an die Stelle des Affektes allmählich das Nachdenken über sich und seine Verhältnisse. So ernüchtert z. B. den Cassio aus Trunkenheit und Zorneswut die Beschämung, von Othello in Gegenwart anderer, namentlich Desdemonas, seines Postens entsetzt zu sein.

3. Ebenso ist auch leicht einzusehen, wie der Affekt stets die besonnene Überlegung und hiermit auch den freien Willensentschluß beeinträchtigen und gefährden muß. Schon äußerlich, an den ungeregelten, eckigen, zwecklosen, unzusammenhängenden Bewegungen läßt sich beinahe bei allen Affekten augenfällig das verlorene innere Gleichgewicht, die gestörte Harmonie der Tätigkeiten wiedererkennen. Der Erschrockene rennt der Gefahr, der er entgehen will, oft selber entgegen, unternimmt entweder nichts oder das Verkehrteste zu ihrer Abwehr; der Zornige vergißt sich selbst und seine gesellschaftliche Stellung, spricht und tut mancherlei, was ihn, sobald er wieder zur Besinnung gekommen, bitter gereut.

Natürlich, wo schon den Vorstellungen Zwang angetan ist, indem Blut und Nerven ihnen ihre Bewegungen vorschreiben, wie soll da der aus den Vorstellungen entstehende Wille frei sein? — Freie Entschließung setzt ein ruhiges Erwägen und Wählen voraus, dieses aber vollständige, ungehemmte Entwickelung der Vorstellungen; daran aber fehlt es hier gerade. Im Affekt der Niedergeschlagenheit ist das Auftauchen der Vorstellungen unterdrückt, im erhebenden dagegen folgt sie sprungweise zufälligen Assoziationen, während sie bei dem besonnenen Denken wesentlichen innern Inhaltsbeziehungen folgen muß. — Daher bleibt denn im Affekt das Urteilen entweder ganz aus, oder es erfolgt ein unrichtiges, einseitiges Urteil, und ein solches kann natürlich nur zu verkehrten, törichten Handlungen führen.

4. Ebenso ist es eine natürliche Folge psychologischer und physiologischer Ursachen, daß der Affekt auf seinem Höhepunkte dem Menschen für den Augenblick die Sprache raubt.

— Der lähmende Affekt macht stumm aus Mangel an Vorstellungen, denn bei ihm ist das Bezeichnende die zeitweilige Hemmung der Nerven- und Muskelzustände — (der Schreck gibt oft das Bild des Erstarrens, des Starrkrampfs) — und daher auch die Stockung des Vorstellungslaufs. Bei den erhebenden Affekten aber wird das Sprechen aus Überfülle an Vorstellungen unmöglich. Da entwickelt sich nach kurzer Stockung und Stauung eine anschwellende Springflut, ein wirres Drängen, eine Gedankenjagd, die es nicht gestattet, daß sich die Vorstellungen in geordnete Reihen ausspinnen, wie das eben zum Aussprechen unausweichlich notwendig ist, denn da muß Vorstellung nach Vorstellung in bestimmter Abfolge auf den Höhepunkt gelangen, ihren Ausdruck finden und alsbald der folgenden Platz machen, die nun zu Worte kommt.

5. Mit alledem hängt es endlich auch zusammen, daß sich der vom Affekt Bewältigte über sich selbst und seine Umgebung nur mangelhaft zurechtfinden kann. Namentlich beim Schreck greift die Hemmung, die zunächst die im Bewußtsein vorgefundenen Vorstellungen trifft, immer tiefer und tiefer durch die Schichten der Vorstellungen hindurch bis zum Mittelpunkte, der Ichvorstellung, und so ist es denn natürlich, daß bei dem allmählichen Weichen der Hemmung der sich einigermaßen wieder Sammelnde, aber doch noch immer nicht zum vollen Bewußtsein Gelangte fragt: Wo bin ich? — Auch dem Zornigen kommt bisweilen die Frage: Wer bin ich denn?! — ein Zeichen, daß er sich auf Augenblicke selbst verloren hatte. Ähnlich sagt man auch von dem, der vom Freudenrausch über ein unverhofftes Glückslos ins Schwärmen versetzt ist, er sei außer sich gekommen. Natürlich, die herrschenden Grundsätze, die den getreuesten Spiegel abgeben, worin ein jeder sein wahres Ich erblickt, waren bei dem innern Umsturz zeitweilig abhanden gekommen, und mit ihnen auch das Abgespiegelte, das Ich.

III. Was wir soeben über Wesen und Folgen des Affekts entwickelt haben, kann uns zugleich als Wegweiser bei der Einteilung der Affekte dienen. Hierbei ist besonders auf folgende vier Punkte zu achten:

1. Zunächst ist zu berücksichtigen, was mit den Vorstellungen geschieht, ob die Reproduktion oder die Hemmung vorherrscht, ob die Stärke des Vorstellens erhöht oder herab-

gemindert, der Gesichtskreis des Bewußtseins erweitert oder verengert, das Zeitmaß des Vorstellungslaufs beschleunigt oder verzögert wird.

2. Ferner kommt in Betracht, welcher Gefühlston vorherrscht, welche Gefühlsschattierungen und Gefühlsgegensätze hierbei zum Vorschein kommen, ob die Befriedigung oder die Nichtbefriedigung, ob das Kraft- oder das Schwächegefühl vorwaltet?

3. Nicht minder ist zu beachten, in welches Verhältnis sich der Affekt zum Streben stellt, ob letzteres durch ihn gehoben oder gedrückt erscheint, ob das anziehende Verlangen oder das abstoßende Verabscheuen die Oberhand behält.

4. Endlich ist auch noch zu veranschlagen, in welcher Verfassung sich hierbei der Körper befindet, ob die körperliche Resonanz oder der körperliche Druck vorwaltet, d. h. ob das in seiner Tätigkeit gesteigerte Nerven- und Gefäßsystem die Seelentätigkeit unterstützt und fördert, oder ob es, in seiner eigenen Lebensäußerung geschwächt, zugleich auf den Vorstellungslauf, das Gefühl und das Streben hemmend und herabstimmend wirkt.

Je nachdem man nun auf den einen oder andern der vier Punkte vorwiegend das Augenmerk richtet, können verschiedene Einteilungen zu stande kommen, die jedoch im Wesen übereinstimmen. Betreffs des ersten Punktes läßt sich unterscheiden zwischen entbindenden und beschränkten Affekten, oder näher zwischen solchen aus Gemütsüberfülle und solchen aus Gemütsleere (Drobisch), nach dem zweiten Punkte zwischen rüstigen und schmelzenden (F. A. Carus), dann zwischen vorwiegend angenehmen oder vorwiegend unangenehmen, nach dem dritten zwischen sthenischen und asthenischen (Kant), endlich nach dem vierten zwischen aufregenden und niederdrückenden oder, mit schärferer Hervorhebung der Form des körperlichen Einflusses, zwischen Affekten aus körperlicher Resonanz und Affekten aus körperlichem Drucke stammend.

Faßt man jedoch alle vier Umstände gleichmäßig zusammen und verallgemeinert man den Gesichtspunkt nach den in allen jenen Beziehungen vorwiegenden Grundformen, so kann man sie in folgende zwei Hauptgruppen ordnen:

A. Affekte der tätigen oder Plusseite.	B. Affekte der leidenden oder Minusseite.
Angenehme Überraschung.	Beklommenes Staunen.
Plötzliche Erheiterung.[1]	Verlegenheit, Verblüffung, plötzliche Verstimmung.
Lustigkeit.	Schmerzliche Überraschung.
Ausgelassenheit.	Anwandlungen von Kummer und Traurigkeit.
Freudenrausch.	Bangigkeit.
Entzücken.	Niedergeschlagenheit.
Mut.	Kleinmut.
Zorn.	Scham.
Groll, Ärger, Ingrimm.	Furcht, Angst.
Bewunderung.	Schreck.
Begeisterung.	Grauen.
Verzückung.	Entsetzen.
	Reue.
	Verzweiflung.

Sehen wir uns die Glieder der einen und der andern Reihe näher an, so werden wir an denen der ersten in Anbetracht der in den Vordergrund tretenden Erscheinungen die aktive Natur nach allen vier Richtungen hin vorwalten sehen. Es zeigt sich nämlich hier eine vorwiegende Aufwärtsbewegung (Steigen), ein massenhaftes Zuströmen, zumeist auch ein rascheres Zeitmaß bei der Entwicklung der Vorstellungen, ferner vorwiegendes Kraftgefühl, sodann eine größere Muskelspannkraft und Tatkraft, endlich körperliche Resonanz und hiermit gesteigerte Lebensempfindung.

Innerhalb der zweiten Reihe herrscht dagegen die Passivität vor, denn hier ist die Abwärtsbewegung (das Sinken), Armut, Leere und verlangsamte Abwicklung der Vorstellungen vorherrschend,[2] ebenso auch das Schwächegefühl, verminderte Spannkraft der Muskeln, Erschlaffung des Willens oft bis zur zeitweiligen Willenlosigkeit. Endlich wird sich auch der körperliche Druck (bald dieses, bald jenes System mehr berührend) und

[1] Gleichmäßige Heiterkeit ist Stimmung und nicht Affekt.

[2] Will man sich das recht grell vergegenwärtigen, denke man (betreffs des Ausdrucks der Trauer) sich einen Leichenmarsch mit vorherrschendem Forte, reichen verschlungenen kontrapunktischen Verzierungen und schnellem Takt. Ist ein solcher wohl denkbar?

mithin eine gesunkene und herabgestimmte Lebensempfindung bald mehr, bald weniger bemerklich machen.

In Rücksicht auf die bereits § 10 und § 24 eingestreuten Bemerkungen können wir uns eine eingehende Besprechung der einzelnen Affekte um so mehr ersparen, als sich auf die kurz und meisterhaft entworfenen bei Drobisch[1] hinweisen läßt. — Wer sich namentlich für die körperlichen Reflexe bei den einzelnen Affekten interessiert, sei auf die gediegenen Forschungen Lotzes und Domrichs hingewiesen.

Nur so viel sei hier noch bemerkt, daß für die einzelnen Affekte sich Neigungen teils körperlicher, teils seelischer Art vorfinden, die nur auf den geeigneten Reiz von außen warten, um loszubrechen. — In körperlicher Hinsicht sind besonders der Bau des Nerven-, Muskel- und Gefäßsystems, das hiermit zusammenhängende Temperament und die etwaigen Krankheitsanlagen des Einzelnen maßgebend. So wird z. B. der rüstige und gesunde Mensch (natürlich alles übrige gleichgesetzt) mehr zu den Affekten der aktiven, der schwächliche, nervös überreizte, mehr zu denen der passiven Seite hinneigen, der Sanguiniker mehr zur Lustigkeit und Ausgelassenheit, der Melancholiker mehr zur Grämlichkeit und Niedergeschlagenheit neigen; bei Leber- und Milzleiden wird mehr der Ärger, bei Anlage zur Schwindsucht mehr Schreck und Angst vorherrschen.[2] — Selbst in der Tierwelt treten in dieser Beziehung auffallende Unterschiede hervor. So ist z. B. der vorherrschende Affekt beim Hunde (namentlich beim Kettenhunde) der Zorn, dagegen bei der Katze die Furcht.

Innerhalb des seelischen Gebiets haben auf die Entwicklung gewisser Affekte die vorherrschenden Stimmungen, Lieblingsneigungen, Angewöhnungen, die Erziehung (ob verzärtelnd oder abhärtend), die äußern Lebenslagen (Einklang und Gleichgewicht, oder Widerstreit und Gegenwirkung in der nächsten Umgebung), ja selbst der Geist der Zeit und der Gang der Weltereignisse einen entscheidenden Einfluß. Eine politisch bewegte Zeit z. B. ist ein wahrer Tummelplatz der Affekte, aufregender für die herrschende, niederschlagender für die unterdrückte Partei. Sie weckt heftige Leidenschaften, und diese sind die stets glimmenden Herde, auf denen Affekte jederlei Art ausgekocht werden. Bei jeder Leidenschaft, sie führe einen Namen, welchen sie will, bricht nämlich

[1] Empirische Psychologie §§ 83—86.

[2] Man denke an Marie Beaumarchais in Goethes Clavigo.

der Affekt alsbald hervor, sofern eine unvermutete Störung die Gedankenkreise trifft, in denen sie wurzelt. (Man denke z. B. an das Rasen Ferdinands in Kabale und Liebe bei dem drohenden Verluste Luisens).

Die körperliche und seelische Natur eines Menschen vermag endlich auch die Einzelerscheinungen der verschiednen Affekte wesentlich zu verändern. So wirkt z. B. auf einige Menschen die Angst förmlich betäubend, ja versteinernd; Hände und Füße sind schlaff, und sie kommen nicht von der Stelle, als wären sie erstarrt. Andre treibt die Furcht nach kurzer Verblüffung zu ungewöhnlicher Rührigkeit, so daß sie etwa in Feuers- oder Wassersgefahr Lasten fortschleppen, die sie im gewöhnlichen Zustande kaum heben würden. Ähnliches bemerken wir auch beim Zorn. Manchen steigt hierbei eine fliegende Röte ins Gesicht, manche macht er ungewöhnlich blaß; einige entwickeln einen sprudelnden Redefluß, andre macht er schweigsam, und ihre ganze Kraft ist wie in einem Punkte zu späterm Widerstande verdichtet.[1]

Diese Abweichungen von der herrschenden Lehre über die Affekterscheinungen können jedoch keineswegs die oben gezogene Grenzscheide in Frage stellen. Dort hat man sich an die Erscheinungen im großen und an den Gesamtverlauf des Affektes zu halten, und danach ist Zorn ein Affekt von vorwiegend tätiger, Angst dagegen einer von vorwiegend leidender Natur. Bei Betrachtung der besondern Affektschattierungen faßt man hingegen vorherrschend einzelne Entwicklungsabschnitte und Stufen ins Auge. Man darf daher durch das letztere sich nicht in dem zusammenfassenden Blick auf das Ganze des Affektes und seine durchschnittliche Wirkung beirren lassen.

1. Gelegentlich mag hier noch des Unterschiedes von Leidenschaft und Affekt Erwähnung geschehen. Erstere pflegt aus ungehüteten Begierden ebenso zu entstehen, wie Affekte aus heftigen Empfindungen, aus Stimmungen und Gefühlen entspringen. Verletzung zumal der höhern Gefühle ruft ebenso sicher den Affekt hervor, wie Widerstand gegen Lieblingsneigungen zur Leidenschaft anfacht. Die Leidenschaft ist nämlich eine befestigte und vorwiegende Neigung zu einer bestimmten Art von Begehren, das der Lei-

[1] Vgl. hier die feinen Bemerkungen Kants. Anthropologie 2. Aufl. S. 216 (§ 75).

tung durch die Vernunft widerstrebt, vielmehr selber den Gedankenlauf und die Gefühlsrichtung der Persönlichkeit beherrscht.

Die Leidenschaft ist sonach ein überwiegend seelisches Erzeugnis und hängt mit dem Körper nur durch die Wurzelfasern der sinnlichen Triebe entfernter zusammen, während am Affekt Leib und Seele gleichen Anteil haben und der körperliche Eindruck hierbei ein unmittelbarer ist. Die Leidenschaft entwickelt sich ferner nur langsam, so zu sagen verstohlen, und wächst in zusammenhängenden, kaum merklichen Übergängen; der Affekt dagegen entwickelt sich plötzlich und erreicht sehr bald seinen Höhepunkt. Die Leidenschaft beharrt wie ein dauerndes Übel; der Affekt verfliegt wie ein Rausch, oder legt sich wie ein Krankheitsanfall. Die Leidenschaft schärft den Verstand, macht ihn jedoch zugleich einseitig und spitzfindig; sie weckt auch das Gefühl und vertieft es zum Teil, aber sie macht zugleich engherzig und verfälscht das Gemütsleben, insofern sie ihr Lieblingsinteresse zum ausschließlichen erhebt. Anders der Affekt; dieser lähmt zeitweilig den Verstand und plattet das Gefühl ab, doch ohne es zu verfälschen. Die Leidenschaft raubt dem Menschen seine Willensfreiheit auf die Dauer; der Affekt legt ihr nur augenblicklich Fesseln an. Erstere führt daher, weil zur Unfreiheit, zugleich zur Unsittlichkeit, während umgekehrt der Affekt bisweilen geradezu sittlichen Ursprungs sein kann. Man denke z. B. an die Kunstbegeisterung, oder an den heiligen Zorn, der sich in edlen, hochherzigen Menschen regt, wenn sie Erhabenes entwürdigt, Heiliges in den Staub getreten sehen.

Höchst geistreich ist in dieser Hinsicht die Gegenüberstellung von Affekt und Leidenschaft bei Kant: „Der Affekt wirkt wie ein Wasser, was den Damm durchbricht; die Leidenschaft wie ein Strom, der sich in seinem Bette immer tiefer eingräbt. Der Affekt wirkt auf die Gesundheit wie ein Schlagfluß; die Leidenschaft wie eine Schwindsucht oder Abzehrung. Er ist wie ein Rausch, den man ausschläft, obgleich Kopfweh darauf folgt; die Leidenschaft aber ist wie eine Krankheit aus verschlucktem Gift oder Verkrüppelung anzusehen, die einen innern oder äußern Seelenarzt bedarf, der doch mehrenteils keine radikale, sondern fast immer nur palliativ-heilende Mittel zu verschreiben weiß." „Affekte sind ehrlich und offen, Leidenschaften dagegen hinterlistig und versteckt."[1]

[1] Kants Anthropologie 2. Aufl. S. 204.

Wenn aber Kant (ebenda) behauptet: „Wo viel Affekt, ist gemeiniglich wenig Leidenschaft,“ so ist das mit Vorsicht aufzunehmen. Denn einerseits liegt in der Leidenschaft selbst eine reiche Quelle von Affekten, die alsbald hervorbrechen, wenn der Leidenschaftliche in seinem blinden Vorwärtsstreben auf unbesiegbare Hindernisse stößt; andrerseits können oft sich wiederholende Anreize zu gewissen Affekten diese fest und gewohnheitsmäßig machen und hierdurch eine bestimmte Art leidenschaftlichen Verlangens oder Verabscheuens begründen.

Herbart sagt darüber in einer klassischen Stelle:[1] „Die Leidenschaften sind der Ausdruck des rohen psychischen Mechanismus, wie er sich da erzeugt, wo natürliche Begierden lange unbefriedigt blieben, wo alte Gewohnheiten ohne Schonung Gewalt erleiden, wo betäubende Genießungen öfters wiederkehren, wo einerlei Affekt sich unbewacht und ungedämpft durch fortwährende Reizung erneuert, wo das wahre ästhetische Urteil ungebildet blieb und dagegen vorgespiegelte Güter und Übel den Geist lange beschäftigen, und wo die Spannung, der Krampf, der in solchen Lagen entstand, die Vorstellungsreihen hier hemmte, dort verknüpfte, so daß die Reproduktionsgesetze sich danach einrichten, von allen Seiten auf denselben Punkt zurückkehren und hierdurch unter wechselnden Umständen doch immer dieselben Leiden erneuern.“ Später bemerkt er: „Was hindert uns anzunehmen, daß die Raubsucht des Tigers und der Hyäne eine Leidenschaft sei, die aus öfterm, unbefriedigtem Hunger entstand und alsdann habituell wurde?“

2. Auch für die Untersuchung der Affekte in ihren mannigfaltigen Erscheinungsformen bleibt Shakespeare eine unerschöpfliche Fundgrube. Wollte man in dieser Beziehung auf alle die einzelnen Meisterzüge seiner reichen Seelengemälde hinweisen, so würde dies eine eigene und umfangreiche Einzeldarstellung erheischen. Darum nur einige wenige Fingerzeige.

Wie genial und tief psychologisch ist z. B. der Ausbruch des Zorns bei Richard II. in der Schlußszene (im Kerker) begründet, als ihm der Gefangenwärter das Essen bringt, und aufgefordert, wie er sonst getan, vorher selbst davon zu kosten, dies mit den Worten kurzweg verweigert:

„Ich darf nicht, Herr; Sir Pierce Exton, der
Kürzlich vom König kam, befiehlt das Gegenteil.“

[1] Herbart, Psychologie als Wissenschaft. II. (analytischer) Teil. S. 115, 117.

Exton befiehlt und er, der Gesalbte, der König, soll seinem Untertan sich fügen; das ist für ihn zu viel! Erinnern wir uns nur, wie er nicht lang vorher (III, 2), noch von der Erhabenheit des Königtums durchdrungen und hinter diesem Wall sich unantastbar wähnend, der Überzeugung lebte:

„Nicht alle Flut im wüsten Meere kann
Den Balsam vom gesalbten König waschen;
Der Odem ird'scher Männer kann des Herrn
Geweihten Stellvertreter nicht entsetzen.
Für jeden Mann, den Bolingbroke gepreßt,
Den Stahl zu richten auf die goldne Krone,
Hat Gott für seinen Richard einen Engel
In Himmelssold: mit Engeln im Gefecht
Besteht kein Mensch; der Himmel schützt das Recht."

Und derselbe Bolingbroke, der Gehaßte und Verbannte, ist jetzt König, sein König; er selber des Untertans (Exton) Untertan! Sein sonst nur an Schmeicheleien gewöhntes Ohr soll jetzt den Widerspruch eines niedern Knechts ertragen; er, der noch kürzlich in Saus und Braus geschwelgt, soll jetzt aus eines Schergen Hand sein Gnadenbrot empfangen und dabei noch um sein Leben zittern, wenn er es genießt, bei jedem Bissen denken, es sei Gift darin! Aber mehr als dies Gift haßt er Heinrich Lancaster; mehr als der bedrohte Lebenstrieb ist es der verletzte Stolz, der in seiner Seele aufgärt. Das einzige Wort „König" aus des Gefangenwärters Munde wirkt darum mit unheimlicher Gewalt; denn es weckt einen gewaltigen Gegensatz: Heinrichs Erhebung und seine eigene tiefe Erniedrigung. Daher die Zorneswelle, die sein Herz überflutet und ihn in die Worte ausbrechen läßt:

„Der Teufel hole Heinrich Lancaster und dich!
Geduld ist schal, und ich hab's nun genug."

Er, der sonst so unschlüssige, der verweichlichte Genußmensch, der noch unlängst (V, 4 zu Anfang) Ruhe genug zu breit umherschweifendem Nachdenken besaß, entwickelt in dieser Aufstachelung seines Selbstgefühls den Mut eines verwundeten Löwen.

Indem wir Shakespeares Hauptwerke: Lear, Hamlet, Othello, Richard III. usw., die so reich sind an seltsamen Enthüllungen des innersten Seelenlebens, bloß erwähnen, machen wir nur noch auf eine geniale Szene in einem seiner untergeordneten Dramen aufmerksam. Perikles, Fürst von Tyrus (V, 2), wird uns ergriffen vom Freudenrausche über das unverhoffte Wiederfinden seiner totgeglaubten

Tochter Marina vorgeführt. Unnachahmlich wahr zeigt der Dichter-Philosoph, wie in der Seele des Überglücklichen die unerwartete Freude die verborgenen Schleusen der Reproduktion öffnet; wie eine irre Flut der verschiedenartigsten Vorstellungen durch das ungewöhnlich erweiterte Bewußtsein treibt; wie das wilde Überspringen von Gedanken zu Gedanken wieder zeitweilig durch eine Stockung und Stauung unterbrochen wird; wie sich in den größten Jubel leise Zweifel mischen, ob denn auch dies alles wahr; ja, wie aus dem Hintergrunde der Seele instinktiv sogar die Furcht, dem Übermaße der Freude zu erliegen, aufsteigt, so daß er in der höchsten Aufregung seinem Freunde Helikanus zuruft:

„O Helikanus, schlag' mich, edler Freund!
Verwunde mich, mach' mir fühlbaren Schmerz;
Daß nicht dies Freudenmeer, das auf mich stürzt,
Die Ufer meines Lebens überschwelle
Und mich in Lust ertränk'."

Berichtigungen.

Seite 10 Zeile 4 v. u. ist „gleichgültig" zu streichen.
Seite 88 Zeile 17 v. o. statt „Vermutungen" lies „Vorstellungen".

FSC
www.fsc.org
MIX
Papier | Fördert gute Waldnutzung
FSC® C083411

Zeitfracht Medien GmbH
Ferdinand-Jühlke-Straße 7
99095 Erfurt, Deutschland
produktsicherheit@kolibri360.de